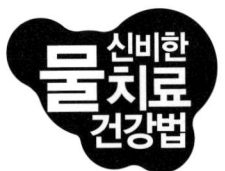

Obesity, Cancer, Depression: Their Common Cause and Natural Cure
Copyright ⓒ 2004 by Fereydoon Batmanghelidj, M. D.
All rights reserved.
Korean translation rights ⓒ 2008 by Joongang Life Publishing Co.
Published by agreement with Global Health Solutions, Inc.
through Shinwon Agency Co.

이 책의 한국어판 저작권은 신원에이전시를 통한
저작권자와의 독점계약으로 중앙생활사에 있습니다. 신저작권법에 의해
한국 내에서 보호를 받는 저작물이므로 무단전재와 복제를 금합니다.

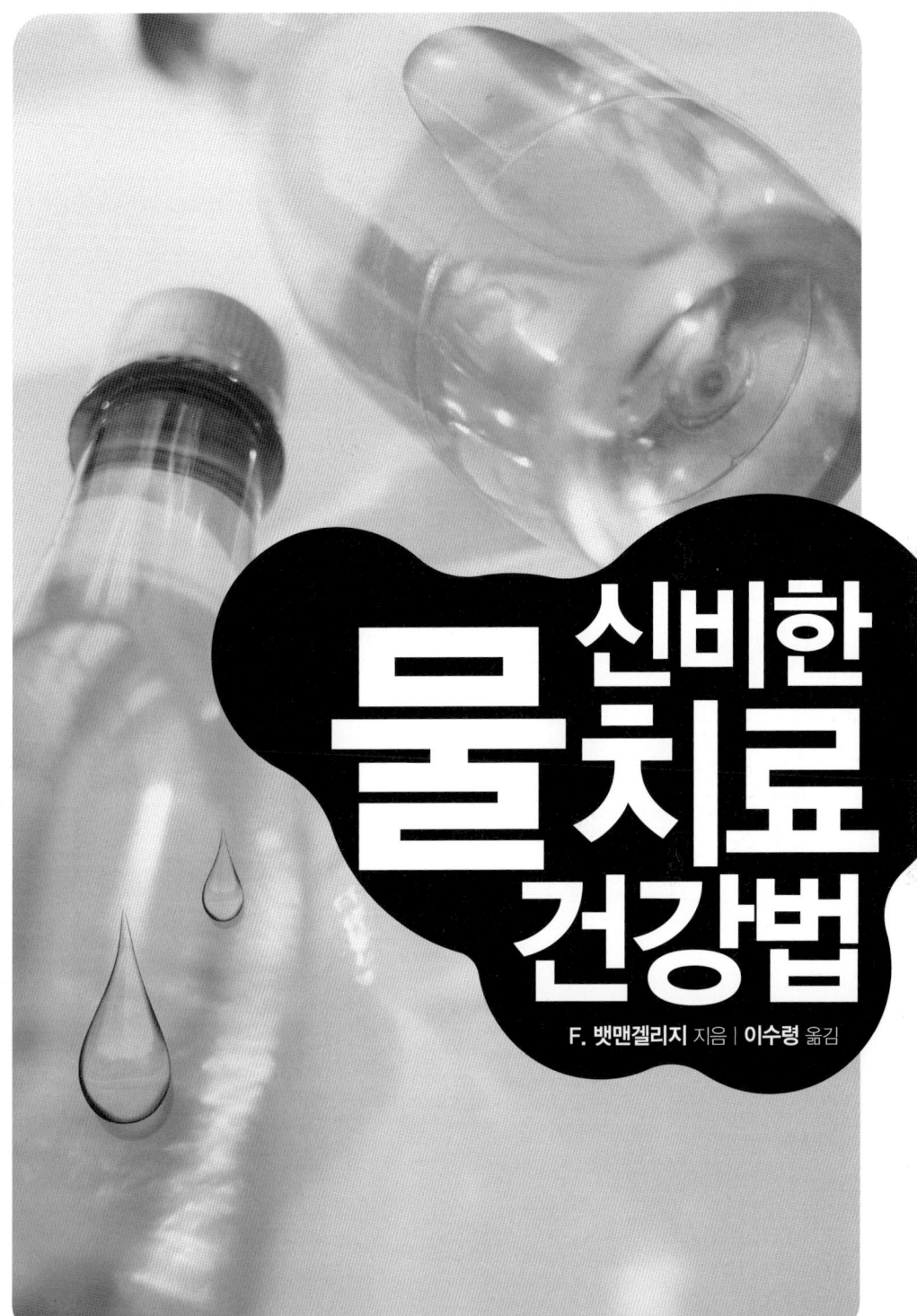

신비한 물치료 건강법

F. 뱃맨겔리지 지음 | 이수령 옮김

중앙생활사

머리말

의학박사인 나는 제약산업이 명예롭던 우리 직종을 유린하며, 사람들에게 폐해를 주고 사망으로 이끄는 것이 분명한 화학약품을 팔아먹으려고 우리의 펜을 조종하도록 방치한 의료계를 수치스럽게 생각한다. 이에 대한 증거는 이어지는 글에서 제시하겠다.

이 자리에서 나는 잘못된 그들의 견해에 침묵한 일부 교수와 학술원 회원에게 불평을 토로한다. 그들의 진술을 확대경으로 자세히 들여다보면 제약산업이 무자비한 왕 노릇을 하는 의료계를 보호하려는 의도가 분명히 있음을 알 수 있다.

나는 양심상 조용히 있을 수 없다. 1982년 미국으로 올 때, 통증을 덜어주는 물의 성질에 관한 혁신적인 발견이 일부 의과대학에서 채택되고 입증되면 온 인류의 생명에 긍정적인 영향을 주리라는 희망이 있었다. 하지만 그건 착각이었고, 그런 일은 일어나지 않았다.

그래도 나는 멈추지 않았다. 연구를 진척하기 위해 한 친구가 단순의학재단(Foundation for the Simple in Medicine)을 설립했다. 그 뒤 진행된 연구에서는 20세기 의학이 어디서부터 잘못되었는지 드러났다. 20세기 의학은 인체 탈수의 표징들을 원인불명의 질병인 양 간주했다. 인체가 갈증을 가시게 할 물을 요구할 때도 화학약품으로 처치하였고, 아직도 그렇게 하고 있다.

아! 안타깝다. 국립보건원(NIH)도 의료협회(AMA)도 보건복지부도 관심을 갖지 않았다. 국립보건원은 신경전달물질인 히스타민을 인체의 일차적인 수분 조절인자로 제시한 내 논문을 검열했고, 1992년 9월 11~16일 버지니아 주 챈틀리에서 열린 제1회 대체의학회 보고서에서 논문을 삭제하려고 했다. 또 국립보건원은 단순의학재단이 출판한 논문을 색인화하는 국립의학도서관(NLM)의 작업을 중단시켰다.

그러나 이런 작업들이 나를 멈추게 하지는 못했다. 나는 글로벌 헬스솔루션스(Global Health Solutions)를 설립하여 연구 성과를 책과 비디오테이프로 만들어 대중에게 직접 전파했다. 라디오 대담 방송에서 목마를 때까지 기다리지 말고 인체에 물을 공급하는 적절한 수화(水和)의 중요성을 청중에게 알려주었다.

10년이 지나지 않아 용기에 담은 물의 매출이 치솟았고, 사람들이 이동할 때 물병을 가지고 다니는 것을 보았다. 물 마시는 습관을 들이는 젊은 층이 늘어나는 까닭은 인체 내 갈수 때문에 나타나는 목마름을 해소하기 위해서이다. 하지만 그동안 적절한 수화 대신 약물 치료만 받다가 죽음에 이르는 사람들을 이용해 번성해온 이 나라의 치병(治病) 관계자들은 경악했을 것이다.

사람들이 갈수를 예방하기 위해 물을 마시는 것을 막으려고 내가 범죄라고 간주하는 일들이 행해졌는데, 그 배후가 청량음료 제조업자 같지는 않다. 오히려 청량음료산업의 거물은 물을 병에 담아서 팔아 청량음료로 버는 것보다 더 많은 돈을 벌기 때문이다.

다트머스 의과대학의 하인즈 발틴(Heinz Valtin) 교수가 〈생리학회지〉에 쓴 논문을 난데없이 신문과 텔레비전 프로그램이 수백만 명의 생명을 구할 돌파구인 것처럼 보도했다. 그 논문에서는 목마르기를 기다렸다가 물을 마시기만 하면 된다고 했다.

이처럼 유난스럽게 퍼진 지령은 갈증에 관한 과거의 견해, 그것도 과학적으로 어리석은 견해, 즉 사회건강과 어렵게 쌓은 부(富)를 희생한 대가로 치병 시스템의 장래를 구원하고, 의료기업을 다시 한 번 확장시키고 성장시킬 이론을 재정립하는 것을 목표로 삼을 뿐이다.

사람들이 목마를 때까지 기다렸다가 물을 마셔야 한다고 권장하는 발틴 박사의 그릇되고 유해한 견해, 과거에 그들이 그랬고, 그래서 현재의 거대한 의료 진창을 만든 견해가 산업계·학계·언론계의 합주로 확산되어 통증과 물에 관한 내 연구가 무효화되는 것을 나는 참을 수 없었다.

나는 과학적 반박문을 써서 〈생리학회지〉 편집자에게 보냈고, 심지어 편집자가 있는 베를린에 가서 그와 이야기를 나누기까지 했다. 그는 내 반박문의 출판을 썩 내켜하지 않았다. 목마를 때까지 기다리지 말고 물을 마시라는 경고를 싣기 위해 온갖 신문과 잡지를 순회한 끝에 대체의학 출판물의 대명사격인 〈의사와 환자를 위한 타운센드 서한〉이 2003년 1월 판에 내 논문을 실었다.

발틴 박사의 견해를 대중의 마음에 투영시켰던 대부분의 신문에 내 논문을 보냈지만 어느 신문도 이 정보를 다루려 하지 않았다. 그들은 제약산업 후원자들의 방주를 흔들어놓고 싶어 하지 않았다. 많은 사람이 읽어보고 타당성을 판단할 수 있게 이 논문을 www.watercure.com에 게시했다. 나는 체내 수분이 부족한 사람들을 아프게 만들고, 일찍 죽게 만드는 약물 치료의 기만을 끝내야 하며, 의료 관행이 종전의 성실과 공감과 정직의 토대 위에 재구축되어야 한다고 생각한다.

"당신은 아픈 것이 아니라 목마를 뿐이다(You Are Not Sick, You Are Thirsty)"라는 의료의 진실에 관한 내 브랜드에서 직접적으로 이득을 볼 사람들은 무엇이 타당한 견해인지 알게 되었다. 하지만 미디어는 다른 책들에도 그랬듯이, 제약산업에서 나오는 광고 수입을 잃지 않기 위해 이 책을 장려하지 않을 것이다.

차례

머리말	4
의사와 환자를 위한 타운센드 서한	12

1부 비만과 물

왜 살이 찔까

비만의 가장 큰 원인은 탈수	22
질병을 부르는 탈수	25
첫 번째 그릇된 가정	28
두 번째 그릇된 가정	31
세 번째 그릇된 가정	33
네 번째 그릇된 가정	35

왜 반드시 물이어야 할까

알코올성 음료수, 무엇이 문제인가	36
카페인 함유 음료수의 문제점	43
카페인은 마약	47
카페인은 식물의 독	49
비만의 적, 다이어트 음료	51
화학물질이 인체에 미치는 영향	57

생명을 주는 물 이야기
몸에 에너지를 불러오는 물 · 62
뇌는 늘 목말라 한다 · 67

탈수는 비만과 어떤 관계일까
과식을 부르는 목마름 · 69
지방을 녹여내는 물 · 74
살 찌는 사람에게 물은 천연 치료제 · 81
물, 비타민, 미네랄로 체중을 줄인다 · 89
뇌가 배부름을 느끼게 하려면 · 90
물 치료로 새 삶을 찾은 사람들 · 91
물 치료로 기적을 일으킨 사람들 · 106
당뇨병을 부르는 비만 · 124

2부 우울증과 물
우울증과 물은 어떤 관계일까
몸이 보내는 탈수 신호 · 132
우울증이란 · 133
물, 자연이 선사한 항우울제 · 140
물 치료로 우울증을 잡은 사람들 · 143

3부 암과 물
왜 하필이면 나여야만 하는가

암은 무엇인가	166
DNA 손상, 암에 걸리는 필요조건	169
DNA 손상을 일으키는 탈수	174
수용기 손상을 가져오는 탈수	177
면역 시스템을 억압하는 탈수	186
만성적 탈수는 암의 일차 범인	187
암에서 해방되려면	196
탈수되었을 때 피부의 혈액순환	207
물 치료로 암에서 탈출한 사람들	214
유방암에서 해방된 데이 박사	239
유방암에서 종양의 성장을 촉진하는 탈수	244

스트레스 호르몬과 탈수는 어떤 관계일까

우울증과 유방암의 관련성	250
물 치료가 동물에게도 효과가 있나	251

4부 자연 치료와 물
탈수가 야기한 질병을 치료하는 이상적인 식단

얼마나 많은 물을 언제 마셔야 할까	260
탈수의 합병증을 바로잡으려면	262

비만, 우울, 암의 예방과 치료에 물이 왜 긴요한가	263
물은 몸에 가장 중요한 영양소	268
혈액은 붉은 물바다	272
가장 중요한 에너지원 물	274

미네랄은 필수불가결한 요소

인체에 미네랄이 있는 이유	277
필수미네랄의 기능적 중요성	278
소금, 불후의 명약	286
소금이 일으키는 놀라운 기적	290
소금을 얼마나 먹어야 하나	298

단백질, 에너지, 운동

달걀, 나쁜 콜레스테롤은 없다	303
고급 단백질, 유제품	306
효율적인 에너지원, 지방	307
매일 필요한 과일과 채소 그리고 햇빛	311
삶의 질을 높이는 운동	317
내게 가장 좋은 운동은	321

〈의사와 환자를 위한 타운센드 서한〉

> *" 목마르기를 기다리면,
> 때가 이르기 전에 매우 고통스럽게 죽게 된다. "*

의학박사 F. 뱃맨겔리지

다트머스 의과대학 명예교수인 하인즈 발틴 박사는 목마르기를 기다리지 않고 하루에 물을 8잔 마시는 것이 탈수를 바로잡는 데 과학적으로 어떠한 효과도 없다고 주장하였다. 2002년 8월 〈생리학회지〉에 발표된 이 견해는 현대의료의 모든 잘못의 토대다. 발틴 박사의 견해는 치명적인 감염이 최종단계에 이른 뒤에야 환자에게 적절한 항생제를 투여하는 것만큼이나 터무니없다. 그의 견해는 목마름만이 탈수의 신호라는 그릇된 가정에 근거한다.

발틴 박사는, 조언을 구했다는 동료들과 마찬가지로, 의학의 중요한 패러다임 변화를 모르는 것 같다. 의학에서 과거의 모든 견해는 체내의 용질이 모든 기능을 조절하며, 용매는 인체의 생리적 기능에 직접적인 역할을 하지 않는다는 잘못된 가정에 근거했다. 의과대학에서는 용매인 물은 충전(充塡)물질이며 운송수단일 뿐 자체적으로 어떠한 물질대사기능도 하지 않는다고 가르친다.

나는 또 다른 아이비리그 의과대학에서 발틴 박사처럼 신장의 수분 조절 기전을 연구하면서 의대생과 의사를 가르치는 생리학 교수가 물의 주요 생리적 역할에 대해 무지한 것을 보았다.

내가 그에게 '가수분해'가 무엇인지 물었을 때에야 간신히 알아듣고서, 물도 영양소이며 인체의 모든 생리적 기능에서 주요 물질대사를 맡고 있다는 과학적인 사실을 인정했다.

신장의 수분 조절 역할을 강조하는 것은 체내 수분 부족분에 대한 인체의 '결손관리' 기전에만 발틴 박사의 지식을 한정할 뿐이다. 인체의 갈증관리에 관한 그의 견해는 항이뇨호르몬인 바소프레신(vasopressin)과 레닌-앤지오텐신 시스템(renin-angiotensin system)의 핵심적 역할에 근거하는 것으로 보인다.

그는 체내 수분 함량의 5%를 소실한 상태를 탈수라고 보며, 이러한 수분 소실이 일정한 수준에 이르러 '물'을 마시고자 하는 충동이 일어날 때까지 기다렸다가 수분 결핍을 바로잡아야 한다고 생각한다. 25년 전에는 이 견해가 그럴듯하게 보였겠지만, 오늘날에는 명문 의과대학에서 통용되는 인체생리학 지식의 비극적 한계를 드러내 보일 뿐이다.

발틴 박사는 최근 발표에서 물이 영양소라는 사실을 고려하지 않았다. 그러면 삼투적으로 '자유로운 상태'인 수분이 부족하여 영향을 받는 모든 생리적 기능에 대한 물의 필수적인 '가수분해' 역할이 성립되지 않는다. 그리고 격심한 탈수가 이루어지는 곳이 인체 세포 내부라는 사실을 간과한 이론이다.

탈수에서 수분 소실의 66%는 세포 내부에서 이루어지며, 26%는 세포 밖의 액체량이고, 8%만이 혈관 시스템에 있는 혈액조직이 감당한다. 이를 위해 혈관 시스템은 모세혈관의 조직망을 수축시킴으로써 혈액순환계의 본연성을 보존한다.

위긴(Philippa M. Wiggin)은 양이온 펌프의 기능을 효과적으로 조절하거나 일으키는 메커니즘이 에너지로 변환시키는 용제인 물의 성질을 활용한다고 말하였다.

"양이온 수송이나 ATP 합성을 위한 에너지원은 고도로 구조화된 계면수양액 상태의 인산화된 두 가지 중간물질에서 작은 양이온과 다인산염 음이온의 수화가 늘어나면서 화학적 퍼텐셜 전위가 증가하는 데에 있다."

갈증 유발 전에 체액이 농축되기 때문에 목마를 때까지 기다려 물을 마시면 몸은 에너지를 발생시키는 물의 성질을 탈수된 세포 안에서 상실한다. 이러한 이유로 갈증이 날 때까지 놔두었다가 탈수를 바로잡기보다는 탈수를 예방해야 한다. 양이온 교환에서 물의 역할에 대한 새로운 이해도 물이 인체 내의 잉여수분을 세심하게 관리하는 기능이 있다는 견해는 정당성을 인정받기에 충분하다.

와이즈만 과학연구소(Weizmann Institute of Science)의 카찰스키-카치르(Ephraim Katchalski-Katzir)는 '생체고분자의 배좌 변화'에 관한 연구에서 "인체의 단백질과 효소는 점성이 낮은 용제 속에서 더욱 효율적으로 기능한다"는 사실을 입증하였다. 이 연구에 의하면 세포 내부의 수분 소실은 단백질과 효소의 효율적인 기능을 저해하는 악영향을 미침을 알 수 있다.

이 연구 결과만으로도 탈수 뒤에 물을 마셔야 한다는 발틴 박사의 견해는 인정할 수 없다. 인체의 모든 세포는 자신의 생리적 역할에서 효율적으로 기능하는 것이 바람직하므로, 인체의 갈수관리 프로그램이 갈증을 유발하기를 기다리기보다는 몸을 최적 상태로 수화하는 것이 더 분별 있는 태도다.

더구나 물이 모자라 고통받으면서 인체의 덜 필수적인 기능을 희생해 핵심기관에 물을 배급하고 할당하기보다는, 물이 다소 남아도는 상황이 한결 낫다. 농축된 혈액이 혈관 시스템 내부를 끊임없이 순환하면 재앙만 불러올 뿐이다.

나이가 들면서 예리했던 갈증감각이 서서히 사라질 때쯤 목마르기를 기다린 끝에 초래한 비극이 급소를 찌른다. 필립스(P. A. Phillips)와 동료들은 노인들이 24시간 동안 물을 마시지 않고도 여전히 목마름을 인지하지 못한다고 밝혔다.

연구 결과 밝혀진 중요한 사실은 실험에 참여한 노인들이 생리적인 요구가 분명한데도 별로 목말라 하지 않는다는 점이다.

브루스(A. Bruce)와 동료들은 20대와 70대의 세포 밖에 있는 물의 양과 세포 내부에 있는 수분의 비율이 1대1.1에서 1대0.8로 크게 변한다는 사실을 밝혔다. 생명체의 삼투성 푸시 앤드 풀(osmotic push and pull)이 체내 어디에서나 초당 0.01mm 비율로 세포막을 통한 수분 확산에 유리하게 작용하면, 세포 내의 수분 평형이 이렇게 현저하게 변하지는 않을 것이다.

수분 평형의 심한 변화는 바소프레신과 레닌-앤지오텐신-알도스테론 시스템(renin-angiotensin-aldosterone systems)의 작용(이때는 인체의 생리기능이 갈수관리 프로그램에 의존하지 않을 수 없는 상태이다)으로 핵심세포들 안으로 '고정되지 않은(load-free)' 물을 여과하여 주입하기 위해 세포 외부의 물 함량을 증대시키는 역삼투 공정에 의존할 경우에만 가능하다.

그 외에도 목이 마를 때까지 기다렸다가 물을 마셔야 한다는 발틴 박사의 권고는 두 가지 과학적 사실을 무시한다. 하나는 갈증 기전

시동이 바소프레신과 레닌-앤지오텐신 시스템으로 촉발되는 것이 아니라는 점이다.

이 시스템은 세포의 수분 보존과 강제적 수화에만 관련이 있을 뿐이다. 갈증은 나트륨-칼륨-ATP효소(Na^+-K^+-ATPase) 펌프가 충분히 수화되지 않았을 때 가동된다. 인체 신경전달계의 펌프 단백질을 적절하게 수화해서 전위차를 일으키는 것은 물이다. 이 때문에 뇌조직의 85%가 물로 이루어졌으며, '갈증을 유발하는' 정도의 탈수는 뇌가 견디지 못한다.

다른 하나는 1987년 이후 밝혀졌는데, 발틴 박사와 동료들이 알아야 하는 것으로, 인체의 수분 조절 기전에서 과학적 수수께끼로 남아 있던 부분이다. 즉 양이온 교환의 효율성에 대한 신경전달물질 히스타민(histamine)의 짝을 이루는 활동과 갈수관리 프로그램 시동에서 히스타민의 역할 그리고 몸이 점점 더 탈수될 때 이화 공정(catabolic process)에서 히스타민의 기능이다.

히스타민의 주요 수분 조절기능과 인체의 모든 생리적 기능 그리고 물질대사기능에서 모든 용질기능의 가수분해 시발자로서 물의 적극적인 역할에 근거해보면, 갈증 증상은 과도한 히스타민 활동, 인체의 갈수관리 프로그램에 관여하는 히스타민의 종속적인 기전에 의해 일어난다.

이러한 갈증 증상에는 천식과 알레르기, 흉통이나 대장염 통증, 류

머티즘성 관절염, 요통, 편두통, 섬유근육통증, 심지어 협심증통 같은 주요 통증이 동반된다.

그리고 바소프레신과 레닌-앤지오텐신-알도스테론의 작용 또한 히스타민 활성화에 종속적이므로, 혈압을 올리는 데 이 물질이 하는 일도 인체 갈수관리 프로그램의 일부분이다.

탈수상태에서 핵심세포 안으로 물을 강제로 공급하려면 인체의 세포 내부에서 물을 뽑아내는 삼투압의 방향에 맞설 강력한 주입 압력이 필요하다.

히스타민을 체내 수분 조절을 책임지는 신경전달물질로 인식하는 탈수의 분자생리학에 관한 임상적이고 과학적인 연구와 동료 연구자들과 검토한 의학 패러다임 교체의 도입이라는 새로운 시각에서 볼 때 고혈압, 당뇨, 천식, 알레르기, 만성통증 환자 등 많은 사람이 발틴 박사가 권하는 방식으로 물을 마셔왔다고 장담할 수 있다.

그들은 모두 목마르기를 기다렸다고 할 수 있다. 물이 천연 항히스타민제이며 더 효과적인 이뇨제라는 사실을 좀 더 일찍 깨달았다면 그들은 질병의 고통에서 구원받았을 것이다.

나는 의료의 미래를 여러분과 함께하려고 이 서문을 썼다. 여러분이 의료 무대에 올라와 필요한 변화를 요구하지 않는다면, 여러분은 제약산업의 달러박스로 머물 것이다. 여러분의 도움이 없으면 내가

할 수 있는 일에는 한계가 있다. 이제 공은 여러분 손으로 넘어갔다.

나는 발틴 박사와 아펠 박사가 내가 보낸 자료를 읽고 나서, 목마르기를 기다렸다가 물을 마셔야 한다는 견해를 수정하고 공식적으로 철회하기를 희망한다. 그렇게 하면 그들은 제약산업의 굴레에서 인류를 영원히 해방시킬 수 있다.

그들은 자기들의 견해가 수많은 사람에게 해를 끼쳤음을 인식해야 한다. 그들의 견해는 목마르기를 기다렸기 때문에 부지불식간의 탈수 징후와 신호를 표현할 뿐인 사람들에게 약을 팔려고 제약산업이 뻔뻔스럽게도 거짓 논리를 제시하게 만들었다. 국가석인 과학 우상들이 사람들을 오도하고 침묵하는 것은 잘못이다.

1부
비만과 물

왜 살이 찔까
왜 반드시 물이어야 할까
생명을 주는 물 이야기
탈수는 비만과 어떤 관계일까

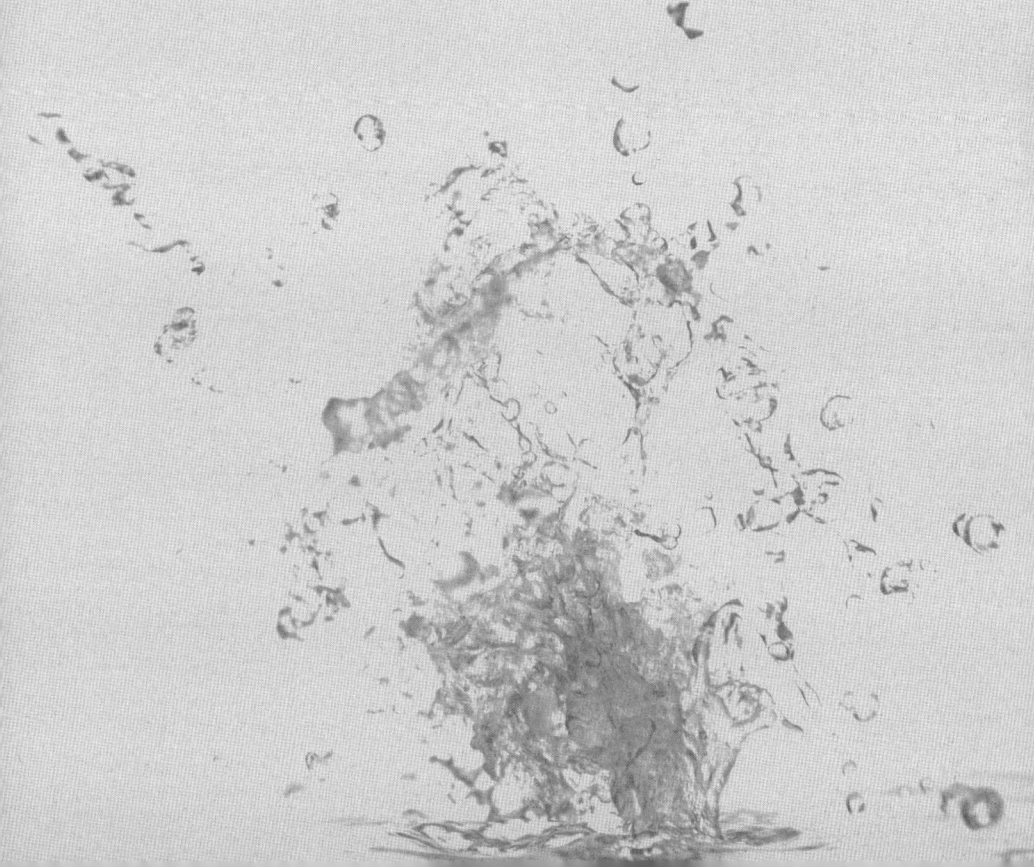

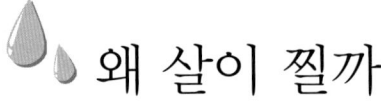 왜 살이 찔까

비만의 가장 큰 원인은 탈수

내가 의학연구를 시작했을 때 누군가 내게 물을 마시지 않기 때문에 살이 찐다고 했다면 "터무니없는 소리 하지 마라, 미쳤냐?"라고 했을 것이다. 지금이라면 규칙적으로 물을 마시지 않으면 신체의 기형을 야기할 만큼 지방 과다축적을 유발할 수 있다는 주장을 다시 생각해볼 것이다. 건강문제를 촉발하는 과정인 인체 지방 구성비의 점진적 증가와 부지불식간의 만성적 탈수의 관계를 설명하는 데 인내심을 갖고 지켜보기 바란다.

한 권의 책에서 세 가지 의료 조건을 다루는 것이 요상하다고 생각할 수도 있다. 그렇지만 비만과 우울, 우울과 암 사이에 매우 긴

밀한 관계가 있음을 알고 꽤 놀랄 것이다. 우울한 사람은 과식하는 경향이 있으며, 우울은 암에 이르는 길이다. 이 책에서는 그것을 함께 논의할 것이다.

비만과 암과 우울증, 이들 질병의 공통된 조건을 명백히 하려면 과학으로서 생리학의 주요 원리를 설명하고, 그 원리를 인체의 물질대사에 적용하며, 개인 생명의 모든 측면에서 지휘부로서 뇌가 수행하는 역할에 대해 설명해야 한다.

인체에서 탈수의 역효과, 탈수와 비만·우울증·암의 관계에 관한 연구의 핵심을 공유할 수 있게 인내심을 발휘해주기 바란다. 복잡하고 전문용어뿐인 과학으로 설명하겠지만, 읽어볼 만하고 믿을 만한 책을 만들기 위해 최선을 다하겠다. 또 건강문제로 고통받고, 물과 음식을 자연적인 치료지침으로 삼아 고통에서 벗어난 사람들에게서 받은 긍정적 보고를 공유하겠다.

주요 논제에 들어가기에 앞서 탈수와 체중 증가의 관계뿐 아니라 비만이 원인인 모든 합병증과 죽음에 이르는 광범위한 건강문제와 탈수의 관계를 이해해야 한다. 전통적으로 비만과 우울증, 암이 원인이 되는 합병증과 사망이 지속적인 부지불식간의 탈수 때문에 야기된다는 사실을 이해해야 한다. 바로 탈수가 비만과 우울증, 암이라는 질병 상태의 일차적 원인이기 때문이다.

〈뉴욕타임스의 과학타임스〉는 〈뉴잉글랜드 의학회지〉의 여러 가지 암과 과체중의 관계에 관한 논문을 폭넓게 보도했다. 연구자들은 남자와 여자 90만 명을 추적 조사했다. 1982~1998년까지 16년 동안 추적·연구하여 체중이 무거울수록 암이 진행될 확률이 더 높다는 것을 밝혀냈다.

머리기사는 과체중이 고혈압, 심장질환, 당뇨병, 뇌졸중, 쓸개질환, 관절염, 쇠약을 초래하고 때로는 건강에 치명적인 위험성을 증가시킨다는 것을 많은 사람이 알지만, 이제 그 목록에 여러 가지 암이 더 추가될 수 있다고 했다. 여기에는 유방암이나 자궁암만 국한되지 않는다. 다발성 골수종과 림프종뿐만 아니라 결장암, 직장암, 식도암, 췌장암, 신장암, 담낭암, 난소암, 간암, 전립선암 등이 과체중과 연관되어 있다.

여러분이 이 책을 다 읽을 때쯤이면 비만과 탈수 관계에 대한 의심이 사라질 것이다. 위에 언급한 연구에서 체내의 암 생성과 비만이 관계가 있다고 명확히 했으므로 이제 탈수가 어떻게 몸 안에서 암을 유발하는지 알고 싶을 것이다.

대답은 간단하다. 탈수는 인체 내의 정상적인 생리적 기능에서 다면적인 교란을 초래하는데, 이 교란 때문에 암이 발생한다.

나는 1987년 국제 암학술회의에 객원강사로 참여하여 이 관계를 설명한 바 있어 〈뉴욕타임스〉 보도에 조금도 놀라지 않았다. 그때 암을 포함해 많은 질병을 유도하는 탈수의 표현으로 통증의 성격을 규정했다. 탈수와 암에 관해 다룬 장에서 암의 생성과 질병 발생을 허용하는 생리기능을 설명한다. 이 보도의 요지는 내가 2002년 암통제협회에서 강의한 '탈수와 암'의 주제이기도 했다.

질병을 부르는 탈수

사람들은 왜 질병을 부르는 탈수를 방치하는가? 이 물음에 대한 대답은 간단하다. 현대의학이 기초하는 과학적 토대가 많은 그릇된 가정을 중심으로 구조화되었기 때문이다. 내가 의료 무대에 등장하기 전까지는 어느 누구도 인체의 질병에 관한 지난 100년간의 값비싼 연구에 의문을 품은 적이 없다.

이 책을 통해 왜 우리가 탈수를 전혀 이해하지 못했는지 알게 될 것이다. 그리고 우리가 무시무시한 잘못을 저질렀던 것이 아님을 깨달을 것이다. 자기들이 좋아하는 연구과제에 수십억 달러를 사용하는 의학과 과학 공동체도 장님이었다. 그간 의료계는 인체의 국소적·부분적 탈수의 다양한 유형에 이런저런 병명을 붙였다. 의료계는 인체 내 수분 부족의 합병증을 새로운 의학적 발견으로 이름 붙이려고 복잡한 전문용어를 동원했고, 병명을 즉각적으로 널리 알리려고 예산을 더 요구했다.

이 책에서 읽어야 할 것은 현대의학이 지녀야 할 사유의 새로운 토대다. 나는 병명 짓기의 잘못을 쓰라린 경험을 통해 알게 되었다. 따라서 의학의 미래를 과학으로서 생리학에 맡겨야 한다고 생각한다. 이것이 의학을 제약산업의 손아귀에서 벗어나게 하고, 환자를 달러박스로 악용하는 악의적 관행에서 벗어나게 해줄 것이다.

나는 의사들이 건강과 질병에 정통하다고 인정함으로써 수백만 명을 죽이고 수천만 명을 더 아프게 해도 사회가 용인하는 과정에서 현대의학 구조물이 세워놓은 기본적인 과학적 판단의 오류를 찾아냈다. 인체에 물이 부족하다고 표현하는 방식을 눈먼 의사들은 잘 모르기 때문에 사람들에게 손상을 끼치고 제약산업은 돈을 벌어들였다. 이 말에 분노했다면 〈워싱턴포스트〉의 헤드라인에서 증거를 볼 수 있다.

정확하게 처방된 약, 수많은 사상자를 내다

수백만 명이 독성반응 영향

정확하게 처방된 약을 적절하게 복용했는데도 독성반응 때문에 미국인 200만 명 이상이 심각하게 앓고 있으며, 10만 6,000명이 사망한다는 사실이 한 연구에 의해 밝혀졌다. 이 놀라운 수치는 약물 부작용을 미국인의 사망원인 가운데 여섯 번째 원인으로 만들며, 어쩌면 네 번째 원인이 되게 한다. _〈워싱턴포스트〉

의회가 인가한 국립과학원의 일부 의학연구소 보고서들은 법적 강제력은 없지만 영향력은 막대하다. 해마다 4만 4,000명(많게는 9만 8,000명)이 의료사고로 사망한다고 추정했던 4년 전 보고서가 연구자들이 국민의 주목을 끌려고 수년 동안 노력한 주제에 관심을 집중시켰다. '환자 안전: 새로운 간병 기준'이라는 새로운 보고서는 종전의 문서에서 제기했던 문제점, 즉 '사람에게는 과실이 있는 법'을 용인할 수밖에 없는지를 해결하는 데 커다란 첫 번째 진척으로 여겨진다. _〈워싱턴포스트〉

두 기사의 숫자를 더하면 20만 4,000명 이상이 약물복용으로 사망에 이르렀으며, 수백만 명이 약물복용 전보다 더 아프게 되었음을 알 수 있다. 그런데 이는 매우 보수적인 추정치다. 아이러니하게도 제약산업은 약물치료가 대부분 효과가 없다는 사실을 스스로도 알고 있다는 것이다. 정평 있는 영국 신문인 〈인디펜던트〉의 기사에서 그 증거를 볼 수 있다.

글락소 간부: 우리 회사 약은 대부분의 환자에게 효과 없어
"대다수의 약(90% 이상)은 30~50%의 사람에게만 효과가 있습니다." 로스 박사는 "대다수 약이 작용하지 못한다기보다 대다수 약이 30~50%에게만 작용한다고 말하고 싶습니다. 시판되는 약이 효과는 있습니다만, 모든 이에게 효과가 있는 것은 아닙니다"라고 했다. _〈인디펜던트〉

제약회사들이 효능 없는 약을 판매해서 수십억 달러를 벌어들인다는 사실을 어떻게 생각하는가? 제약회사는 돈을 들여 정부기관을 매수하여 자기들의 생각을 의학계 주류사상으로 만든다.

> **비밀 합동: 제약회사들과 정부 의료 연구**
> 국립보건연구원(NIH)의 일부 최고위 과학자들이 생의학 기업체에서 봉급과 스톡옵션을 받고 있다. 이런 거래는 점점 더 비밀스럽게 진행된다.
> _〈로스앤젤레스타임스〉

수치스러운 과학적 가정, 즉 사회에게 값비싼 대가를 치르게 한 가정 그리고 사람을 완전히 무력하게 만들어 부지불식간에 삶의 종착역을 향한 제약산업의 열차에 떼 지어 몸을 싣게 만드는 가정은 다음과 같다.

첫 번째 그릇된 가정

> " 목마름이 인체 내 탈수의 유일한 신호다. "

실제로 목마름은 믿을 만한 신호가 아니다. 인체는 목마름 징후를 나타내지 않고도 세포 내부에서 격심한 탈수를 겪을 수 있다.

몸 안에 수분이 부족하면 부족분의 66%는 세포 안에서 뽑아내고, 26%는 세포 주위 환경에서 끌어낸다. 나머지 8%만이 혈액에서 소실된다.

그렇지만 혈액순환에서 수분 소실을 보충하려고 모세혈관그물이 압축되며, 광범위한 분배망을 점차 수축시킨다. 큰 혈관은 영향을 받지 않는다. 혈액 구성은 수분 결핍이 분명하게 드러날 만큼 측정 가능할 정도로 변하지 않는다. 이것이 혈액검사에서는 국소적 갈수증상을 설명할 아무런 징후가 나타나지 않는데도, 인체가 메마른 부위의 세포 내부에서는 갈수 징후를 겪는 이유다.

목마름을 예방하기 위해 존재하는 또 하나의 기전은 인체가 수분 부족을 겪을 때에도 음식을 씹고 삼킬 수 있는 충분한 침을 확보하려고 침샘으로 혈액순환을 증가시키는 방식이다.

이제 탈수에 관한 중요 이슈를 살펴보자. 인체에 있는 물은 두 가지다. 한 가지는 삼투압과 관련된 물로, 이미 여러 기능 가운데 일부를 수행한다. 이 종류의 물은 자유롭지 못해 새로운 활동에 관여할 수 없다. 다른 유형의 물은 삼투압과 관련되지 않아 자유롭다. 이 부류의 물은 자유로운 물을 필요로 하는 인체의 새로운 화학반응과 중요한 활동에 관여한다. 예컨대 자유로운 물은 세포 내부에 들어가 영구적 손상이 발생하기 전에 물 부족 사태를 해결한다.

내가 탈수를 말할 때 실제 의미는 새로운 수분 의존적 기능을 수행할 자유로운 물이 인체에 부족하다는 것이다. 예를 들면 몸무게가 80kg인 당뇨병 환자는 조직 속에 물을 많이 가지고 있지만 세포 내부에는 자유로운 물이 부족하다.

순환하는 혈액의 당 수치 상승은 물이 혈당을 따라 세포 안으로 적절히 들어가지 못하게 막기 위해, 다른 한편으로는 삼투압을 증가시켜 세포 밖으로 더 많은 물을 끌어내기 위해 마련된 장치다. 이 때문에 당뇨병 환자에게는 치사(致死) 과정인 세포 내 탈수가 야기된다.

소변 색깔은 탈수의 뚜렷한 특징을 보여준다. 소변이 무색에 가까울 만큼 시종일관 옅으면 인체는 독성 노폐물을 큰 수고 없이 제거할 자유로운 물을 충분히 공급받는 것이므로 축복받은 상태다. 소변이 시종일관 노랗다면 인체에 자유로운 물 공급이 부족하다는 것을 의미한다.

신장은 음식물 대사에서 생긴 독성 노폐물을 제거하려고 일을 더 많이 해야 한다. 소변 색깔이 오렌지색이면 격심한 탈수와 연관된 심각한 건강문제가 있다고 예고하는 것이다. 문제점이 드러난 것이라면 골칫거리가 조만간 위중한 협심증이나 뇌졸중, 심지어 심장발작에 따른 돌연사 형태로 나타난다.

인체 내의 자유로운 물 보유량은 규칙적인 물 섭취로만 유지할 수 있다. 가장 좋은 형태의 자유로운 물은 자연 상태로 있을 때 공급된다. 제조된 음료수는 자연의 물과 동일한 기능을 수행할 만큼 오랫동안 체내에 머무르지 않는다. 음료수 제조 과정에 들어가는 첨가물은 대부분 몸 안에서 탈수를 조장하는 인자들이다.

불행히도 음료산업의 광고와 일부 음료수의 중독성이 젊은 사람들의 마음을 사로잡았고, 그 결과는 부정적으로 나타났다. 젊은 사람들이 점점 더 뚱뚱해지고 있으며, 10대 이전부터 탈수의 온갖 합병증을 키우고 있다. 예를 들어 5~10세 사이의 과체중 어린이 60%는 심장혈관 질환의 위험 요인 한 가지를 갖고 있는 것이다. 이제 성인형 당뇨병과 고혈압이 10대에서도 나타나고 있다.

세포 내부에서 일어나는 탈수는 탈수에 의한 목마름 징후 없이도 심각한 징후, 생명에 위협적일 정도의 징후를 낳는다. 현대의학은 내부의 국소적인 갈수 징후를 혼동했으며, 그것을 질병으로 규정했다. 그 결과 사람은 죽을 때까지 독성 약물을 사용하게 된다.

두 번째 그릇된 가정

> "물은 다른 물질들을 용해해서 순환시키고 공간을 채우는 단순한 불활성 물질일 뿐이다. 물은 인체의 생리적 기능에서 자체만의 어떠한 화학적 기능도 하지 못한다. 인체 내의

모든 화학적 작용은 물 속에 용해된 고형물질이 수행한다. "

물은 단순한 불활성 물질이 아니다. 물은 자연에서 단 하나의 가장 복잡한 요소다. 물은 산소와 수소 두 기체를 재료로 하여 생성되지만, 액체다. 섭씨 100℃ 이상에서는 기체이며, 섭씨 4℃에서 최고 밀도이고, 0℃ 이하에서 가장 가볍다.

물이 왜 0℃에서 가벼워야 할까? 얼음이 물 표면에 뜨게 하여 수중생물이 그 밑에서 생존할 수 있게 하기 위해서다. 그렇지 않으면, 즉 강과 호수 수면 밑으로 얼음이 쌓이면 추운 겨울에 아무것도 생존할 수 없다. 자연은 물이 생명을 지지하도록 설계했다.

인체 내에서 물의 기능은 두 가지로 나누어볼 수 있다. 첫째는 생명유지기능이다. 때로는 용매로, 때로는 인체 세포 사이의 공간을 채우는 충전물질로 그리고 혈류 안에서 또는 신경과 근육 속의 세류에서 운송 시스템으로 기능한다.

물의 더 중요한 기능은 생명부여 또는 에너지 생성 작용이다. 물은 세포막에서 수력전기를 제조한다. 물은 음식물 소화와 가수분해로 알려진 화학반응에 관여하며, 이런 모든 기능에 에너지를 공급한다. 가장 핵심적인 기능은 응집하는 성질로, 세포막의 고형 구조물을 부착하고, 세포 내부의 생명을 보호한다.

현대의학에서는 물의 생명유지 성질만 인정한다. 이것이 만성적인 부지불식간의 탈수가 치명적인 과정이 되는 것을 이해하지 못하게 된 이유다. 물 섭취가 줄어듦에 따라 인체 내의 생명 공정이 제한되어 쇠약해지는 패턴이 자리 잡는다. 바로 이것이 건강과 생명을 자연적으로 구하는 공정을 인식하고 이해해야 하는 이유다.

제약산업의 의약품이 우리를 위해 이 기능을 해주리라고 기대해서는 안 된다. 우리 몸이 요구하는 것은 시기적절한 물 섭취뿐이다. 따라서 우리 몸이 요구하는 물 대신 값비싼 의약품을 복용하라고 전문용어로 지껄이는 제약산업의 장사꾼을 조심해야 한다.

세 번째 그릇된 가정

> *"인체는 평생 수분 섭취를 효율적으로 조절한다."*

이 가정 또한 옳지 않다. 나이가 들면서 우리는 갈증감각을 상실한다. 그러면 물을 적절하게 마시지 못하여 핵심기관 안의 성싱한 자두 같은 세포들이 말린 자두같이 되어 더는 생명을 유지하지 못하게 된다. 되돌릴 수 없는 이 과정을 예방하기 위해 탈수의 발동과 그 표현을 인식해야 한다. 나이가 들면서 갈증감각의 예리함이 소실되는 것을 깨달았을 때는 '목마름을 기다렸다가 물을 마신' 비극이 급소를 찌른 뒤다.

　필립스와 동료들은 24시간 동안 물을 마시지 않았는데도 노인들은 여전히 갈수 상태를 인지하지 못했다고 밝혔다. 즉 "중요한 연구 성과는 고령의 피험자들이 물에 대한 명백한 생리적 욕구가 있는데도 그다지 갈증을 느끼지 못했다"는 것이다. 달리 말해 그들은 분명히 탈수된 인체에서 어떠한 갈증도 인지하지 못했다.

　또 다른 연구 집단의 브루스와 동료들은 20대에서 70대의 세포 밖 물의 양에 대한 세포 안 물의 양 비율이 1.1에서 0.8로 격변함을 밝혔다. 이는 세포 내부에 있는 물보다 세포 주위에 있는 물이 더 많다는 것이다. 의심할 바 없이 수분을 규칙적으로 섭취하고, 물이 인체의 곳곳에 있는 세포막을 통해 자유롭게 확산되면 징후와 질병을 야기하는 세포 간의 수분 평형에서 이처럼 현저한 변화는 일어나지 않는다.

　보통 물은 0.03cm/초의 비율로 세포막을 통해 확산된다. 이는 매우 빠른 속도이며, 오직 매이지 않은 또는 '자유로운 물'만이 이 일을 할 수 있다. 다른 요소에 삼투적으로 매인 물은 세포막을 통과할 수 없다.

　인체의 생리기능이 지속적으로 갈수관리 프로그램에 의존하지 않을 수 없을 때만 세포 내부와 외부의 수분 평형에서 이 같은 격심한 변화가 일어난다. 싱싱한 자두 같은 세포들이 말린 자두처럼 되고, 인체의 정상적인 생리기능이 붕괴된다. 이는 뒷부분에서 광범위하게 논의할 것이다.

네 번째 그릇된 가정

> "어떠한 액체도 인체의 수분 요구를 충족시킬 수 있다. 따라서 제조된 음료수와 액체가 물과 똑같은 방식으로 인체를 만족시킨다."

이것은 인체의 액체관리와 관련해서 가장 심각한 내용이다. 이런 잘못된 인식이 오늘날 우리 사회의 모든 건강문제의 배경이다. 음료산업은 광고의 힘만으로도 아장아장 걷는 아이들에서 80대 노인에 이르기까지 모든 사람의 생활방식을 조종한다.

일부 제조된 음료수는 몸 안에서 천연의 물처럼 기능하지 않는다. 일부 식물이 스스로 카페인이나 코카인을 제조하는 이유를 이해하면 이 문제도 쉽게 인식할 수 있다.

우유와 과일주스까지도 인체의 일상적인 수분 요구를 충족시킬 수 없다. 좋든 싫든, 유명 상표의 물이든 맹물이든 물맛에 익숙해져야 한다. 더 맛있다고 느끼는 물이 도착하기를 기다리지 말고 갈증과 탈수를 규칙적으로 예방하는 것이 매우 중요하다.

왜 반드시 물이어야 할까

알코올성 음료수, 무엇이 문제인가

- 알코올은 뇌의 비상급수 시스템을 방해한다. 이것이 뇌의 탈수를 야기하며, 뇌의 탈수가 숙취두통으로 표현된다.
- 알코올은 중독성이 있으며, 기능적으로 우울증을 초래한다.
- 알코올은 발기부전을 야기한다.
- 알코올은 간 손상을 초래한다.
- 알코올은 면역 시스템을 억압한다.
- 알코올은 온갖 암이 발달할 기회를 늘려준다.
- 알코올은 활성산소(free radicals)를 생성하는데, 이것들이 자유롭게 순환하게 내버려두면 일부 민감한 조직을 공격하여 손상을 입힌다.

멜라토닌(melatonin)이 이들 활성산소를 제거하기 위해 사용된다. 그 결과 체내의 멜라토닌 함유량이 줄어든다. 인체에 탈수가 확고하게 자리 잡고 세포막을 통해 세포 안으로 스며들어갈 자유로운 형태의 물을 적절하게 이용할 수 없을 때, 알코올은 인체의 대다수 핵심세포 안으로 물을 여과해 주입하는 공정을 폐쇄시킨다.

물 주입 공정은 역삼투 과정을 밟는 것으로 알려졌다. 탈수 상태에서는 수분이 세포 밖으로 끌려나와 혈류 속에서 순환된다. 탈수 상태에서는 혈액의 삼투압이 세포 내부의 삼투압보다 더 강하다. 그 이유는 간단하다. 세포 내부에서 물을 매달고 있는 칼륨이 세포 밖으로 새어나오면 물도 뒤따라 나오기 때문이다.

그런 다음 이 물은 물 말고는 다른 어떤 것도 들어갈 수 없을 정도로 미세한 구멍다발로 오직 한 분자의 물만 강압적으로 주입하는 여과 시스템을 통해 핵심세포 안으로 재분배된다. 인체가 점점 더 탈수 상태가 됨에 따라 주입 압력은 점차 강력하게 상승한다. 이 압력 상승을 고혈압이라고 한다.

정상적 혈압 수치에서 뇌는 이 공정에 의지해 뇌세포에 물을 공급한다. 그러나 알코올이 이 공정을 폐쇄할 때 뇌세포는 탈수되어 숙취두통을 일으킴으로써 갈증 신호를 보낸다. 따라서 알코올 섭취에 앞서 물을 한두 잔 마시면 음주 후 두통을 예방할 수 있다.

알코올은 일종의 이뇨제다. 알코올은 물을 강제로 몸 밖으로 빼내며 갈증을 유발한다. 그러나 갈증을 가시게 하려고 물 아닌 다른 것을 선택하면 물을 더 많이 섭취해야 한다.

알코올은 탈수를 일으켜 스트레스를 초래한다. 장기간의 스트레스는 인체의 모르핀 같은 물질, 즉 엔도르핀과 엔케팔린의 생산과 방출을 유발한다. 이러한 '인체의 아편'은 공포와 불안 때문에, 예컨대 싸우거나 위험에서 도주하는 것 같은 생존활동이 갑작스럽게 중단되는 것을 예방하도록 설계되었다.

이러한 성분은 인체에 활력을 주어 끝까지 버티게 한다. 장거리 주자는 이들 합성물의 시의적절한 방출에 의지해 끝까지 달릴 수 있다. 아편의 생산과 방출의 증가는 중독 과정이 된다. 장거리 주자는 더 많이 달림으로써 환희를 느끼고, 알코올 중독자는 알코올을 더 많이 마심으로써 체내의 엔도르핀 방출량을 증가시키는 조건반사를 확립한다.

여성은 한 달에 한 번 있는 월경 스트레스와 시시때때로 임신과 출산이라는 더 큰 생리적 스트레스를 겪기 때문에 쉽게 자극되는 엔도르핀 제조와 분비 기전이 있다. 알코올이 이 기전을 활성화하기 시작할 때 여성은 천연 아편의 생산에 동일한 준비성을 갖고 있지 않은 남성보다 더 쉽게 중독성 환희를 느낀다. 이것이 여성이 알코올에 의지해 분위기를 조성하는 첫 경험을 한 뒤 2~3년 안에 알코올에 중독되는 간단한 이유다. 남성은 알코올을 마시지 않고는 못 배기는 중독자가 되기까지 몇 년이 더 걸린다.

알코올 중독자, 심지어 환각제 마약 사용자에게도 반가운 소식은 물 또한 엔도르핀의 영향을 받는 중추를 자극한다는 사실이다. 물은 자극제로서 알코올보다 더 직접적인 효과가 있다. 물은 한 잔 마시고 몇 분 지나지 않아 교감신경계 및 뇌와 척추의 세로토닌계 중추를 자극하며, 거의 두 시간 동안 활성화가 지속된다.

세로토닌계 중추는 활력을 증진하고 통증역치(pain threshold)를 높이는 인체의 신경중추인데, 통증역치의 상승이 바로 알코올 중독자와 마약 상용자가 약물남용으로 얻으려는 것이다. 바로 이것이 물이 통증 치료약이 되는 이유다.

물은 진통제로서는 제약회사 창고에 있는 그 어떤 약품보다 훨씬 효과적이며 부작용도 없다. 물은 결코 부작용으로 사람을 죽음에 이르게 하지 않는다.

그런 반면 진통제 복용은 일종의 모험으로, 부작용 때문에 아무런 경고 없이 죽음에 이를 수도 있다. 역사가 오래된 한 진통제로 인해 해마다 약 8,000명이 출혈과다로 사망한다. 다른 진통제들은 간 손상을 야기하며 죽음을 초래할 수 있다.

물은 통증이 있는 사람이 선택하는 치료약이어야 한다. 물은 알코올 중독이나 약물남용에서 벗어나고 싶어 하는 사람이 선택하는 치료약이어야 한다. 약물남용의 습관을 벗어던지고 가족과 친구의 잃어버린 존경심을 회복시킬 결심을 한다면 물은 성공 가능성을 크게 높여줄 것이다. 여기 성공 사례가 있다.

다음 편지를 쓴 D. R. L.은 1997년 당시 35세로 아들이 한 명 있었다. 그녀는 20대에 알코올 중독자가 되었다.

저에게나 제 어린 아들에게 아주 중대한 시기에 아버지가 저를 박사님의 물 이론으로 인도했습니다. 저는 35세이고, 20대부터 알코올 중독자였습니다. 몹시 괴로워하는 사람들과 마찬가지로 제 인간관계도 일시적일 뿐이었고 평탄치 않았습니다. 결혼생활도 파탄 상태였습니다.

저에게는 낯선 도시에서 삶을 지속할 어떤 자원도 없었으므로, 이런 인간관계에 뒤따른 것은 막다른 골목이었으며, 아주 충격적이고도 긴장하게 만드는 사태였습니다. 이제 어떠한 고민도 되풀이하지 말자고 결심했고, 알코올중독방지회(Alcoholics Anonymous, AA)에도 가입했습니다.

바로 이 시점에서 아버지가 박사님 책을 주셨고, 저에게 굳게 마음먹고 그 내용대로 행하라고 촉구하셨습니다. 저는 신의 구원을 붙잡기 위해 책의 내용대로 실천했습니다. 알코올 중독자의 갈망을 달래주는 물의 힘을 발견하고 기뻤습니다. 얼마 후 저는 알코올 중독이 실제로는 인체를 탈수시키는 강력한 인자가 알코올 섭취에 반응하도록 저를 습관화한 갈증신호에 불과하다는 사실을 깨달았습니다. 알코올에 중독된 사람은 자기 꼬리를 물으려는 개와 같습니다. 알코올에서 오는 탈수는 그 갈증감각을 물로 응답하지 못하면 자기 영속적이 됩니다.

탈수 작용을 일으키는 카페인 함유 음료수를 배제하고 매일 물을 적당히 섭취함으로써 삶의 위기에 효과적으로 대처할 수 있음을 알게 되었습니다. 저는 트럭을 임대하여 세간과 가구를 싣고 아들과 함께 라스베이거스에서 캘리포니아로 돌아왔습니다. 알코올 중독자였다면 이런 일은 할 수 없었을 것입니다. 저는 캘리포니아에 정착해 미용사로 직장에 성공적으로 복귀했고, 아들을 키우는 데 전력을 다하고 있습니다.

저도 다른 사람과 마찬가지로 통상적인 문제가 여전히 있지만 알코올은 그것에 포함되지 않습니다. 물이 제 인생에서 이 저주를 불식해주었습니다. 저는 이제까지 알코올을 입에 대지 않았으며, 제 삶을 합리적으로 재편할 수 있었습니다. 날마다 물을 충분히 섭취하는 것이 바로 알코올 때문에 흐트러진 인생을 재구축하고, 다른 사람도 그렇게 하도록 도울 수 있는 토대가 되었습니다.

저는 알코올 중독이 되면서 젊음을 잃었습니다. 지속적인 중독과 탈수가 저를 생기 없게 만들고 노화시켰습니다. 박사님이 책에서 분명히 설명했던 이유 때문에 체중도 꾸준히 늘었으며, 얼굴 피부가 칙칙하게 보였습니다.

따라서 재수화(再水和)가 과체중을 말끔히 해소했을 때 저는 의기양양해졌습니다. 정말로 '으스'댔습니다. 젊었을 때 모습을 되찾다니! 저도 믿을 수 없었고 제 친구들도 믿을 수 없어 했습니다. 모든 사람이 주목했고 아버지도 기뻐했습니다. 다시 돌아온 제 아름다운 모습은 미용사로서 제게 커다란 자산이 되었습니다. 날마다 흡족한 물 섭취가 제 삶을 전체적으로 활력 있게 만들었습니다. 저는 박사님께서 말한 대로 '수력전기의 힘'을 타고 달려갔습니다.

이러한 변화와 함께 인생이 새롭게 바뀌었습니다. 저는 다른 사람들을 지속적으로 돕고, 삶의 질을 향상하기 위해 계획하고 일합니다. 제 무도한 짓거리로 마음고생하신 아버지에게 사과했습니다. 아버지가 제게 주신 박사님의 책이 결정적으로 저를 구원했습니다.

아버지는 박사님이 세계 역사에서 가장 위대한 의사라고 누구에게나 말합니다. 저도 그 말씀이 옳다고 생각합니다. 제 인생의 새 출발뿐만 아니라 인류를 위해 박사님께서 하신 모든 일에 감사드립니다. 안녕히 계십시오. - D. R. L.

물에 대한 지식이 D. R. L.에게 감정이 고조된 이 편지에서 읽히는 것보다 훨씬 강했을 습관을 걷어찰 힘을 주었다. 이 책은 탈수를 예방하고, 지속적으로 일어나는 부지불식간의 탈수로 야기되는 여러 가지 질병을 예방할 힘을 독자에게 주도록 계획되었다. 특히 탈수에 의한 치명적인 질병인 비만과 우울증, 암에 초점을 맞추었다.

이제 알코올을 마시고 싶은 욕망을 물로 채워야겠다고 인식했을 것이다. 알코올은 인체의 수분 욕구를 위한 대체물이 될 수 없다.

카페인 함유 음료수의 문제점

이 부분이 이 책에서 가장 중요하다고 생각한다. 내 지식이 여러분에게 새로운 사고방식을 정립시켰으면 한다. 바로 이것이 몇 구절의 일반적인 지식을 적지 않으면서도 훨씬 상세히 설명하는 이유다. 내 목표는 여러분이 마실, 몸이 해를 입지 않고 처리할 수 없는 액체를 새롭게 조명하는 것이다. 이 글을 읽은 뒤 건강으로 이끄는 분별 있는 접근방식을 추구할지, 자기도 모르게 잘못된 음료수를 섭취해 자신을 해치는 대다수의 생활양식을 따를지는 여러분의 몫이다.

차나무는 수천 년 전에 중국에서 발견되었으며 세계의 많은 지역에서 재배된다. 차의 활성 성분은 카페인이다. 차 색깔은 타닌산에서 나오며, 타닌산은 가죽을 경화하고 보존처리하는 데 사용한다.

커피열매는 아라비아대륙에서 발견되었다. 그 지역의 목동들이 커피가 염소에게 미치는 자극적인 효과를 알게 되었다. 염소는 나무에 올라가고, 씹을 수 있는 것은 종이를 포함해 무엇이든 먹는다. 염소는 뿌리까지 먹어치워 자라는 식물을 해친다. 전설에 따르면, 커피열매를 먹은 염소는 밤에 잠을 자지 않고 흥분해서 뛰어다녔다고 한다. 목동들은 커피열매의 효과를 지방 수도사에게 보고했고, 그중 한 수도사가 커피열매를 사용해 잠들지 않고 밤샘기도를 할 수 있는지 알아보고 싶어 했다. 이렇게 해서 커피가 세상에 알려졌다.

콜라 음료의 원료인 구루넛(Guru nut)은 수세기 동안 수단(Sudan) 사람들이 좋아하던 일종의 '껌'이었다. 콜라 음료는 맛을 구루넛에서 얻는데, 이 견과의 활성 성분은 카페인이다. 콜라를 만들려고 견과를 사용할 때는 흥분 효과를 표준화하기 위해 카페인을 더 많이 첨가한다.

1850년 미국의 1인당 콜라 음료 연간소비량은 240cc 용기로 1.6병에 불과했다. 1980년대 말에는 콜라 음료의 1인당 연간소비량이 360cc 캔으로 500캔이 넘었다. 청량음료의 1인당 연간소비량은 186L였고, 그중 28.2%가 다이어트 음료였다. 소비되는 모든 청량음료의 84%가 코카콜라(48.2%)와 펩시콜라(35.9%) 두 회사에서 생산한 것이었다. 시장점유율 84% 가운데 5.5%만이 카페인 없는 다이어트 음료가 차지한다. 엄청난 사람들이 카페인 음료수를 마시는 것이다.

음료산업은 카페인의 중독성을 기반으로 번창하였다. 〈네이션〉(1998. 4. 27)에 발표한 보고서는 "가장 보수적인 추정치로도 어린이와 10대들이 청량음료를 1년에 242L를 마셔대고 있다. 이 양은 1978년의 10대들보다 3배 증가한 것이며, 6~11세 어린이는 2배, 5세 이하의 꼬마들도 25% 증가한 것이다(농무부 1994년 조사에서 자료 인용)"라고 했다.

〈워싱턴포스트〉(2004. 5. 30)는 비만이 성인과 8~11세 어린이에서는 2배 증가했으며, 청소년에서는 3배 증가했다고 밝혔다. 이 조사 결과는 내가 수년 전에 《물을 달라는 우리 몸의 수많은 외침》에서 발표한 것을 확증한다. 5세 이하 어린이들의 청량음료 소비량 증가가 그 연령집단의 천식 발생률이 1980~1994년에 3배 증가한 이유와 관계가 있는지 주목하는 일 또한 흥미롭다.

음료산업에서 최근에 이루어진 새로운 브랜드에는 모두 '생짜의 원초적인 힘'을 자극하는 카페인과 흥분성 약초 과라나(guarana)가 가미되어 있다. 이는 어린이와 10대들에게 더욱더 많은 청량음료를 소비하게 부추기려고 계획된 것이다. 360cc짜리 청량음료 캔에 함유된 카페인 양은 졸트가 72mg, 엑스터시가 70mg, 펩시콜라의 조스타가 58mg, 코카콜라의 서지가 51mg이다. 청량음료를 592cc짜리 병으로 사면 카페인 양도 거의 2배에 이른다.

학교에서는 흔히 어린이들이 우유 대신에 청량음료를 마신다. 학교는 이 같은 중독성 음료 판매로 수익을 얻는다. 학교에서는 청량음료를 360cc짜리 표준 사이즈 캔으로 판매한다. 캔당 카페인은 마운틴듀 55mg, 코크 45mg, 선키스트 40mg, 펩시 37mg이 들어 있다. 성인들은 커피를 아주 많이 소비하므로 커피숍이 버섯처럼 싹트고 있다. 360cc 표준 사이즈 컵에 담긴 스타벅스 커피에는 카페인이 190mg 들어 있다고 한다.

전문가적 견해로는 카페인은 뇌세포에 온갖 유해한 영향을 주어 외부 자극으로부터 뇌를 탈구(脫臼)시키는 형태의 뇌 생리 상태를 야기한다. 게다가 카페인 과다섭취가 유발하는 탈수는 파괴적인 수많은 건강문제, 그 가운데도 천식과 알레르기를 초래한다.

따라서 천식을 치료하려면 인체가 건강에 좋지 않은 카페인의 부작용, 특히 뇌와 신경 시스템에 미치는 부작용에서 완전히 회복될 때까지는 어떤 유형의 카페인 함유 음료도 마시면 안 된다. 회복된 다음에는 지혜에 따르면 된다.

펜실베이니아주립대학 조사에 따르면, 일부 학생은 하루에 청량음료를 14캔이나 마셨다. 한 여학생은 코크를 이틀에 걸쳐 37캔이나 마셨다. 많은 학생이 청량음료 없이 살 수 없을 것이라고 인정했다. 이 학생들에게서 청량음료를 빼앗는다면 다른 마약에 중독된 사람들과 유사한 금단증상을 보일 것이다.

〈보이스 라이프〉가 독자들을 대상으로 조사·연구한 바에 따르면, 참여 독자의 8%가 하루에 8캔 이상 청량음료를 마셨다. 한 보이스카우트 관리자는 재활용을 위해 빈 캔 20만 개를 수거하였다. 청량음료협회에서 미국 병원의 청량음료 이용 실태에 관해 조사한 것을 보면 85%의 병원이 환자에게 식사와 함께 청량음료를 제공했다.

5세 이하 어린이의 청량음료 소비 증가는 중대한 사태다. 이것이 어린이들의 비만, 천식 증가와 직접적인 관계가 있다고 생각한다. 어린이 천식 발생 건수는 1980~1994년 사이에 3배나 증가하였으며, 어린이 비만은 국가적 위기가 되었다. 이는 청량음료의 지나친 소비가 어린이에게 미친 또 다른 영향이다.

카페인은 마약

청량음료의 주요 성분인 카페인은 일종의 마약이다. 카페인은 뇌에 미치는 직접적인 작용 때문에 중독성이 있다. 또 카페인은 신장에 작용해 소변 생산량을 늘린다. 카페인은 이뇨 성질이 있어 생리적으로 몸을 탈수시키는 인자다. 바로 이것이 청량음료를 많이 마시고도 결코 수분이 충족되지 않는 이유다.

청량음료의 물은 체내에 그다지 오래 머무르지 못한다. 이와 동시에 많은 사람이 갈증을 공복감으로 혼동한다. 청량음료 속의 '물'을 충분히 섭취했다고 생각하고 몸이 요구하는 것보다 음식을 더 많이 먹는다. 사실상 몸이 유일하게 요구하는 것은 천연적인 물인데도 말이다. 이렇게 해서 카페인 함유 청량음료가 야기한 탈수는 시간이 지나면서 체중 증가로 이어진다.

카페인은 '흥분제' 성질을 가지고 있다. 카페인은 기진맥진했을 때조차도 뇌와 몸을 자극한다. 카페인은 세포 안, 특히 뇌세포의 비축고에 저장된 에너지 사용을 규제하는 엄격한 통제 기전을 교란하는 듯하다. 카페인의 영향으로 긴급 목적을 위해 세포 내에 저장되어 있는 에너지가 사소한 기능을 위해 소모된다.

정상적인 상황에서는 에너지 비축고의 접근이 허용되지 않는다. 그러나 기진맥진하여 에너지 비축률이 저조한데도 카페인의 영향으로 접근이 허용되는 것이다. 물론 긴급한 필요 때문일 수도 있다. 그러나 날이면 날마다 핵심세포 보유고에서 에너지를 끌어내는 것이 바로 오늘날 카페인 소비사회에서는 수많은 건강문제의 원인이 된다.

카페인은 식물의 독

 카페인 또는 모르핀이나 코카인을 만드는 식물은 한 가지 특수 목적, 즉 자신을 포식하는 동물에 대항할 신경계를 자극하는 독성 물질을 생산하려고 그것의 제조 공정을 정교화했다. 코카인과 모르핀을 사용하는 사람들이 왜 중독에 빠지고, 또 때로는 죽게 된다고 생각하는가? 그것은 화학물질이 사용자의 신경계에 영향을 미치기 때문이다.

 무한한 세월 동안 식물은 자기 잎을 마음 놓고 향유하는 초식동물을 배척하기 위해 이 같은 독을 발달시켰다. 식물에게는 이 독이 생사와 관련되어 있다. 이런 방어장치가 없었다면 식물은 벌써 멸종되었을 것이다.

 야생동물은 이러한 식물 가려내기를 학습했다. 풀을 먹는 양은 화려한 양귀비를 피하고 덜 해로운 풀을 선호한다. 일부 동물 종도 자기 생존을 위해 독성 제조기술을 사용한다는 것은 흥미롭다. 개구리는 파충류에게 맛있는 음식이다. 그렇지만 일부 개구리 종은 몸속에서 매우 강력한 독을 제조한다. 이 독은 색소 덩어리 형태로 피부 속에 저장되어 있다. 바로 이것이 파충류가 우글대는 아마존 우림지역에서 개구리가 생존할 수 있는 방식이다. 자연에서 독을 만드는 기술은 매우 정교하며, 버섯도 이를 잘 해낸다.

차잎의 카페인과 커피나무 열매의 카페인의 성분은 동일하다. 카페인은 식물이 지구상에서 자기 생존을 위해 제조하는 독이다. 카페인은 식물을 섭취하는 동물의 신경 시스템을 통해, 즉 신경세포 속에서 포스포디에스테라아제(phosphodiesterase)라는 효소의 작용을 억제한다.

이 효소의 활성화는 기억 형성과 보존 공정의 핵심단계. 이 효소는 카페인을 섭취하는 동물에게 도취감을 유발한다. 즉 자신들이 직면할 위험성에 대한 지식을 빼앗고, 건망증을 유발하여 그들이 지닌 위장술을 사용할 수 없게 만든다. 또 더 안전한 지역으로 이동할 경계심과 재빠른 반응성을 감소시킨다. 카페인을 만드는 식물들은 이런 식으로 자신들의 포식자를 취약하게 만들어 천연의 먹이사슬에서 이들이 다른 포식자에게 쉽게 잡아먹히게 함으로써 죽음의 입맞춤을 전달한다.

먹이사슬 포식자가 곤충에게만 배타적인 것은 아니다. 이에는 고등동물도 포함된다. 인류 사회의 과다경쟁에서 생존을 위한 경쟁은 이전 원시적인 생활형태에서의 생존 못지않은 중요한 과제가 되고 있다.

예컨대 물 대신에 카페인 함유 청량음료를 마시는 어린이들이 오로지 물만 마시는 어린이들보다 학교에서 평균 학업 성적이 훨씬 낮은 게 이제는 실감된다. 전자는 C, F학점을 받고, 후자는 A, B

학점을 받는다. 이는 잘 알려진 사실이다. 문제의 근원을 깨닫지 못하고 물 대신 청량음료를 마신 결과 주의력결핍과잉행동장애(ADHD)가 야기되었다.

이 어린이 희생자들의 고통은 우리 사회에 만연한 카페인 소비의 또 다른 결과다. 이런 어린이들이 장래에 카페인을 소비하지 않는 어린이들과 똑같이 생존하고 성공할 기회를 얻을 수 있을까? 결단코 아니다! 이런 어린이에게는 강한 약이 주어질 것이며, 단축된 생애 동안 부모와 선생님의 부단한 염려 대상이 될 것이다.

마약 관련 책들이 뇌에 대한 카페인의 직접적인 영향을 지적하고 있다. 하지만 그 어느 책에도 카페인이 야기하는 탈수와 포스포디에스테라아제 억압에 적응해야 하는 뇌의 생리기능에 카페인이 장기간 끼치는 영향을 논의한 것은 없다.

비만의 적, 다이어트 음료

다이어트 음료는 감지할 만큼 칼로리를 함유하지 않더라도, 체중 조절을 위해 다이어트 음료 섭취에 매달리는 사람들에게 오히려 체중 증가의 원인이 될 수 있다. 이 역설은 설명이 필요하다. 다음은 이 수수께끼에 관한 연구 결과다.

우리는 제조된 음료수가 인체에서 물을 대신할 수 있다고 가정한다. 음료수가 물을 함유하기 때문에 몸의 요구가 적절하게 충족될 것으로 믿는다. 하지만 이 가정은 잘못되었다. 주로 카페인을 함유한 청량음료 소비량의 증가는 오늘날 많은 건강문제의 근원이 되고 있다.

모든 제조 음료수가 인체에 일상적으로 필요한 수분을 공급한다는 생각은 어떤 다른 원인보다도 우리가 겪게 되는 일부 질병에 더 큰 원인이 된다. 지방 축적에 의한 꼴사나운 뚱뚱한 몸집은 신체 쇠약의 시초로, 액체를 잘못 선택해 섭취하기 때문에 야기된다. 어떤 음료수는 다른 음료수보다 더 큰 폐해를 준다. 청량음료에 설탕이 함유되어 있으면 적어도 뇌의 당 요구량 일부는 충족된다. 카페인이 인체활동을 증진시키기 위해 ATP(아데노신 3인산) 에너지를 방출하더라도 청량음료에 들어 있는 설탕이 소실된 ATP의 일부를 재충전한다. 하지만 최종 결과는 뇌의 ATP 적자지출이다.

1980년대 초 새로운 상품인 아스파탐(aspartame)이 음료산업에 도입되었다. 아스파탐은 설탕보다 단맛이 180배나 강하면서도 칼로리는 전혀 없는 물질이다. FDA(미국 식품의약국)가 설탕 대신 아스파탐을 사용해도 안전하다고 승인하여 이제는 널리 사용된다. 얼마 되지도 않은 기간에 5,000여 상품에 사용되고 있다.

아스파탐은 장관(腸管) 안에서 고자극성 신경전달물질인 두 가지 아미노산, 즉 아스파르트산염과 페닐알라닌으로 변환될 뿐만 아니라 목정(木精, wood alcohol)인 메틸알코올/포름알데히드로 변환된다. 음식으로 소비되는 아스파탐의 약 10%가 포름알데히드와 메틸알코올이 된다. 간에서 이 메틸알코올을 무독성으로 만든다는 주장이 있다. 하지만 이 같은 주장이 이미 알려진 독성 부산물이 있는 제조 '식품'에 관한 진지한 관심을 흐린다.

의학 관련 출판물에서 포름알데히드와 메틸알코올은 시신경 손상을 야기하며, 실명에 이를 정도의 손상을 초래하는 것으로 인용된다. 최근에 황반변성과 망막증이 비교적 젊은 층에서도 증가하는 것은 인공감미료의 과도한 사용 때문이다.

인공감미료 아스파탐 사용에 따른 이차적 합병증은 뇌 속의 종양 생성과 이차적인 신경장애다. 플로리다 웨스트팜비치의 로버츠(H. J. Roberts) 박사는 아스파탐의 역효과를 연구하면서 수많은 '아스파탐 질병'을 규명했다. 로버츠 박사는 〈의사와 환자를 위한 타운센드 서한〉(2002. 6)에 발표한 논문에서 아스파탐이 야기한 많은 신경학적 문제를 열거했다.

그는 아스파탐 사용으로 신경학적 합병증이 발생된 환자 1,200명을 연구했다. 그중 43%는 두통, 31%는 현기증과 어지럼증, 31%는 헷갈림과 건망증, 13%는 나른함과 졸림, 11%는 심한 간질과 경련, 3%는 가벼운 간질 발작과 방심, 10%는 심한 말더듬, 8%는 심한 떨림, 6%는 과잉행동과 다리 떨기, 6%는 부정형의 안면 통증이 있었다. 이런 환자들이 아스파탐 섭취를 중단한 후에는 개선되었다고 보고되었다. 참고로 메틸알코올과 포름알데히드가 뇌세포와 시신경에 끼친 손상은 회복되지 않는다.

FDA가 아스파탐 사용을 허용함으로써 사회에 말할 나위 없이 많은 건강문제를 야기했다. 날마다 다이어트 음료 몇 병을 마신 결과 유해 수준의 포름알데히드와 메틸알코올에 노출될 수도 있다. 불행하게도 인체 내에서 포름알데히드와 메틸알코올의 신경 중독 효과는 누적된다.

카페인과 마찬가지로 아스파탐도 뇌의 에너지 비축고를 침범한다. 소모된 연료 찌꺼기들(GMP와 AMP)은 허기(虛飢) 기전을 촉발한다. 사용된 연료 AMP(아데노신 1인산)가 허기를 야기한다는 것은 잘 알려진 과학적 사실이다. "다이어트 음료는 뇌 속 세포의 에너지 비축량의 무차별적인 남용을 야기하고, 더 많은 연료 찌꺼기를 남긴다. 이 찌꺼기들이 과식을 한층 더 촉발한다."

카페인은 습관성이 있어서 카페인을 규칙적으로 소비하는 사람은 중독자로 간주해야 한다. 따라서 카페인 함유 다이어트 음료가 노상 앉아서 생활하는 사람에게는 체중을 증가시키는 원인이 된다. 즉 뇌의 보유 에너지를 강제로 사용하기 때문에 더 많은 음식을 섭취하도록 간접적으로 자극한다. 우리가 먹는 음식의 20%만이 뇌에 도달한다는 사실을 명심해야 한다. 나머지는 근육활동으로 사용하지 않으면 지방 형태로 저장된다. 체중 증가는 다이어트 음료 소비에 따른 많은 부작용 가운데 하나다.

더 중요한 것은 단맛에 자연스럽게 자리 잡은 뇌의 반응이다. 이는 전문용어로 '중추위상반응(cephalic phase response)'이라 하는데, 단맛을 오래 경험한 결과 조건반사가 성립된 것이다. 단맛이 혀를 자극할 때 뇌는 외부에서 들어온 새로운 에너지인 당을 수용하기 위해 준비하도록 간(肝)을 프로그램화한다. 이제 간은 체내의 단백질과 전분 보유분에서 포도당 제조를 중단하고, 나아가 혈액 속에서 순환하는 물질대사의 연료도 저장하기 시작한다.

타도프(Michael Tardoff)와 프리드먼(Mark Friedman) 그리고 다른 과학자들은 중추위상반응이 대사활동을 양분 저장 쪽으로 바꾸는 것을 입증하였다. 즉 에너지로 변환하기 위해 이용할 수 있는 연료가 감소하여 식욕을 일으키는 것이다.

중추위상반응을 자극하는 것이 실제로 설탕이라면, 간에 미치는 영향에 대해서는 간이 몸 안에 들어온 당을 조절하기만 하면 된다. 그렇지만 단맛 뒤에 사용할 양분이 뒤따르지 않으면 먹고 싶은 충동이 가중된다. 간은 배고프다는 신호를 보내고 식욕을 유발한다. 칼로리를 동반하지 않은 단맛이 미뢰를 자극할수록 먹고 싶은 충동도 더욱 커진다.

단맛과 중추위상반응의 관계는 사카린을 이용한 동물실험에서 분명하게 입증되었다. 몇몇 과학자는 아스파탐을 사용하여 인간에게도 과식하려는 비슷한 충동이 일어나는 것을 밝혀냈다. 브룬델(Blundel)과 힐(Hill)은 영양분 없는 감미료(아스파탐 용액)가 식욕을 돋우고 단기간에 음식 섭취를 증가시킨다는 것을 보여주었다. 그들은 "포도당을 섭취한 후와 비교할 때 아스파탐을 섭취한 후 실험지원자에게는 허기가 잔존했다. 이 잔존허기는 생리기능적인 것이어서 음식 섭취 증가로 이어진다"라고 했다.

타도프와 프리드먼은 인공감미료를 섭취한 후 음식을 더 먹고 싶은 충동이 혈액검사가 정상 수치를 보여줄 때조차 90분까지 지속되는 것을 보여주었다. 혈액의 인슐린(허기의 원인이라고 말하는) 수치가 정상 범위로 들어왔을 때까지도 실험동물은 통제군보다 먹이를 더 많이 섭취했다. 이는 설탕이 들어오지 않아도 설탕을 맛보는 미뢰들만 자극되면 뇌가 먹고 싶은 충동을 오랫동안 유지한다는 뜻이다. 단맛 때문에 뇌는 간이 저장고에서 양분을 방출하기보다 오히려 양분을 저장하도록 프로그램한다.

기본적으로 체중을 줄이기 위해 다이어트 음료를 소비하는 사람들은 설탕 대용물로 반복되는 미뢰 자극에 인체가 역설적인 반응을 보임으로써 이전보다 살이 찌는 괴로움을 당할 것이다.

다이어트 음료 때문에 체중이 증가한 사람을 많이 알고 있다. 그중 두드러진 한 사람이 있는데, 키 163cm에 20대 젊은이다. 그는 학업을 마쳐야 한다는 끊임없는 압박 속에서 여느 대학생들처럼 규칙적으로 음료수를 마셨으며, 졸업할 때쯤 이미 과체중이 되었다. 졸업 후 체중을 줄이려고 다이어트 음료를 하루에 8캔이나 마셨지만 2년이 지나자 체중이 13.6kg이나 더 증가했다. 그는 몸집이 키만큼 되어 공처럼 보였다. 걷기가 어려워 엉덩이를 흔들지 않고는 한 걸음도 떼지 못하는 듯했다. 그래도 그는 다이어트 음료를 식사 때마다 마셨고 몸이 요구하는 것보다 많이 먹었다. 이 젊은이는 3년 전에 음료수 섭취를 중단하고 나서 날씬하고 건강해졌다. 물론 그는 운동도 아주 열심히 했다.

화학물질이 인체에 미치는 영향

카페인과 아스파탐이 인체에 들어오면 뇌와 간, 신장, 췌장, 내분비선 등의 세포 생리기능을 자극한다. 아스파탐은 두 가지 아미노산, 즉 페닐알라닌과 아스파르트산염으로 변환되는데, 이 두 가지 모두 뇌를 직접적으로 자극한다.

카페인의 효과와 아스파탐의 효과가 합쳐져 뇌는 매우 신속하게 새로운 활동 모드를 확립한다. 그 이유는 두 물질에서 신경조직을 자극하는 아미노산이 나오는데, 이 아미노산은 균형 잡힌 생리기능을 자연적으로 확립하는 데 이용 가능한 다른 아미노산보다 더 많은 양으로 자극하기 때문이다.

신경전달물질은 대부분 이런저런 아미노산에서 생성되는 이차적 산물이다. 그렇지만 아스파르트산염은 뇌에 작용하기 위해 이차적인 산물로 변환될 필요가 없는 특이한 아미노산 쌍의 한쪽이다. 인체의 생리기능에 매우 극적인 영향을 미치는 일부 신경세포에는 아스파르트산염과 글루탐산염을 받아들이는 부위(수용기)가 있다.

인체에 진입하는 에너지 원료를 등록하는 신경말단을 인공감미료에 의해 허위로 자극하면 단순히 체중 증가 야기 이상으로 더 심각한 반향을 일으킨다. 이러한 화학물질은 인체 생리를 신경 시스템이 지시하는 방향으로 바꾼다.

인체에서 이들 화학물질이 장기간 어떤 결과를 가져오는지에 대한 철저한 이해 없이 이를 사용하는 것은 근시안적인 태도다. 세포 내의 미시 생리 작용에 대한 이해는 인공감미료가 뇌의 신경/선(腺) 시스템에 가하는 자극이 장기간 일으키는 영향에 대한 관심을 갖게 하였다.

연구에 따르면 아스파르트산염의 수용기는 일부 신경 시스템에 풍부하게 존재하는데, 이 신경 시스템의 생성물질 또한 생식기관과 유방을 자극한다. 임신과 관련된 다른 요인이 없음에도 끊임없는 젖샘의 자극은 여성의 유방암 발생비율 상승과 연관되어 있는 것으로 보인다. 나는 아스파탐으로 유발되는 프로락틴(젖분비 호르몬) 과잉생산이 여성의 유방암 발생 증가에서 중요한 기능을 한다고 확신한다. 아직 확실히 밝혀지지 않은 아스파탐의 합병증 가운데 하나가 뇌암 생성에 촉진인자 구실을 할 가능성이다. 쥐 실험에서 아스파탐은 뇌종양 생성과 관련이 있었다.

지금까지 설명한 대로 인체는 물이 부족하면 여러 가지 신호를 보내며, 이때 인체는 오직 물만을 요구한다. 우리 몸에 인공적으로 맛을 향상시킨 액체를 규칙적으로 공급하면 일이 복잡해진다.

카페인 사용은 합법적이지만 카페인은 중독성 물질이다. 특히 어린이는 카페인 함유 음료의 중독적인 성질에 매우 취약하다. 어린 시절에 쾌락증강 화학물질로 몸을 자극하면 아이가 입학연령에 이를 때는 훨씬 강한 습관성 약물 사용에 알맞게 몸감각이 프로그램될 것이다.

이제 물과 다른 음료수가 건강에 미치는 차이를 알게 되었다. 시장에서 파는 음료수가 제조업자의 과대광고에 현혹당한 사람의 건강과 안녕에 심각하게 유해한 영향을 끼칠 수도 있다. 다음에서는 인체 내 물 부족이 어떻게 질병에 이를 만큼 초과지방으로 변형되는지에 대해 설명할 것이다.

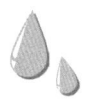 생명을 주는 물 이야기

　음식이 인체에 에너지를 공급한다면, 물은 에너지의 원천으로서 우리가 먹는 어떤 것보다 더 중요하다. 바로 이것이 과학을 인간행동 연구에 적용하면서 혼동했던 부분이다. 모든 건강문제는 음식이 유일한 인체 에너지 공급원이라는 오해에서 생겨난다. 인체 내 이런저런 요소의 가수분해를 말하면서도 화학적 과정에서 무엇이 분해되든지 간에 물의 에너지가 전이된다는 사실을 깨닫지 못했다.

　조지와 동료 과학자들은 물의 에너지 전이 공식을 연구했는데, 가수분해가 물질분해 과정에서 그 물질의 에너지 함량에 영을 하나 첨가한다는 사실, 즉 본래 지닌 에너지 함량의 10배 범위 안에서 에너지를 증가시킨다고 입증했다. 그것은 불붙이기 힘든 나뭇조각에 기름을 떨어뜨리는 것, 즉 연소 과정을 자극해 더 강렬한 불을 얻는 것과 비슷하다. 인체 안에서 물이 이용 가능할 때 화학반응은 더 강렬해진다. 조지 등은 표준중량의 마그네슘ATP 안의 에너지 함량이 분해되기 전에는 600J이었다가 가수분해될 때는 5,850J이 되는 것을 보여주었다. 관찰해보니 끊임없는 물의 작용 덕분에 몸 안에서 일어나는 화학반응은 그 10배 범위에서 인체에 에너지를 공급한다.

이 같은 화학반응과 에너지를 계산하기 위해 조지와 동료들이 밝혀낸 공식은 다음과 같다.

**살아 있는 세포에서
물은 일차적인 에너지원이다.**

$MgATP^{2-} + H_2O = ATP^{3-}/ADPH^{2-} + Mg^{2+}/H^+ + H_2PO_4^- + HPO_4^{2-}$
600　　　　　　1500　600　　998 1168　318　　　1251

에너지 단위는 KJ(Kilo Joules)로 측정
(1F*=1J을 통한 1파운드 물의 온도를 올리는 데 필요한 에너지)

이와 같이 새롭게 이해된 가수분해 효과를 논리적으로 결론지으면 인체의 물질대사에 관한 이해를 전체적으로 재평가할 수밖에 없다. 예컨대 달걀 한 개가 약 70cal라면, 인체가 달걀 성분을 가수분해하고 대사할 때 이 대사에서 나오는 에너지 산출량은 약

700cal에 이른다. 체내의 무수한 화학반응을 위한 인체의 에너지 소비에 대한 전통적 평가는 화학반응에서 물이 에너지를 부여하는 효과를 감안하지 않음으로써 부정확하고 물을 과소평가하는 우를 범했다. 바로 이것이 음식 섭취에 앞서 인체를 수화시켜야 할 필요성을 고찰하지 못한 현대의학이 많은 건강문제를 풀지 못하는 이유다.

이제 인체의 음식물 대사와 관련된 모든 화학반응에서 물이 일차적인 에너지원인 것을 알게 되었다. 또 인체가 음식을 받아들여 성분을 처리하려고 준비하는 데 물을 충분히 이용할 수 있게 만드는 지혜도 이해하게 되었다.

음식은 화력발전소에서 사용하는 화석연료와 비슷하다. 그것은 '더러운' 에너지여서 찌꺼기를 많이 남긴다. 주요 에너지원으로 음식에 더 많이 의존한 결과 비만, 콜레스테롤 축적, 당뇨병, 고혈압, 우울증, 다발성 경화증 같은 신경장애와 알츠하이머병, 파킨슨병, 여러 가지 암, 기타 많은 질병이 발생하게 된다.

몸에 에너지를 불러오는 물

몸 안의 에너지 생성에서 물은 훨씬 더 중요한 기능을 한다. 물은 일차적으로 뇌의 기능을 위한 수력전기 제조를 맡고 있다. 이 형태의 에너지는 '청정하다.' 찌꺼기나 노폐물이 거의 없다. 과도한 음식이 지방으로 변환되어 '산' 형태로 체내에 머무는 것과는 달리 과잉 섭취된 물은 소변으로 배출되며, '호수' 형태로 체내에 축적되지 않는다. 따라서 수력전기 형태의 에너지가 뇌의 섬세한 대사에 훨씬 더 적합하다.

생산적인 기능을 수행하며 살아 있는 세포로 유지하는 복잡한 기능에 에너지를 제공할 전기를 세포 내부에서 만들기 위해 물이 사용되는 방식은 참으로 신비스럽다. 어떤 단백질은 인체의 모든 세포 안에서 볼 수 있다. 이러한 단백질은 혈액이나 세포를 둘러싼 체액에 용해되어 있는 일부 미네랄과 친화성이 있다. 이들 중 일부는 나트륨과 칼륨, 약간의 마그네슘과 칼슘을 모은다. 이 미네랄들이 특이한 단백질에 부착될 때 물의 돌진으로 회전력을 얻어 단백질의 빠른 회전과 함께 이동한다.

이 공정으로 ATP 또는 GTP(guanosine triphosphate)로 알려진 세포막 비축고에 저장되는 전기가 제조된다. 에너지를 생산하는 이 공정에서 세포의 외부와 내부 사이의 삼투율(osmotic ratio)에 균형을 주기 위해 적절한 미네랄이 재배치된다. 이 공정의 기본은 위긴(Philippa M. Wiggin)이 기술했다.

위긴은 양이온 펌프의 효과적인 기능을 조절하거나 일으키는 메커니즘이 에너지를 변환시키는 용매인 물의 성질을 활용한다고 입증했다. "양이온 수송이나 ATP 합성을 위한 에너지원은 고도로 구조화된 계면수양액 상태의 인산화된 두 가지 중간물질에서 작은 양이온과 다인산염 음이온의 수화가 늘어나고 화학적 퍼텐셜 전위가 증가하면서 생긴다."

갈증 유발 전에 체액이 농축되므로 목이 마를 때까지 기다려 물을 마시면 몸은 에너지를 발생시키는 물의 성질을 탈수된 세포에서는 상실한다. 이러한 이유로 갈증이 나기를 기다려 탈수를 바로잡기보다 탈수를 예방해야 한다.

양이온 교환에서 물의 기능에 대해 새롭게 이해하게 됨에 따라 몸이 인체를 갈수 상태로 몰아넣고 부족한 수분을 관리하게 하기보다 잉여 수분을 세심하게 관리하게 되어 있다는 견해의 정당성이 인정받기에 충분해졌다.

물이 부족할 때 격심한 탈수를 겪는 곳은 인체 세포의 내부라는 사실이 가장 중요한 현상이다. 탈수에서 수분 소실의 66%는 세포 내부에서 일어나고, 26%는 세포 외부의 체액에서 일어나며, 오직 8%만을 혈관 시스템의 혈액조직이 감당한다.

이때 혈관 시스템은 모세혈관의 망에서 수축하여 혈액순환계의 본연성을 유지한다. 그래서 탈수된 세포들은 에너지 비축이 저하되며, 고통받고, 인체의 일상적 기능을 비효율적으로 수행하는 여러 가지 징후를 낳음으로써 탈수를 표출한다. 뇌는 인체기관 중 이 문제에 가장 취약한 기관이다.

인체에는 약 9조 개의 뇌세포와 신경세포가 있다. 이것들은 인체를 환경과 조화롭게 유지하기 위해 서로 끊임없이 의사소통한다. 공교롭게도 이러한 복잡한 활동을 위해 뇌와 신경세포들이 가장 좋아하는 청정 에너지원은 수력전기적 에너지다. 이것이 바로 물 한 잔이 우리가 상상할 수 있는 가장 좋은 강장제인 이유다.

물 한 잔은 뇌가 몇 분 안에 나른함에서 벗어나게 활력을 준다. 이 목적을 이루기 위해 음식 에너지에 의존할 경우 최종적으로는 음식을 소화시킬 물이 필요할 뿐만 아니라, 공정 또한 꽤 오래 걸린다. 음식이 포도당으로 변환되어야 하고, 그 포도당을 뇌세포가 에너지원으로 사용해야 한다.

인간의 두뇌 무게는 체중의 약 50분의 1이다. 이미 언급했듯이 뇌는 약 9조 개의 신경세포(컴퓨터칩)로 이루어져 있고, 뇌세포의 85%는 물로 구성되어 있다. 혈액순환의 20%가 뇌에 할당되어 뇌가 이용할 수 있게 만들어져 있다. 이는 뇌가 정상적 기능에 필요한 것을 순환하는 혈액에서 직접 선택해 뽑아낸다는 것을 의미한다.

뇌는 몸을 잠재우지만, 자신은 밤에도 심장, 폐, 간, 선(線), 혈액순환 등에 관련되어 쉼 없이 일한다. 뇌는 인체의 여러 부분에서 오는 모든 정보를 처리할 뿐 아니라 물리적·사회적·전자기적 환경에 일상적으로 노출되어 인체에 들어오는 모든 것을 처리한다.

이 모든 투입을 처리하고 조정된 반응을 인체의 모든 부분에게 경계시키기 위하여 뇌는 막대한 양의 에너지를 소비한다. 동시에 신경전달물질이라는 주요 화학적 전달자 제조에도 에너지를 소비한다. 화학적 전달자는 신경종말로 운송되어야 하며, 이 운송 시스템도 막대한 양의 에너지를 소비한다.

이와 같이 소비하는 에너지가 많기 때문에 뇌는 혈액순환의 약 20%를 받아야만 한다. 뇌는 수력전기를 만들기 위해 혈액조직이 함유하고 있는 물을 필요로 한다. 물론 물은 뇌가 화학적 전달자를 제조하는 데 필요한 엄선된 원료를 동반한다.

어떤 투입에 에너지를 방출하는 데는 역치(threshold)가 있다. 뇌는 에너지를 소비하는 데 무엇이 중요하고, 무엇이 중요하지 않은지 계산하고 해석한다. ATP 보유고가 낮으면 많은 자극이 반응을 불러내지 못한다.

일부 과도하게 활동한 뇌세포의 낮은 ATP 보유고는 그 뇌세포들이 통제하는 기능의 피로 상태로 나타난다. 바로 이것이 음식은 즉시 효과가 나타나는 좋은 강장제가 되지 못하는 반면, 물은 되는 이유다.

뇌에 있는 중앙통제 시스템은 뇌기능을 위해 이용할 에너지 수준이 낮다는 사실을 인식하게 된다. 갈증이나 공복감 역시 즉시 이용할 에너지가 낮은 수준에서 비롯된다. 저장되어 있는 지방에서 에너지를 동원하려면 호르몬 방출 기전이 필요한데, 이는 뇌의 긴급필요에 비하여 시간이 많이 걸린다. 그리고 에너지 방출을 위한 얼마간의 신체적 활동이 필요하다. 뇌의 전두엽은 수력전기나 혈액순환 속에 있는 포도당에서 에너지를 얻는다.

뇌는 늘 목말라 한다

- 첫째, 메시지 전달을 위한 수력전기적 에너지를 생성하기 위해서다.
- 둘째, 뇌의 세포막을 통과하는 운송 시스템이 풍족한 물에 의존하기 때문이다. 물질이 혈액에서 뇌로 더 쉽게 운송되도록 세포막 관문은 더욱 '유동적'이어야 한다.
- 셋째, 수력전기에서 유래한 에너지가 인체의 상이한 부분을 뇌와 연결하는 신경 안에 있는 '물 채널'의 모든 운송 시스템에도 역시 필요하기 때문이다.

이 세 가지는 85%가 물로 구성되어 있는 뇌가 거의 언제나 갈증을 느끼는 주요 이유다. 만일 감각이 비슷하다고 하여 뇌 갈증을 공복과 혼동하면 때 이른 노화와 질병, 쇠약과 요절에 유리한 생리적 상태를 야기한다. 비만과 우울, 암은 의료계가 인체에서 일어나는 지속적인 부지불식간의 탈수에 의한 살해 과정을 기술하려고 만들어 붙인 이름이다.

탈수 상태가 되면 인체는 처음에는 일부 기능을 억제하지만, 결국 인체의 구조와 성분을 분해한다. 실례로 당뇨병의 두 가지 유형을 살펴보면, II형 당뇨병에서는 인슐린 생산과 방출이 억제되고, I형 당뇨병에서는 인슐린을 생산하는 베타세포가 내부에서부터 파괴된다. 당뇨병의 두 유형 모두 부지불식간의 탈수의 직접적인 결과이며, 더 나아가 건강과 안녕에 물이 중요하다는 것을 모르는 의학적 무지의 직접적인 결과다.

인체는 탈수문제를 엄격하고 경제적으로 처리할 수밖에 없다. 따라서 질병 과정을 되돌리기 위해 이해해야 할 것은 탈수에 대한 물질대사의 중요성이다. 여기서 탈수는 물 부족만을 가리키는 것이 아니다. 질병 상태에서 최고조에 달하는 원료 부족에 관해서도 말하는 것이다. 이에 대해서는 우울과 암에 관해 다룰 때 다시 설명할 것이다.

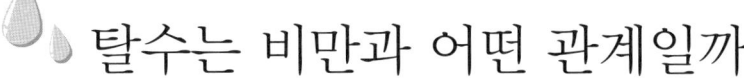# 탈수는 비만과 어떤 관계일까

과식을 부르는 목마름

뇌에 에너지가 필요하다고 표출하기 위해 목마름과 배고픔이 동시에 느껴진다. 그러면 목마름을 분별해내지 못하고 두 신호를 먹고 싶은 충동으로 해석한다. 인체가 훨씬 더 청정한 에너지원인 물을 섭취해야 할 때도 음식을 먹는다. 수력전기 발전이 부족한 경우 뇌는 에너지 저장고에 에너지를 비축하기 위해 혈액에 녹아 있는 가용한 포도당에 크게 의존한다. 뇌는 ATP와 GTP 비축고를 충전하기 위해 혈액에서 포도당을 끊임없이 모아야 한다.

뇌의 직접적인 에너지 필요량을 충족하기 위해 인체는 정상 범위의 혈중 포도당 농도를 유지하기 위한 매우 섬세한 균형유지 시스템을 발달시켰다. 인체는 혈당유지를 위해 두 가지 방식을 사용한다.

첫째, 어떤 형태의 당이든 식사로 섭취할 뿐 아니라 포도당으로 쉽게 변환되는 단백질과 녹말 섭취를 자극하는 방식이다.

둘째, 인체의 저장고에 있는 녹말과 단백질 일부를 포도당으로 변환시키는 방식이다.

단백질을 포도당으로 변환시키는 후자의 기전을 포도당 신생이라고 한다. 이는 다른 물질로 포도당을 다시 만든다는 것을 의미한다. 뇌가 사용할 포도당을 재제조하는 이 공정은 간에서 이루어진다. 이 공정이 흡족하지 못하면 인체는 마지못해 지방 저장고에 침입해 에너지를 생산하기 위하여 지방을 변환시키거나 심지어 지방 자체를 대사시키기도 한다.

미국 사회는 뇌를 즉각적으로 충족시키기 위해 단 것에 관련된 입맛을 발달시켰다. 그러나 중국 같은 많은 문명은 이런 문화적 함정을 회피했다. 서구에서는 단 음식을 많이 소비한다. 이런 상황에서 상당한 '단맛'을 공급받을 때 간이 처음에는 여분의 포도당을 녹말 형태로 저장하다가 나중에는 지방 형태로 저장한다.

글리코겐은 '중합체'로 연결된 포도당 분자들의 긴 사슬로 이뤄져 있으며, 간과 근육조직에 저장된다. 인체 세포들의 ATP 저장고가 비워지기 시작할 때 글리코겐은 한 번에 하나 또는 두 개의 포도당 분자로 분해되면서 ATP로 매우 신속히 변환될 수 있어 쉽게 이용할 수 있는 녹말이다.

혈액순환의 20%만이 뇌에 도달하므로, 혈액순환 속에 있는 당의 20%만이 뇌에서 사용되고 나머지 80%는 간과 지방세포에 저장된다. 간이 글리코겐으로 저장하고 남은 당은 지방으로 변환되어 혈액순환 속으로 방출되고, 이것이 지방세포에 저장된다. 지방세포는 간과는 독립적으로 혈당을 모아 지방으로 변환시킨다. 바로 이것이 뇌 에너지를 위해 섭취한 음식을 '더러운 연료'라고 하는 이유다. 음식은 정상적이라면 일차적이고도 유일한 뇌의 에너지원으로서가 아니라 인체의 마멸된 부분을 수선하고 필수품을 제조하기 위해 밸런스를 맞춰야 한다. 뇌는 다른 기관에 앞서 필요한 것을 공급받는 우선권을 행사한다. 물은 쉼 없이 활동하는 뇌세포를 위한 '국소적' 수력전기를 제조할 만큼 풍족해야 한다.

순환하는 혈액에 포도당이 충분하지 않으면 간이 포도당을 제조해서 혈액순환 속으로 들여보내 혈액수준을 끊임없이 끌어올린다. 처음에는 저장된 녹말을 변환시키고, 다음에는 단백질과 소량의 지방이 뒤따른다. 지방변환 공정은 처음에는 매우 느리게 진행된다. 지방 분해와 지방대사비율이 확립되려면 인체는 얼마 동안 녹말음식 없이 지내야 한다. 녹말음식과 많은 포도당은 지방 저장고의 지방 분해를 작동시키는 효소 시스템을 억제한다.

단백질은 지방보다 이용하기 더 쉬우며 더 쉽게 분해된다. 혈액 순환에 사용될 주요 단백질은 알부민, 글로불린, 피브리노겐이다. 이러한 단백질 제조비율과 분해비율에서 처음에 간은 제조보다 분해 쪽에 비중을 둔다.

포도당으로 변환될 다음 단백질의 원천은 간과 인체의 다른 세포에 비축되어 있는 매이지 않은 단백질이다. 근육질은 가장 마지막으로 공격받는 에너지원이다.

근육질이 분해되어야 할 때쯤이면 지방을 연소시키는 효소가 전면에 등장한다. 그런데 심한 탈수와 잘못 알고 있는 다이어트로 인해 일부 근육조직은 소실된다.

비축 지방에는 단일의 단위 지방산이 많이 결합되어 있다. 에너지 값을 얻으려고 분해되는 것은 개별적인 지방산이다. 지방 1g은 9cal의 에너지를 산출하지만, 단백질이나 포도당 1g은 4cal를 제공할 뿐이다. 바로 이것이 지방이 대사될 때 배고픔을 훨씬 덜 느끼는 이유다.

요요 다이어트에서 일어나는 것처럼 근육조직을 불규칙적으로 분해시키는 데 따르는 주요 문제가 있다. 근육이 에너지로 변환되기 위해 화학적 성분으로 분해될 때마다 근육조직에 저장된 많은 미네랄이 소실된다. 소실되는 필수적인 품목 두 가지는 비타민 B_6 와 아연인데, 이들의 소모는 매우 심각한 영향을 미친다. 왜 그런지 알고 싶은 사람들을 위하여 간단히 설명하겠다.

산소를 결합하는 성질을 지니기 위해 철이 붙어 있는 각각의 미오글로빈 분자는 피롤 링(pyrrole ring) 네 개로 구성되어 있다. 근육 조직이 분해될 때 이런 구성이 해체되는데, 이때 각각의 피롤 링은 비타민 B_6 한 분자와 아연 한 원자에 부착되어 이것들을 몸 밖으로 끌어낸다. 이때 셀레늄, 마그네슘, 망간 등 매우 중요한 다른 미네랄도 소실된다.

체내 보유고에서 소실된 아연과 비타민 B_6 보충은 소실만큼 쉽지 않다. 근육량 1kg을 감량하고 낮아진 저울 눈금에 행복해할 때 인체의 미네랄 보유고에서는 많은 것이 소실된 것이다. 요요 다이어트를 빈번하게 행하여 한 번에 체중 1~2kg을 줄일 때 몸에는 많은 손상을 주는 것이다.

성숙한 세포가 딸세포를 낳고 죽을 때 인체 세포를 재생하기 위해서는 적절한 아연이 필요하다. 따라서 인체 보유고의 아연 부족은 세포 재생을 막고 노화가 일찍 일어나게 만든다. 특수 비타민인 비타민 B_6는 정상적인 뇌 기능에 절대적으로 필요하다. 비타민 B_6는 일부 아미노산이 신경전달물질로 변환되는 데 필수적이다.

인체 내의 비타민 B_6와 아연 소실 결과로 나타나는 건강문제에는 만성통증과 당뇨병, 고혈압, 내분비선기능의 불균형뿐만 아니라 우울증(그리고 대부분의 다른 정서적 문제)이 포함된다. 이 주제는 예방

약으로 물을 사용하는 것에 관한 장에서 더 논의하도록 하겠다.

지방을 녹여내는 물

어린이의 지방 저장고는 갈색이며, 혈액이 많이 순환한다. 갈색 지방세포에 있는 지방은 직접적으로 대사되어 열을 발생한다. 바로 이것이 나이 많은 사람보다 어린이들이 훨씬 더 편안하게 추운 날씨를 견디는 이유다. 나이가 들면서 지방 저장고에서는 혈액순환이 줄어든다.

이때 지방세포는 백색이며, 간과 근육에서 사용할 지방산을 동원할 효소에 접근하는 능력이 떨어진다. 그런데도 지방 저장고에 있는 비축지방까지도 2~3주에 걸쳐 재순환된다. 지방이 모아지고 저장되지 않은 듯이 인체는 그것이 거기에 있다는 사실을 잊어버린다. 인체는 계속해서 이런 지방을 새롭게 만든다. 오래된 지방은 분해되고 새로운 지방이 만들어져 오래된 지방 '덩어리'를 대체한다. 이러한 공정에서 인체의 지방 저장고에서 오래된 지방을 많이 분해하고 새로운 지방은 적게 형성하는 방향으로 지방의 재순환 과정을 변화시킬 수 있다.

동물 종들의 자연 설계 발달로 추위와 외상에 대비하기 위해 적은 체중과 높은 에너지 비율, 뛰어난 보호성과 절연성 덕분에 에너지로 사용하기 위한 지방 저장이 다목적 생존전략으로 확고하게 자리 잡았다. 지방세포는 에너지를 실은 탄수화물과 지질 생성물 여분을 모아 지방 무더기나 '지방 덩어리' 형태로 자기 안에 저장하도록 설계되어 있다. 이 공정에는 두 가지 주요 이점이 있다.

첫째, 어떤 요소의 혈액 내 수준이 더 건전한 범위에서 유지된다. 혈액순환 안의 포도당 양이 유해하지 않은 수준에서 유지되는 것처럼 말이다.

둘째, 지방이 저장된 후에는 몸이 에너지를 얻기 위해 절대적으로 필요할 때만 방출된다. 저장된 지방은 제멋대로 방출되는 것이 아니며, 더 작은 지방 입자로 변환되고 에너지로 이용되는 데에는 생리학적 규칙이 있다.

지방은 인체 외부에서 오는 에너지 공급이 변덕스럽거나 줄어들 때 사용하기 위해 여러 조직에 저장되는 고에너지 생성물이다. 지방은 특별하게 설계된 지방세포에 저장된다. 지방세포는 혈액순환 내의 과다 포도당을 걸어내 지방산으로 변환시키며, 이 지방산이 뭉쳐서 중성지방(지방 덩어리)을 형성한다.

저장 지방을 다시 사용하려면 개별적인 지방산으로 부서지고, 자유로운 지방산으로 혈액순환 속으로 방출되어 에너지가 부족한 조직들이 선택해서 걸어내야 한다. 지방 분해는 물의 존재 여부에 좌우된다. 지방산의 한 단위를 '사슬' 연계에서 분리하려면 물 한 단위를 희생해야 한다. 이 공정을 지방의 가수분해라고 한다. 지방의 가수분해는 리파아제라는 효소의 통제에 따른다. 이것이 지방 분해를 위해서는 물을 규칙적으로 마셔서 자유로운 형태의 물을 자주 공급해야 하는 이유다. 또 물은 지방을 분해하는 리파아제를 간접적으로 자극한다.

음식 섭취 관계에서 지방 분해 과정을 이해하려면 다음의 생리학적 작용을 이해해야 한다.

- 지방세포가 이용할 혈당 수준이 혈액순환 속의 정상치보다 낮아질 때 리파아제가 활성화된다.
- 직접적으로 포도당으로 변환되어 인슐린 방출을 초래하는 단 스낵이나 탄수화물 식품을 섭취하여 혈당이 높아지면 리파아제 활동은 억제된다.
- 리파아제 활동은 많은 호르몬과 신경전달물질 방출로도 촉진된다. 이러한 종류의 리파아제는 호르몬감수성 리파아제로 알려져 있다. 아드레날린과 노르아드레날린(노르에피네프린)은 가장 강력한 리파아제 활성인자. 성장호르몬과 다른 부신호르몬, 티로이드호르몬도 강력한 리파아제 활성인자다.
- 탄수화물이 공급되지 않거나 매우 부족할 때, 저장된 글리코겐이

점차 소모될 때 인체는 에너지를 생성하기 위해 먼저 저장고에 있는 지방을 대사시킨다.

- 좋은 식단의 칼로리 40~50%는 지방에서 나온다. 대사 시스템이 연속적인 탄수화물 섭취로 부하가 걸리지 않는다면 어떠한 경우에도 섭취 탄수화물의 많은 양이 지방산으로 변환되어 종일 점차적으로 대사된다. 물로 갈증을 가시게 하는 대신 음식을 먹을 때 이는 갈증과 허기를 혼동한 결과다.

- 포도당 한 분자에서 발생되는 에너지는 지방 한 분자에서 발생되는 에너지보다 훨씬 작다. 포도당 1g 분자량은 포도당 에너지의 66%로 ATP 38단위를 형성하고, 나머지 34%는 열로 변환된다. 지방 1분자는 146단위를 형성한다. 따라서 지방 연소는 탄수화물 연소보다 에너지 효율성이 높다. 이에 관해 생각해보자. 인체는 에너지를 어떻게 저장하는지 알고 있다. 우리가 알고 싶은 것은 몸 형태를 일그러뜨릴 만큼 지나치게 지방을 축적하지 않고도 지방 에너지를 이용하는 방식이다. 물은 이 문제에 이상적인 '해결책'이다.

- 간은 세포막의 구조 축조 사용에 대비하여 지방산을 충분히 탈포화시킬 수 있다. 간의 중성지방은 주로 불포화지방산으로 구성되는 데 반해 다른 곳에 축적된 지방은 포화지방산으로 구성된다. 이러한 정보는 필수지방산에 관한 전통적인 견해(나도 과거에는 동의했지만)의 타당성에 의문을 갖게 한다. 여기서 과학적 연구에서 개방

적인 마음의 참된 가치를 보게 된다. 나는 어떤 종류의 지방을 먹든 염려하지 않는다. 나머지는 간이 알아서 처리하리라는 지식을 바탕으로 버터를 충분히 즐긴다.

- 지방은 인간 생존에 매우 중요한 요소다. 인체 내부의 수분 환경에서 지방은 지방산과 콜레스테롤, 인지질의 형태로 필수불가결하고 핵심적인 절연체 구실을 한다. 탄수화물과 단백질은 수용성이어서 세포의 구조를 보호하여 형태가 변형되고 찌그러지는 것을 막을 수 없다.

- 간에서 형성되는 콜레스테롤의 80%는 담즙산염으로 변환되어 담도관으로 분비돼 장으로 들어간다. 나머지 20%는 인지질로 변환되어 혈액순환으로 들어간다.

- 콜레스테롤은 뇌와 신경조직의 세포막에서 사용되는 것 외에 더 나아가 대부분의 성호르몬과 이차적인 신경전달물질(예를 들어 프로스타글란딘과 프로스타사이클린과 트롬복산 계열)과 비타민 D로 변환된다. 콜레스테롤은 인체가 탈수될 때 산성화되고 부식성도 갖고 있는 맥동하는 '농축' 혈액의 돌진 때문에 손상을 입는 동맥혈관내벽의 세포막에 생기는 마멸이나 파열 부위를 덮는 붕대 작용을 한다. 혈액순환의 동맥 시스템에서 보이는 콜레스테롤 플라크가 정맥에서는 결코 보이지 않는다. 이 간단한 설명은 상업지상주의적 사회에서 콜레스테롤을 낮추는 약물을 사람들에게 압박하면서 제시하는 것

이 과학보다 사기에 더 가깝다는 것을 드러낸다.

- 인체의 모든 세포는 에너지를 위해 지방산을 포도당과 상호교환하여 사용할 수 있다. 따라서 지방연소에 아무런 문제가 없다면 인체는 지방보다 탄수화물을 더 많이 섭취하려고 고집할 이유가 없다. 뇌세포까지도 2~3주일이 지나면 포도당 대신 지방에서 얻는 에너지를 50~75%까지 끌어올릴 줄 알게 된다.

- 이것이 인체가 글리코겐(전분)보다는 지방으로 150배나 많은 에너지를 저장하는 이유다.

- 초과 에너지 9.3cal에 대해 지방 1g이 지방 저장고에 비축된다.

- 정상적인 사람에서는 에너지의 3분의 1 정도가 근육활동으로 간다. 신체적으로 활동적인 사람이라면 소비 에너지의 4분의 3 정도까지도 사실상 근육활동을 유지하기 위해 사용할 수 있다. 따라서 인체의 주요 근육질을 움직이게 하는 신체활동이 지방 저장고에 있는 인체 에너지 비축량을 요구하는 가장 좋은 방식이다.

- 다이어트하거나 굶주릴 때 사용되는 전체 저장 전분 총량은 반나절이면 소비가 가능한 200~300g 정도다. 지방과 단백질 소실이 뒤따르지만, 지방이 단백질보다 더 빨리 소실된다. 그러나 단백질 소실이 몸에 해로울 수 있다. 그 이유는 일부 필수아미노산을 항산화제로 사용하기 위해 아미노산을 침범하여 인체에서 고갈시키기 때문이다.

- 일부 심각한 질병 발병이 필수아미노산 소실 및 고갈과 더불어 시작된다.

근육이 활동적이지 못할 때 에너지 저장고는 더 쉽게 침범당하고, 심지어 근육의 단백질 비축분까지 분해되어 당으로 변환된다. 그렇지만 근육을 사용하면, 근육은 활동하고 근육량을 유지 또는 증가시키는 우량 에너지원인 근육에 저장된 일부 지방을 대사하기 시작한다. 이를 위해서 근육은 호르몬감수성 리파아제라는 지방 분해효소를 활성화하기 시작한다.

스웨덴 군부대에서 3주에 걸쳐 행군하면서 반복적으로 혈액검사를 해본 결과 1시간 동안 도보한 후 이 효소가 활동을 시작하고, 12시간 동안 혈액순환에 존재하면서 지방 분해활동을 지속하는 것으로 밝혀졌다. 이 효소활동은 계속 걸음에 따라 누적된다. 군인들은 행군 내내 호르몬감수성 리파아제의 매우 강렬한 활동을 보여주었다.

이런 정보가 왜 의미 있을까? 알다시피 몸의 근육량 대부분이 운동에 사용되는 해부학적 부위인 다리와 엉덩이에 자리 잡고 있다. 또 운동을 위한 지방연소가 경제적이라는 사실도 의미가 있다. 근육활동을 위해 지방 1g은 당이나 단백질 1g이 공급하는 에너지보다 2배 이상의 에너지를 공급한다. 지방 1g은 9cal를 발생시키는 반면, 당이나 단백질 1g은 4cal를 공급한다.

근육이 인체의 에너지 비축고를 사용하는 가장 효율적인 방식은 지방연소다. 따라서 지방을 만들고 보유하는 것이 겨울 같은 결핍의 시기에 인체가 사용할 에너지 비축고를 채우는 가장 효율적인 방식이다. 이러한 정보만으로도 식단에서 지방을 줄이는 것은 잘못이며, 오히려 건전한 기름(oil)과 지방(fat)을 더 많이 먹고 탄수화물은 적게 먹어야 한다는 것을 알 수 있다.

살 찌는 사람에게 물은 천연 치료제

물 소비와 체내 지방 축적은 역수의 관계다. 물을 적게 마실수록 그만큼 음식을 더 많이 먹으려고 한다. 그리고 육체적으로 활동적이지 않다면 많이 먹을수록 그만큼 지방이 더 많이 축적된다. 그 이유는 다음과 같다.

- 물은 인체의 모든 생리적 기능을 위한 일차적인 에너지원이다.
- 물은 '미세전기 터빈(양이온 펌프)'을 돌려서 신경정보전달과 신경자극을 위한 전기를 발생시킨다.
- 분해되고 대사돼야 하는 모든 음식은 인체 세포들이 에너지로 활용

하기 전에 물의 화학적 영향(가수분해)을 필요로 한다. 마그네슘ATP를 위한 공식에서 보여준 것처럼 사실상 물은 숨겨진 에너지를 분해하는 물질에 이전시킨다. 즉 그것들의 에너지 함량을 약 10배의 범위에서 증가시킨다.

- 세포막에서 물은 달라붙기(손가락에 달라붙는 얼음처럼) 위해 사용되고, 세포막 구조물을 결합시키는 접착제로 작용한다. 탈수 상태에서는 물 대신에 콜레스테롤 달라붙음(부착)이 세포막을 지탱하고 절연시켜야 한다. 그리하여 인체가 탈수될 때는 증가된 음식 섭취에서 콜레스테롤 수준이 점차 높아진다.

- 뇌세포 9조 개의 끊임없는 의사소통은 에너지 의존적이어서 수력전기 에너지나 음식의 물질대사에서 얻은 에너지로 동력을 공급해야 한다. 수력전기에서 얻은 초과 에너지는 ATP 형태로 저장된다. 여분의 물은 소변으로 배출되므로 인체에서 '호수'를 형성하지는 않는다. 뇌활동을 유지하기 위해 섭취한 음식에서 얻은 초과 에너지는 지방 형태로 저장된다. 음식에서 얻은 '고형(solid)' 에너지의 20%만이 뇌에 도달하고, 나머지는 육체활동에 사용되지 않으면 지방으로 저장된다.

- 초기의 갈증감과 공복감은 낮은 뇌 에너지 수준에서 초래되는 것으로 비슷하다. 그것은 흉통·공복통으로 나타난다. 내가 소화성 궤양 질환의 흉통(속쓰림)으로 괴로워하는 환자 3,000명을 오직 물로

만 치료하고, 이 느낌이 물 갈망을 의미함을 입증할 때까지는 결코 흉통을 갈증의 신호로 인식하지 못했다. 전통적으로는 이 느낌이 격심해지기 전에는 공복 통증에 불과한 것으로 다루었으며, 그 결과 실제로 인체는 목이 마른데 과식하게 된다. 이러한 혼동이 살이 찌는 배경이다. 사람은 더 많은 음식을, 심지어 앞서 한 식사가 충분히 소화되기도 전에 먹는다. 따라서 소화불량, 가스 생성, 복부팽만으로 이어진다. 음식을 먹기 전에 물을 한 잔 마시고 포만 기전이 개입할 시간을 허용하면 이러한 실수는 고쳐진다. 어떠한 제산제나 가스를 줄이는 약물보다 물 한 잔이 더 효과적이다.

- 음식을 먹기 전에 물을 한 잔 마시면 적어도 2시간 동안은 교감신경계가 아드레날린과 노르아드레날린 분비를 자극한다. 교감신경계에 대한 물의 직접적인 작용은 호르몬감수성 리파아제를 강하게 활성화하여 육체적 활동을 증강시킬 에너지로 사용할 지방을 분해하게 한다. 바로 이것이 물을 마시고 잠깐 지나면 공복감이 사라지는 이유다.

- 인체는 24시간마다 물 약 4만 잔을 재생시키고 또 부단히 순환시킨다. 한 잔이 250cc라면 혈액순환은 24시간마다 물 1만L를 운반하는 셈이다. 이러한 생리기능에는 막대한 에너지가 필요하다. 따라서 물을 마실 때 교감신경계의 리파아제 활성화를 통해 인체에 비축된 지방에서 에너지가 방출된다.

- 물은 인체 비만을 막는 데 두 가지 강력한 직접적 효과가 있다. 첫째, 뇌기능을 위한 '청정한' 에너지를 공급하여 과다 음식 섭취에서 오는 지방 저장을 피한다. 둘째, 지방연소 효소를 부단히 활성화하므로 비축지방 재생 과정에서 물은 지방 비축분을 분해하는 쪽으로 균형이 기울게 한다. 이것이 '물 치료(water cure)'를 선택하는 이들이 다른 노력 없이도 체중이 감소하는 이유다.

- 비축지방을 감량하기 위해 물을 흡족하게 섭취할 때의 장점은 칼로리를 계산할 필요가 없다는 것이다. 미뢰들과 인체의 포만 기전이 그 일을 해준다.

- 물을 한 잔 마시면 두 시간 동안 그 물은 장의 주요 호르몬인 모틸린 분비를 자극한다. 모틸린은 세로토닌처럼 행동한다. 세로토닌은 뇌에 있는 모든 신경전달물질의 대장이다. 즉 세로토닌은 외부 자극에 대한 뇌의 모든 생리적 반응을 조절한다. 우울한 사람은 세로토닌을 충분히 지니지 못하므로 약물을 복용하여 체내에 있는 세로토닌을 보호한다. 정상적인 사람은 뇌와 신경계에 세로토닌을 충분히 가지고 있다. 섭취한 물이 장에서 모틸린 방출을 자극할 때 사실상 물이 섭취되어 갈증이 가셨다고 뇌에 알려주는 것이다. 모틸린은 포만호르몬의 일종이다.

- 모틸린은 또 다른 일을 한다. 모틸린은 장의 연동운동을 활성화하고, 음식물이 아래쪽으로 이동하도록 촉진한다. 모틸린은 일종의

완하제(대변을 무르게 하거나 설사시키는 하제-옮긴이)로 작용한다. 그래서 아침에 일어나자마자 마시는 물 두 잔은 상상보다 더 효과적인 장 자극제이며, 장활동을 매끄럽게 해주는 완하제다. 이는 전적으로 자연적이며 우리 몸이 언제나 바라는 것이다. 그러면 인체는 일상적인 배변을 고통스러운 사건으로 만드는, 마지막 한 방울을 얻기 위해 장의 내용물을 쥐어짜는 일을 할 필요가 없게 된다.

- 모틸린의 포만 작용은 공복감으로 해석할 어떠한 감각도 없앤다. 이것이 다이어트를 통해 체중감량을 원하는 사람은 음식을 먹기 전에 물을 마셔서 공복감을 없앨 시간이 필요하다는 이유다. 그 까닭은 간단하다. 물이 뇌에 수력전기 에너지를 공급해서 보통 '배고픔'으로 해석되는 뇌의 낮은 에너지 감각을 말소하기 때문이다. 동시에 교감신경계에 의해 활성화되는 리파아제가 인체의 물질대사 방향을 지방을 분해하여 에너지(포도당으로 만들어야 할 ATP)로 변환하는 쪽으로 바꾼다. 그러면 물 한두 잔을 마시기 전에 공황에 빠진 뇌를 위한 '신속한 설탕 뇌물'은 필요하지 않다.

- 물을 규칙적으로 섭취하면 설탕이 든 음식이나 녹말음식을 먹을 때까지 몸의 생리를 지방 분해 모드로 유지시킨다. 이러한 음식은 인슐린에 유도된 지방 축적이나 '저혈당 공황'을 조장하여 그런 음식을 더 많이 먹게 만든다. 이 문제를 극복하려면 지방 함량이 높은 단백질 스낵을 먹는 것이 더 현명하다. 식단에 있는 지방을 두려워

하지 말자. 심장질환을 야기하는 것은 지방 함량이 아니다. 심장 문제의 일차적인 원인은 만성적인 부지불식간의 탈수와 연관된 미네랄 결핍이다.

- 일상적인 식단에 물이 흡족하게 포함되지 않으면 음식에 있는 미네랄을 적절하게 흡수하지 못한다는 사실을 명심해야 한다. 이때 인체가 산성화되고 산성화된 혈액이 섬세한 동맥혈관 세포막을 부식시킨다. 물질대사의 산성 노폐물을 제거하여 소변으로 배출하기 위해서는 물과 미네랄이 필요하다. 옅은 소변은 인체가 알칼리 상태라는 좋은 신호이고, 짙은 노란색이나 오렌지색 소변은 인체가 산성화되었음을 의미하며 심장병 발병의 일차적 신호다.

살이 찌는 사람에게 물은 천연의 치료약이다. 이미 늘어난 체중을 줄이는 데는 제약산업이나 다이어트산업의 창고에 있는 그 어떤 약보다 물이 더 효과적이다. 몸의 에너지 생성에서 물이 일차적 기능을 수행할 기회를 갖는다면 음식 선호도가 자연스럽게 전분에서 단백질과 지방으로 바뀔 것이며, 단 음식에 대한 갈망이 극히 줄어들 것이다.

다음 단계는 지방 분해효소 리파아제에 물의 작용을 증강시키기 위해 근육활동을 늘리는 것이다. 집중적으로 체중을 감량하려면 아침에 한 번, 저녁에 한 번 하루 두 차례 걸어야 한다. 그러면 하루 종일, 심지어 잠을 잘 때도 리파아제가 활성화된다. 또 몸에서 지방이 소실되기 시작할 뿐만 아니라 반가운 부가급부로 산(酸)으로 손상된 동맥벽이 수리되어 콜레스테롤 '붕대'가 제거된다.

인체에 비축된 지방은 음식에 뿌려지거나 같이 요리된 유독성 화학물질의 일부를 모은다. 지방이 에너지를 위해 방출될 때 함께 방출된 화학물질을 씻어내기 위해 가외의 물이 더 필요하다.

수력전기 에너지를 형성하기 위해 펌프를 활동적으로 유지할 미네랄과 소금 섭취에 관심을 기울여야 한다. 이 책의 마지막 장에서는 다이어트와 미네랄에 관해 논의할 것이다.

체중감량 수단으로 적절한 수화의 효과에 대해 듣고 싶을 것이다. 몇몇 성공 사례가 있다. 인체의 탈수를 바로잡을 때는 체중이 감량될 뿐만 아니라 다른 많은 탈수 합병증까지도 함께 제거된다.

5kg, 10kg 또는 20kg을 감량한 사람들이 체중을 감량하려고 재수화(rehydration) 프로그램을 시작한 것은 아니었다. 오히려 그들은 천식, 고혈압, 요통 등 다른 건강문제에 초점을 맞추었다. 그들은 체중감량을 위해 다이어트한 것이 아니며, 체중감량은 몸을 수화시킨 자연스런 결과였다.

게다가 그들의 체중감량은 아주 인상적이어서 주위사람을 놀라게 했다. 그들은 그다지 큰 노력 없이 초과 체중을 감량했다. 물 섭취 증가로 성취한 체중감량은 일부 사람이 과격한 절단 성형수술을 통해 이루는 정도의 수준이었다. 이런 수술이 장기간에 걸쳐 어떤 결과를 가져오는지는 아직까지 알려지지 않았다. 앞으로 어떤 문제점이 나타나더라도 불행히도 성형수술은 원상복구될 수 없다.

위장은 우리를 살 찌게 만드는 일 외에도 다른 많은 기능을 수행한다. 살이 찌는 것은 의지력의 문제이며, 대사 공정에서 물의 기능에 관한 무지의 결과이기도 하다. 위산은 음식에 있는 세균감염에 대한 장벽 구실을 한다. 위산은 음식의 미네랄을 처리하기 위해서 필수불가결하며, 혈액 제조 공정에서 없어서는 안 되는 비타민 B_{12} 흡수를 위해서도 필수적이다.

체내 비타민 B_{12} 부족은 악성빈혈을 야기하며, 척추 손상과 하지(下肢) 마비를 유발할 수도 있다. 이 비타민 B_{12}의 무증상 결핍이 한 젊은 부인에게서 양다리 마비를 일으킨 것을 보았다. 그 부인은 합병증이 진행되어 이른 나이에 죽고 말았다(그래도 그녀는 부자가 되어 죽었다. 그녀는 오진에 따른 처벌적 손해배상을 받았기 때문이다). 위장이 온전하다면 이런 합병증은 생기지 않는다.

음식물에서 필수미네랄을 흡수하려면 위장에 염화수소산(염산)이 있어야 한다. 마그네슘과 아연, 셀레늄, 망간 등을 흡수하려면 위장 안에 '산 처리'가 돼야 한다. 그래야만 미네랄이 효능을 갖추기 위해 그것들의 존재가 필요한 효소 시스템으로 동화될 수 있다.

이제는 체중 조절에서 물의 기능을 이해했다. 이에 덧붙여 필요한 것은 단 음식을 즐기고 싶은 충동을 극복할 강한 의지력이다. 거울 앞에 서서 지금보다 더 날씬해지고 싶다고 스스로에게 말을 건네기만 하면 된다. 마음속에 더 날씬한 이미지를 그려보고 결심이 설 때까지 반복해서 그 이미지를 떠올려보라.

뇌는 매우 정교한 컴퓨터이므로 잠재의식에 새로 설치된 프로그램을 기초로 해서 조절에 필요한 화학물질을 프로그램화한다. 더욱 날씬해지고 싶어 하는 바람을 뇌가 확실히 알게 하면 자동으로 과거에 먹었던 단 음식을 피하게 된다.

그리고 몸이 에너지를 만드는 데 필요한 활동을 하기 위해 물과 필수미네랄, 소금을 확실히 섭취해야 한다.

과체중인 사람들 대다수가 필요한 소금과 다른 미네랄을 얻기 위해 잠재적으로 과식을 한다는 것이 내 생각이다. 불행하게도 그들은 미네랄을 흡수하기 위해서는 물도 섭취해야 한다는 사실을 깨닫지 못했다.

물, 비타민, 미네랄로 체중을 줄인다

- 체중을 감량하려면 체내 수분 부족을 예방해야 한다. 목마를 때까지 기다렸다가 물을 마시면, 갈수와 공복을 혼동하여 2~3시간 전

에 음식을 먹었더라도 실제로 배고프다고 생각하게 된다. 충분히 수화되었을 때는 음식물의 건설적인 효과가 지속되어 다시 배고플 때까지 긴 시간이 지나야 한다. 갈증은 물로 해소해야 한다. 시장에서 판매하려고 감미료를 넣어 맛을 낸 제조 음료수는 체중감량 목적을 좌절시키고, 지방을 연소시키는 효소의 활력을 없애버린다.

- 체중을 감량하려고 음식물 섭취를 줄이고 물 섭취량을 늘릴 때는, 비타민과 미네랄을 보충해야 한다. 정상적으로는 음식물에서 얻어야 하는 미네랄이 몸에 부족하지 않도록 해야 한다. 또 나트륨 외의 다른 미네랄이 제거된 통상적인 식탁염이 아니라 바다나 산의 오래된 소금광산에서 난 정제하지 않은 소금을 섭취해야 한다. 나트륨을 포함하여 미네랄 갈망이 과식하게 만든다.

뇌가 배부름을 느끼게 하려면

지방조직은 하나의 내분비선으로 호르몬을 많이 생산한다. 이 호르몬 가운데 하나가 렙틴이다. 렙틴의 기능은 지방 비축고들이 충분히 충전되는 때를 뇌에게 알려주는 것으로 추정된다. 이 기전이 뚱뚱한 사람에게는 효과가 없는 것이 분명하다.

몸이 적절하게 수화되면 혈액순환 속의 렙틴 수준과 이 수준에 대한 뇌세포의 적절한 평가 사이에 나타나는 불일치가 바로잡힐 것이라고 믿는다.

또 하나의 포만 기전은 위장 속의 팽창 감지기와 관련되어 있다. 이는 뇌가 이제 그만 됐다고 인지할 때다. 많이 먹어 위장이 더욱 팽창될수록 뇌는 위장 속의 팽창 감지기에서 나오는 메시지 시스템에 그만큼 더 무감각해지며, 결국 뇌는 위장조직의 과잉팽창에 익숙해진다. 이것이 뚱뚱한 사람 모두에게 나타나는 실제 현상이다.

가장 효과적인데도 잘 알려지지 않은 음식 섭취 조절 기전은 혀에 있는 미뢰에 붙어 있다. 이 조절 시스템은 음식을 씹으면서 오랫동안 입 안에 머물러 있게 할 때만 작동한다. 미뢰는 처리되어 통과한 음식의 분량과 형태를 뇌에 등재한다.

음식이 침과 섞여 아주 작은 입자로 완전히 다져지고 액체가 될 때까지 느린 속도로 천천히 씹으면, 뇌는 위장으로 넘어간 음식의 에너지 값을 계산할 시간을 벌게 된다. 그러면 포만 기전이 뒤를 잇게 되고 과식을 멈출 것이다. 여러분이 직접 시험해보기 바란다.

물 치료로 새 삶을 찾은 사람들

한 숨 한 숨 숨을 쉬기 위해 몸부림치고 밤마다 셀 수 없는 천식과 공황발작으로 괴로워하면서 거의 1년 동안 똑바로 앉아서 잠을 자야 한다고 상상해보십시오! 5개월 전까지만 해도 제가 그랬습니다! 1993년 3월 27일 저는 심각한 천식발작으로 입원하였으며, 기관지 폐렴에 걸렸습니다! 저의 혈액가스(blood gases)는 40을 기록했고, 생명을 위협하는 상황에 처했습니다!

퇴원 뒤에는 다량의 디오필린(근육이완제)과 프레드니손(부신피질호르몬제) 상용을 처방받았습니다. 체중은 급증했고, 약물 때문에 적개심을 갖게 되었으며 방향감각도 흐트러졌습니다. 살고 싶지 않았습니다! 그때 고마운 친구가 뱃맨겔리지 박사님의 책《물을 달라는 우리 몸의 수많은 외침》에 대한 이야기를 들려주어 재빨리 박사님께 신속한 배송을 요청하는 편지와 함께 수표를 우송했습니다! 정말 놀랍게도 약물을 치우도록 조언했으며, 하루에 적어도 물을 3L씩 마시고 소금도 조금씩 섭취하라고 말씀하셨습니다. 또 박사님께서는 하루에 15분 동안 실내 쇼핑몰에서 걸어보라고 하셨습니다. 이제 저는 하루에 30분씩 걸을 수 있으며, 숨 쉬기도 완전히 좋아졌습니다.

1994년 10월 31일 현재, 저는 어떠한 천식약도 복용하지 않습니다! 5개월 넘게 흡입액(inhaler)이나 어떤 종류의 약도 복용하지 않고 있습니다! 조금이라도 씨근거리면 물 한 잔 마시고 소금을 조금 섭취할 따름입니다. 그러면 괜찮아집니다!

그리고 다음은? 맞혀보세요! 고마운 물과 걷기만으로 체중이 16kg이나 줄었습니다. 제가 바라는 체중으로 돌아왔으며, 젊고 활력 있으며 건강하게 보입니다!

바로 저기에 있는 수백만 명이 이 소식을 모르고 있습니다. 그들은 AIDS와 천식, 관절염과 만성피로증후군 등으로 고통받고 있습니다. 뱃맨겔리지 박사님의 책을 읽으면 누구나 고통에서 벗어나는 혜택을 볼 수 있습니다!

안녕히 계십시오. - P. P.

이 편지는 건강을 위해서 일상적으로 반드시 섭취해야 할 음식으로서 물의 이점에 대한 증언입니다. 저는 거의 5년 동안 박사님 권고대로 했고, 물 섭취의 긍정적 효과를 당연하게 생각합니다.

제가 이 프로그램을 시작했을 때는 과체중이었고, 고혈압이었으며, 어린 시절부터 앓던 천식과 알레르기로 고통받고 있었습니다. 물론 치료도 받아왔습니다. 이제는 체중과 혈압이 잘 조절되고 있습니다. 거의 17kg이 줄었고, 혈압도 10포인트 떨어졌습니다. 박사님의 프로그램은 천식과 알레르기와 관련된 문제가 거의 존재하지 않는다고 할 수 있을 정도까지 발생빈도수를 줄여주었습니다. 게다가 제가 경험한 다른 이점도 있습니다. 감기와 독감에 걸리는 횟수도 줄어들었고, 그 강도도 약합니다.

지난 4년 동안이나 고혈압 약을 복용해온 아내에게도 이 프로그램을 소개했으며, 아내는 물 섭취를 늘려 약 없이 지낼 수 있게 되었습니다. 박사님의 프로그램에 대해 다시 한 번 감사드립니다. - M. P.

박사님께서 아내와 제가 물의 중요성을 더 잘 인식하도록 친절하게 도와주신 점에 다시 한 번 감사의 말씀을 드립니다.
박사님 조언대로 물 섭취량을 의도적으로 늘린 결과 체중은 크게 줄었습니다. 저는 거의 20kg 감량했고, 이로써 혈압약을 복용하지 않아도 될 정도로 혈압이 떨어지는 결과를 낳았습니다. 아내도 체중이 감소하자 수년 동안 앓던 요통이 완화되었습니다. 게다가 아내는 체중감량이 알레르기에 따른 불편감과 증상도 줄여주었다고 믿고 있습니다. 박사님께서 하시는 일이 모두 잘 되기를 기원합니다. 감사합니다. - E. M. P.

㊟ M. G. 박사는 영양컨설턴트다. 그녀는 내 책을 읽어보고 나서, 딸 도나에게 액체 섭취 습관을 바꾸도록 설득했다. 그 결과는 어머니에게도 딸에게도 놀라웠다. 다음은 도나의 증언을 그대로 옮겨 적은 것이다.

어머니께서 박사님께 성공적인 체중감량에 대해 전해드리라고 해서 이렇게 편지를 씁니다. 제가 박사님 방식대로 먹는 습관을 바꾸고 규칙적인 운동까지 병행했다면 몸무게는 훨씬 더 줄었을 것입니다. 그렇지만 매일 6~8캔씩 마시던 마운틴듀를 끊은 것만도 기적입니다. 지난 9~12개월 사이에 저는 체중 초과분 16kg을 성공적으로 떨쳐버렸습니다. 다시는 몸에 맞지 않을 것 같던 옷도 이제는 입을 수 있게 되었습니다. 또 결혼식 때까지 목표로 잡은 몸무게에 거의 가까워졌습니다. 약혼자까지도 우리가 처음 만난 5년 전에 비해 지금이 훨씬 보기 좋다고 인정했습니다.

성공적인 체중감량은 체중 절반에 해당하는 물을 매일 마셨기 때문에 가능했습니다. 어디에 가든 항상 물을 들고 다녔습니다. 직장, 쇼핑몰, 심지어 7시간 동안 운전할 때도 물을 마셨습니다. 물론 휴게소에 자주 들러야 하지만 그만큼 가치가 있습니다. 외출할 때는 미네랄워터나 맥주를 마시기도 하지만, 대개 하루에 정한 양은 다 마신 후였습니다.

그러면서 제가 주목했던 흥미로운 현상은 하루에 정한 양을 다 마시면 더는 마시고 싶은 생각이 절대로 들지 않는다는 점입니다. 목이 마르지 않을 때는 다른 유형의 음료수(주스, 우유, 맥주, 미네랄워터 등 어떤 것이라도)를 조금만 마시고 싶다는 생각이 들 때까지 시간이 한참 걸린다는 것을 발견했습니다.

저는 결혼식을 고대합니다. 결혼식장으로 걸어 들어가는 제 모습이 고등학교 졸업 후 지금까지 15년 동안의 저보다 훨씬 아름다울 것입니다. 태어나 처음으로 작아 보이려고 웅크릴 필요가 없는 제 모습을 새로운 면허증에 담을 생각입니다.
더욱 날씬한 나! 정말 감사드립니다. – 도나 M. G.

2000년 11월에 제 몸무게는 238kg이었고, 2003년 1월 현재 102kg입니다. 어떻게 이 정도까지 되었는지 설명하겠습니다.

제 이야기는 단순합니다. 32년 사는 동안 저는 계속해서 온갖 잘못된 음식을 먹었고, 건강에 좋지 않다고 상상할 수 있는 음료는 다 마셨습니다. 32년 동안 제 삶은 행복했습니다. 많은 친구와 좋은 직장이 있었고, 또 아름다우나 병약한 어머니가 계셨습니다. 저는 활동적이어서 스포츠와 가라데 겨루기를 즐겼습니다. 이 같은 활동은 모두 건강한 생활방식이나 체중감소를 촉진했습니다. 그렇지만 박사님께서 나쁘다고 하신 온갖 것을 그것도 건강에 좋지 않은 시간에 대량으로 먹었고, 뒤이어 또 몇 L나 되는 청량음료와 술을 마셨습니다.

이제 과거를 뒤돌아보고 제가 한 달 가까이 전혀 물을 마시지 않은 때도 있었음을 말씀드립니다. 제게는 물맛이 별로 좋지 않았으며, 기억하는 한 물을 마시면 언제나 복통이 있었습니다. 실제로 저는 물을 마실 필요도 없었고 또 마시고 싶지도 않는데, 그것은 심리적 이유 때문이었을 것입니다. 저는 청량음료를 좋아해 식사를 하면서 2L를 앉은자리에서 쉽게 마셨습니다.

밤 10시가 넘어서 먹는 식사 메뉴가 큰 피자 한 판과 닭 날개였습니다. 특대치즈가 딸린 치즈 스테이크 라지 사이즈와 특대치즈가 딸린 미트볼을 일주일에 두세 번 피자가게에 주문했고, 그것도 늦은 밤에 2L짜리 청량음료와 함께 모두 먹어치웠습니다. 실제로 배고프지 않을 때에도 그랬습니다. 그렇게 먹는 것이 습관이 돼버렸습니다.

아침도 역시 최상은 아니었습니다. 출근길에 매일 근처 맥도널드에 들러 아침식사용 샌드위치 두세 개와 좋아하는 청량음료를 주문했습니다. 언제부터 몸이 크게 망가졌는지 솔직하게 말할 수 없을 정도로 이 습관은 몇 년 동안 지속되었습니다.

친구들과 저는 정기적으로 시내의 뷔페식당을 찾아갔습니다. 사람들이 저희를 알아보고 건배할 때 저희 이름을 외칠 정도였습니다. 저는 매우 행복했으며 멋진 친구들이 많았습니다. 하지만 매우 고독했습니다. 함께할 사람이 없었습니다.

친구들은 거의 결혼했고, 사랑에 빠졌으며, 이해해주는 아름다운 반려자가 있었습니다. 항상 제 힘으로 하고 싶었던 것은 제 크기에 맞는 사람을 찾는 현실적인 일이었습니다. 체중을 줄인다는 것은 저에게 믿을 수 없는 일이었습니다.

어머니께서는 매우 아프셨고, 폐병으로 입·퇴원을 수차례 반복하시다 몇 번은 죽을 뻔하셨습니다. 저는 매우 두려웠으며 많이 먹고 또 먹고 할 또 하나의 이유를 찾았습니다. 결국 어머니께서는 약간 좋아지셨고, 제가 병원에 내내 있어야 할 필요가 없었습니다.

30세가 된 2000년 11월에는 살아남으려면 위절제 수술이라도 해야 하지 않을까 심각하게 고민했습니다. 그 체중으로는 오래 살 가망이 그다지 없었습니다. 모든 관절에 체중이 가하는 스트레스를 느꼈고, 더 자주 앓았으며, 심각한 정맥혈전증으로 몇 차례 입원했습니다. 이제 체중을 줄일지 아니면 죽어야 할지 심각하게 고민해야 했습니다. 제 체중은 엄청나게도 238kg이었고, 셔츠 사이즈는 6XL였으며, 허리둘레는 72인치였습니다. 2001년 1월 21일 저는 새로운 인생을 향한 매우 긴 여정을 시작했습니다.

저에게는 매우 좋은 친구가 있었는데, 그는 3개월간이나 매일 밤 저를 체육관에 데리고 갔으며, 올바른 음식을 제때 먹게 했습니다. 가장 중요한 것은 물을 많이 마시게 한 것이었습니다.

저는 물이 싫었지만, 체중을 감량하고 싶다면 무책임한 짓을 그만두고 올바른 일을 해야 한다고 알고 있었습니다. 이때 제 인생에서 처음으로 자신감을 갖게 되었으며, 원하는 만큼 체중을 감량할 능력이 있다는 것을 알게 되었습니다.

제가 건강하고 날씬한 인생의 희망 여정을 시작할 무렵 아름다운 여인을 만났습니다. 이 여인이 제게 많은 도움이 되었습니다. 아침에 일어나서는 다이어트 음료를 먹고 710cc 잔으로 물을 마셨습니다. 점심식사 전에는 710cc 잔으로 물을 석 잔 마시고 다이어트 음료를 먹었으며, 저녁식사 때까지 물 섭생을 계속했습니다. 저녁식사 때는 물 한 잔을 마셔서 그만큼 음식을 적게 먹고도 배가 부르다는 느낌이 오는 데 도움이 되게 했습니다.

저는 이제 먹는 습관과 먹는 음식에 매우 철저해졌습니다. 밤 6시가 지나면 음식을 절대 입에 대지 않았고, 물을 마셔서 배부르다는 느낌이 오는 데 도움이 되게 했습니다. 빵과 파스타, 감자, 탄수화물이 든 것은 다 포기했습니다. 가장 중요한 것은 모든 청량음료, 심지어 카페인이 들어 있지 않은 다이어트 음료까지 포기한 것입니다. 제 탄수화물 섭취량은 하루 20g 정도였으며, 포화지방 섭취량은 하루 2~3g 정도였습니다. 몸이 생존하는 데 지방이 필요하다고 말씀하시는 것을 저도 잘 알고 있습니다. 그래서 체중감량을 하면서 다이어트 중에 무엇이 건강에 좋고 나쁜지 대비하였습니다.

저는 몸에 필요한 것이 부족하지 않도록 확실하게 하려고 비타민과 영양보충제에 관한 책을 읽고 또 읽었습니다. 또 정기적으로 진찰도 받았습니다. 알약 형태로 만든 필수지방산과 함께 종합비타민, 비타민 B 복합체150, 칼슘, 비타민 C, 설하용 비타민 B_{12}를 매일 복용했습니다. 이 모든 것이 에너지 대사와 저장된 지방 그리고 탄수화물과 당 분해에 도움이 된다고 배웠습니다.

이제는 친구가 된 피트니스의 사장이 보충연대가 되어 도와주었습니다. 체중이 빠르게 줄기 시작하자 심혈관활동과 체중감량을 위한 밤의 일과가 더 쉬워졌습니다. 저는 하루에 거의 500g을 감량합니다. 주치의가 저를 계속 모니터했지만 급속한 체중감량을 그다지 염려하지 않았습니다. 휴식기 심장박동률이 떨어지면서 혈압도 계속 좋아졌으며, 당뇨병에도 아무런 문제가 없었습니다.

박사님께서는 제가 무엇을 먹었는지 의아해하실 것입니다. 글쎄, 참치 통조림과 닭고기 통조림을 많이 먹었습니다. 단백질, 단백질에 또 가능한 한 많은 단백질, 드레싱을 뿌리지 않은 많은 샐러드, 칠면조 고기 햄버거, 닭고기와 참치를 많이 먹었습니다. 물론 같은 것만 줄곧 먹는 데 넌더리가 났습니다만, 계속해서 다이어트와 운동이 효력을 나타낸다고 암시했으며 실제로 체중이 줄어들었습니다.

아! 앞서 언급했던 아름다운 여인에 대해서도 말씀드리지요. 저는 그녀와 그녀의 예쁜 두 아들을 계속 만났습니다. 체중을 감량하는 데 다른 어떤 것보다 더 좋은 동기부여가 되었습니다. 저는 사랑에 빠졌으며, 그보다 더 중요한 것은 누군가 저를 사랑한다는 것이었습니다. 그녀는 뚱뚱한 저와 사랑에 빠졌으며, 이것이 그녀를 더욱 특별한 존재로 만들었습니다.

몇 달이 지나서도 운동과 물 섭생을 더욱 부지런히 챙겼습니다. 결코 이픔을 느끼지 못했으며, 다리 정맥에도 어떤 문제가 생기지 않았습니다. 다른 사람들이 제 변화를 알아챘고, 변화는 과감하게 진행되었습니다. 허리둘레는 셔츠 사이즈와 함께 줄어들었으며, 238kg이던 체중이 1년이 지난 2002년 1월 21일에는 113kg으로 줄었습니다. 저는 제 친구들의 도움과 혼자 힘으로 125kg이나 줄였습니다. 2003년 현재 102kg입니다. 이 무게가 제게는 아주 좋습니다. 라지 사이즈 셔츠와 허리둘레 38인치 바지를 입어도 편안해졌습니다.

체중 줄이기는 이제 쉬운 일이고, 아직 여력이 있으며 완주할 수 있습니다. 트레드밀에서 한 번에 5km까지 달리면 확실히 도움이 많이 됩니다. 저는 과거에 먹었던 음식을 모두 먹습니다. 치즈버거, 피자, 파스타, 감자, 사탕까지도. 그렇지만 적당히 먹습니다. 하지만 다시는 청량음료를 마시지 않겠습니다.

제가 날씬하다는 사실은 등교하는 어린이 무리 앞에서 걸어갈 때 처음 실감했습니다. 어느 누구도 저를 빤히 쳐다보거나 웃거나 뚱뚱하다고 말하지 않았습니다. 꼬마들의 시험에 합격한 것입니다. 저는 그 여인과 결혼했고, 예쁜 두 아들의 아빠가 되었습니다.

이 이야기를 읽는 이에게 도움이 되는 말을 하라면 절대 포기하지 말라는 것입니다. 꿈은 현실이 될 수 있습니다. 제가 다이어트를 하는 동안 지갑에 지녔던 명언은 마르틴 루터 킹의 "유한한 곤경은 인정해야 하지만 무한한 희망을 잃어서는 안 됩니다"라는 말입니다. 저는

희망을 잃은 적이 없으며 결코 잃지 않겠습니다. 체중감량 전후의 제 사진을 첨부합니다. - 데이비드 카루소

㊟ 데이비드 카루소가 보내준 사진은 천 마디 말보다도 더 많은 것을 증명해준다. 첫째, 물이 비만한 사람에게는 강력한 약이 된다는 사실이다. 둘째, 날씬함이 아름다움의 표상이라고 마음에 그리면서 뚱뚱해지는 것을 예방하기 위해 물을 섭취하기만 하면 된다는 간편성이다. 셋째, 어린이들이 청량음료를 멀리하고 물을 마신다면 건강해질 것이라는 점이다.

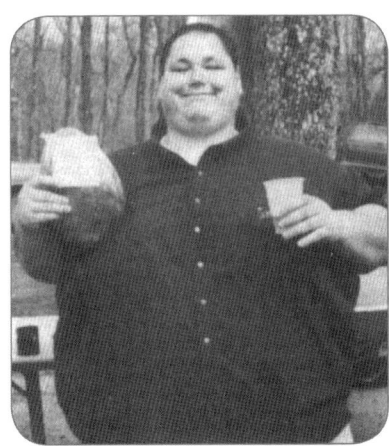 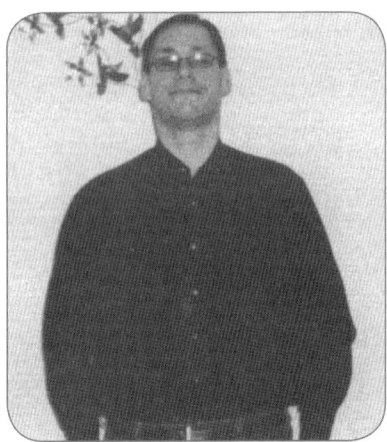

(238kg이던 체중이 102kg으로 줄면서 셔츠 사이즈는 6XL에서 L사이즈로 줄었다.)

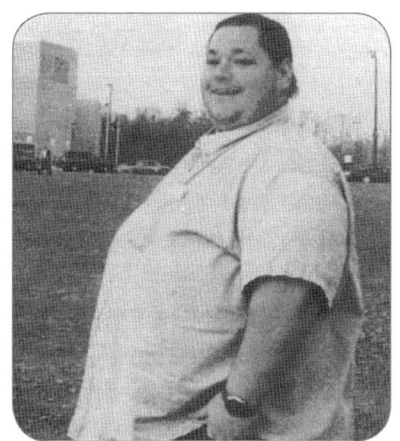 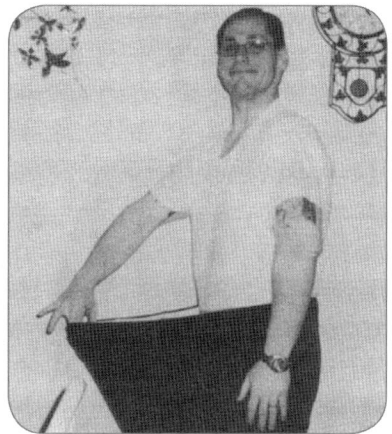

(허리둘레는 72인치에서 36인치로 줄었다.)

동네 슈퍼마켓에서 식료품 값을 내려고 줄을 서서 기다리고 있는데, 〈여성세계(Woman's World)〉라는 잡지의 표지 문구가 눈에 띄었다. 관심 있는 주제가 잡지의 표지에 등장하는 것을 보고 충격을 받았다. 이 같은 정보가 어떻게 그 잡지에 실렸는지 전혀 짐작도 할 수 없었다. 나는 다른 사람들이 내 연구를 자신의 '바퀴의 재발명(reinvention of the wheel)'인 양 윤색하는 데 익숙해져 있었기 때문에 누가 누구를 인용해서 기사를 썼는지 궁금했다. 표지 원문은 다음과 같다.

"그녀는 다이어트하지 않고도 15kg 감량했다!"
혁명적인 의료 돌파구: 날씬해지는 새로운 물 치료!
물 마시기를 배워 19kg 이상 감량하라!
올마이칠드런의 피놀라 휴즈(표지 사진)

〈여성세계〉

본문에는 많은 사진과 다음의 표제가 있었다.

"〈물 치료〉가 당신을 날씬하게 만듭니다!"

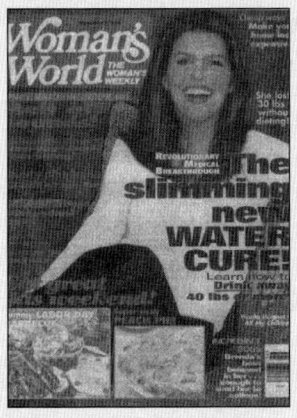

최근의 체중감량 돌파구를 아무리 격찬해도 지나치지 않다. 방법은 간단하고 안전하며 효과적이다. 뱃맨겔리지 박사가 고안한 이 방법은 올마이칠드런(All My Children)의 피놀라 휴즈(Finola Hughes)에게서 놀랄 만한 성과를 보였다. 그녀는 평균보다 3배는 빨리, 게다가 다이어트도 하지 않고 15kg이나 감량했다. 어떤 방법으로 물을 마셔서 20kg까지 쉽게 감량하는지 계속 읽어보라.

이 구절을 읽자 호기심이 생겨 기사를 훑어봤다. 내 이름과 내 저서 《물을 달라는 우리 몸의 수많은 외침》이 소개된 것을 보고 놀랐으며 또 안심했다. 분명 다이어트 하지 않고도 15kg을 쉽게 감량했고, 우아하고 산뜻한 옷도 입을 수 있게 된 피놀라 휴즈는 내 저서를 통해 다이어트 하지 않고도 어떻게 감량했는지 이야기하여 잡지 독자들이 내 책에 관심을 갖게 했다.

이 기사는 시카고 지역의 라디오 명사인 아미 비안크(54세)도 언급했다. 그녀는 6주 만에 옷 치수를 사이즈 20에서 14로 줄였으며, 나중에는 사이즈 12까지 줄였다. 40대 초부터 꾸준히 체중이 늘어온 아미 비안크는 이렇게 회상한다.

"아침에 침대에서 일어날 때면 몸이 노쇠하고 무겁다는 느낌이 들었습니다. 무릎 관절도 아팠고 몹시 피곤했습니다. 홍조도 있었고……."

"아미 비안크는 단지 의사가 처방한 양의 물을 마시면서 체중을 줄였고, 활력을 4배나 증가시켰으며, 관절을 치료했고, 알레르기를 물리쳤으며, 폐경기 증세를 쫓아버렸다."

내가 강조하고 잡지 기사가 밝힌 것은 '물 치료' 프로그램에는 엄격한 다이어트가 필요하지 않다는 사실이다. 다른 모든 다이어트 프로그램에서처럼 칼로리를 계산할 필요가 없다. 몸이 자연스럽게 먹고 싶은 음식이나 필요한 음식으로 이끌기 때문이다.

다만 뇌의 선택적 공정이 우위와 통제력을 확립할 때까지만 단맛 선호를 조절하면 된다. 그 후에는 건강에 좋지 않은 것은 자동으로 피하게 될 것이다.

물 치료로 기적을 일으킨 사람들

아내와 저는 18개월 전부터 박사님의 물 프로그램을 따라 하고 있습니다. 저희의 건강은 양호한 편이지만, 박사님의 발견은 분명히 저희 삶을 연장시키고 삶의 질도 향상시켜줄 것으로 확신합니다. 저희는 별로 노력하지도 않고 명백한 두 가지 이득을 보았습니다.

아내는 13kg 넘게 체중이 줄었고, 저도 7kg 줄였습니다. 이 프로그램이 독특한 점은 원하는 것을 먹을 수 있다는 것입니다. 특히 식사 전에 물을 한두 잔 마시면 배고픔을 거의 모른다는 것입니다. 박사님께서 체중감량을 아주 쉬운 일로 만들어주셨다고 진심으로 말씀드립니다.

또 한 가지는 거의 30년 동안 제 허리가 아팠다는 것입니다. 친구들처럼 제 허리가 2~3주일 또는 두 달 안에 기적적으로 치유된 것은 아니지만, 15개월에 걸쳐 99% 치유되었으며, 다치기 전에 할 수 있었던 일은 무엇이든 통증 없이 할 수 있게 되었습니다. 이것은 제게 믿을 수 없는 일입니다.

저는 이 같은 정보를 많은 사람에게 전했으며, 며칠 지나지 않아 많은 사람이 기적적으로 효과를 보았다는 것을 알게 되었습니다. 저는 박사님 의견에 대단히 감명받아 텔레비전, 라디오 광고를 냄으로써 박사님의 발견이 널리 알려지게 했습니다. 현재 라디오 스폿광고만 한 달에 400회가 넘습니다. 60대 초반인 우리 고객 가운데 건강과 노령문제가 있는 이들은 박사님 프로그램을 2~3주간 실행한 후 자기 업무를 시작하거나 사업 확대 계획을 세우기도 했습니다.

이러한 노력으로 여러 매체와 인터뷰를 했으며, 건강과 인간관계 및 교육 분야에서 펜실베이니아 북동부 주민의 삶의 질 향상에 도움이 될 재단(The Circle of Light) 설립을 돕기도 했습니다. 저는 많은 의사에게 정보를 알렸고, 라디오 프로에서는 의사 두 명과 인터뷰도 했습니다. 그들은 박사님의 물 프로그램을 치료지침의 일부로 만들겠다고 했습니다.

박사님 연구의 진실은 믿을 수 없는 열정으로 저를 사로잡았으며, 이 열정은 국민 대다수가 박사님께서 해온 것을 상식으로 받아들일 때까지 사라지지 않을 것입니다. 박사님께서 제게 평생 동안 긍정적인 공공봉사 기회를 주신 데 대해 진심으로 감사합니다. 박사님, 감사합니다. 안녕히 계십시오. – 밥 버츠 저는 물은 전혀 마시지 않고, 매일 커피와 청량음료를 마셨습니다. 퇴직한 지는 3년 되었으며, 직장에 다닐 때는 냉수기 물을 먹기도 했습니다. 지금은 냉수기도 없고 맹물도 좋아하지 않아 물은 전혀 마시지 않습니다.

증상

소변이 아주 진해졌습니다. 곧 감염 여부를 진단받아야겠다고 생각했습니다. 변비가 아주 심해 치질약을 일주일에 2~3회 사용했습니다. 이따금 위장이 화끈거려 한 달에 두세 차례 텀스(탄산칼슘제산제-옮긴이)를 복용했습니다. 기관지에도 문제가 생긴 것 같습니다. 기침이 심하고, 인후가 쓰리며, 가래도 아주 진합니다.

처음으로 겨울 내내 긴 내의를 입었습니다. 밤에도 양말을 신고, 긴 내의와 티셔츠를 입고, 시트와 담요 두 장을 덮었습니다. 아침에는 너무 추워 양말을 신고 드라이어로 발을 따뜻하게 하고 난 후 신발을 신어야 했습니다. 거의 활동할 수 없을 만큼 춥고 고통스러웠습니다. 걸으러 가려면 체육복 두 벌을 껴입어야 했습니다. 체육관에서는 트레드밀과 크로스트레이너를 이용하는데, 체육관에 갈 때면 의기소침해집니다. 운동기구의 수치, 즉 속도와 기울기가 서서히 줄어들었으며, 운동기구의 사이드를 붙잡아야 했습니다.

쇼핑몰에서 한가하게 다니면 눈물이 날 정도로 아주 심하게 옆구리가 아팠습니다. 발도 아팠지만 옆구리 통증이 압도적이었습니다. 가라데 교습은 점점 더 어려워졌습니다. 발차기 동작 횟수가 계속 줄었습니다. 전에는 체중을 줄이려고 해보았지만, 음식 섭취량을 줄이면 감기에 걸린 것처럼 춥고 몸이 쑤셨습니다.

기분이 언짢아져 아침에 일어나고 싶지도 않고, 앉거나 서 있는 것조차 불쾌해졌습니다. 이제 의욕상실이나 무기력 또는 우울증까지도 어떻게 생기는지 이해할 수 있습니다. 손을 보면 미라처럼 아주 메말라 보였습니다.

저는 혹시 당뇨가 아닌지 걱정했습니다. 당뇨 검사 결과는 언제나 양호했습니다. 웹사이트에서 증상을 조사해도 그 어떤 것과도 맞지 않았습니다. 의사가 짙은 오줌 때문에 물을 마시게 해서 몸에 물을 가득 채울 만큼 마시기 시작했습니다.

한 친구가 탈수에 관한 이메일을 보내왔습니다. 2~3% 탈수가 운동력 10~20% 저하를 초래할 수 있음을 알고 충격을 받았습니다.

이메일을 받고 웹사이트를 검색하여 제게 거의 모든 탈수 징후가 나타나고 있음을 알고 매우 놀랐습니다. 관련 서적을 찾다가 박사님의 《물을 달라는 우리 몸의 수많은 외침》을 아마존에서 찾아냈습니다. 그때부터 박사님의 규정대로 아침에 일어나 두 잔 이상, 식사 30분 전에 한 잔, 식사 후 2시간 반 지나 한 잔, 밤에 한 잔을 마셨습니다. 낮에는 한두 잔 더 마십니다. 물론 커피 섭취량은 줄였습니다.

결과

- 소변에서 악취는 나지 않고, 변비는 거의 사라졌습니다.
- 배변이 이렇게 쉬운지 몰랐습니다. 유쾌하기까지 합니다.
- 위장은 좋아졌고, 기관지 불편도 없어졌습니다.
- 몇 년 전처럼 속옷만 입고 잠을 잡니다. 다리에 땀이 난다고 느낄 정도로 따뜻해졌습니다. 그동안 체온 조절이 얼마나 잘못되었던지 놀라울 따름입니다. 이제 추위에 노출되어도 춥게만 느껴질 뿐 상해를 받지는 않습니다.
- 아침에 일어나면 상쾌합니다. 앉아 있는 게 기분 좋고, 불편함이 없어 앉아 있기를 즐기기까지 합니다. 일어나자마자 물을 두세 잔 마시면 커피를 마실 때와 비슷한 원기를 얻습니다. 아침에 컴퓨터를 켜면 화면이 더 밝고 빛나는 것 같습니다. 왜 그런지 모르지만 아무튼 그렇습니다.
- 체중을 줄이려고 먹는 것을 줄이면 허기가 질 뿐 아프지는 않습니다. 음식을 조절할 수 있어서 웃음이 절로 나옵니다. 허기는 조금 있지만 참을 수 있습니다.
- 이제 손을 꺼내놓으면 혈관이 보이고, 전체적으로 지방 덩어리가 거의 없습니다. 더는 우울하지 않습니다. 통증이나 불편은 서서히 소멸되고 있습니다.
- 일부 골칫거리는 서서히 다가오므로 알아채지도 못하거나 그에

적응되어버립니다. 결과를 직접적으로 측정할 수 있는 곳은 체육관입니다. 이전과 동일한 속도와 기울기를 사용해도 심장맥박이 10~12포인트 더 낮습니다. 운동기구 때문은 아닌가 생각했지만, 모든 운동기구에서 동일하게 나타납니다.

이러한 골칫거리 해소의 일부는 2~3일이면 나타났고, 일부는 완전히 효력을 나타나는 데 1~2개월 걸렸습니다.
저는 물 섭취량이 인체에 미치는 영향이 놀랍기만 합니다. 저는 자주 박사님의 책을 읽고 또 읽습니다. 몇 달 전만 해도 박사님의 책이 믿어지지 않았지만 이제는 증거가 있습니다. 제가 아는 이들에게 그 책을 강력하게 추천합니다. 저는 이제 물 대변자가 되었습니다. 제 친구 가운데 커피나 차, 알코올만 마시고, 제가 보였던 증상 대부분을 보이는 50세가 넘은 사람들이 있습니다. 그들에게 커피를 줄이고 물을 마시게 하면 남을 돕고 있다고 느껴져 행복해집니다.
박사님의 책은 매우 가치 있습니다. 유일한 불만은 박사님이 권하는 일상적인 물 섭취 방법을 찾기 위해 반복해서 읽어야 했다는 것입니다. 이를 별도의 장이나 도표로 만들어주었으면 합니다. 박사님의 책이 중요한 주제에 소중한 기여를 하는 것은 의문의 여지가 없습니다. 독자들은 편지에서 성경과 박사님의 책을 침대용 스탠드 위에 놓아둔다고 했습니다. 처음에는 우습다고 생각했지만, 어쩌면 박사님의 책이 그처럼 중요할 수도 있습니다. 그 책이 제 삶의 질을 개선했기 때문입니다. - 폴 C. V. -K.

박사님의 연구와 탁월한 저서《물을 달라는 우리 몸의 수많은 외침》을 대단히 감사하게 생각합니다. 그 상식적인 접근방식은 확실히 효과가 있습니다. 지난 8주 동안 저는 먹고 마시는 생활방식을 바꾸었습니다. 53세에 체중을 211kg이나 줄여, 180cm에 82kg의 알맞은 체중이라니 정말 멋진 일입니다. 오늘 아침에는 4km를 달렸습니다. 체격이 이렇게 변한 데에는 물의 역할이 대단히 컸습니다. 물을 마실 뿐만 아니라 수분 함량이 많은 음식을 먹습니다. 정말 대단한 것은 먼지진드기 알레르기가 사라진 것입니다. 날마다 코에 스프레이를 뿌려야 했는데, 지난 8주 동안 사용하지 않았습니다. 지난밤에는 이불을 덮지 않고 잤습니다. 박사님께서 일으킨 파문을 저도 계속해서 확산해 나아갈 것을 확약하겠습니다. 안녕히 계십시오. - R. W.

저는 간호사로서 오랫동안 의약품 견지에서 사고하도록 교육받았습니다. 저 또한 10년 넘게 여러 가지 약을 매일 복용했습니다. 박사님의《천식과 알레르기와 루프스 입문(The ABC of Asthma, Allergies, and

Lupus)》을 읽었지만 매우 회의적이었습니다. 제 호기심을 자아낸 것은 누구든지 물 섭생을 바꾸지 못하는 데에는 금전적인 이유를 댈 수 없다는 것이었습니다. 물 섭생법에는 돈이 들지 않기 때문입니다. 저는 그동안 온갖 노력에도 약물 치료 효능이 없어 자포자기 심정이었습니다.

저는 물을 한 번 시험해보기로 했습니다. 거의 2주일 되었으며, 약은 전혀 복용하지 않았는데도 괜찮습니다. 보너스로 알레르기도 없어졌습니다. 정말 어리둥절합니다. 제 경험을 환자들에게도 알려주고 있습니다. 전에는 꾸준한 다이어트는 매우 어려우며, 체중을 줄이는 데 어려움이 많다고 느꼈지만 이제는 그렇지 않습니다. 10일 만에 2.3kg이나 줄였고, 스낵식품 거절이 훨씬 쉬워졌습니다. 더욱 많은 사람이 이것을 알게 되기를 바랍니다. 감사합니다. - 딘

제가 박사님의 '물 치료'를 얼마나 고마워하는지, 다른 사람들이 건강에 유익한 생활방식으로 바꾸는 데 도움이 되도록 이 증언을 얼마나 열심히 알리는지 박사님께 말씀드리고 싶습니다. 박사님의 책은 제 인생을 변화시켰습니다. 박사님께 감사드립니다.

1995년 8월, 나이 50에 몸무게는 180kg에 육박했습니다. 제 자신에게 180kg을 넘기지 않겠다고 맹세했습니다. 모든 동작이 제게는 생

존투쟁을 위한 고통스러운 사건이었습니다. 관절염 통증이 시작되었고, 다른 사람과 악수하는 것만으로도 믿을 수 없을 만큼 고통이 따랐습니다. 이보다 더 큰 고통을 주는 것은 추간판탈출증(디스크)이어서 잠자리에서 일어나는 것조차 엄청나게 힘들었습니다.

저는 점점 의기소침해지고 짜증이 났습니다. 그 시점에 고통의 한계에 이르렀는데, 그때 물과 함께하는 박사님의 메시지를 전하는 라디오프로를 듣게 되었습니다. 그래서 박사님 책을 읽어보기로 결심했으며, 읽고 난 뒤에는 생활방식 몇 가지에 과감한 변화를 시도했습니다. 그랬더니 체중이 줄기 시작했습니다. 물을 많이 마시고 소금을 먹을수록 기분이 좋아졌으며 용모도 나아졌습니다. 체중이 70kg 줄었으며 허리 사이즈는 14인치나 줄었습니다. 박사님께서 권장한 양의 물을 마시고 소금을 먹고 걷는 것만으로 그렇게 된 것입니다.

체중이 줄고 나서는 관절에 스트레스도 없어졌으며 허리도 좋아졌습니다. 박사님께서 이처럼 좋아질 거라고 1년 전에 말씀하셨더라면, 아마도 박사님이 미쳤다고 했을 것입니다. 하지만 제가 살아 있는 것이 증거입니다.

저는 박사님의 책과 건강에 관해 역사상 가장 위대한 발견이라고 제가 할 수 있는 모든 사람에게 이야기합니다. 이 편지가 다른 사람들이 박사님의 물과 소금 치료를 시작하는 데 도움이 되기를 희망합니다. 박사님, 대단히 감사합니다. 안녕히 계십시오. – L. D.

박사님의 '물 치료' 방법을 통해 좋아진 제 건강 상태를 알려드리려고 편지를 씁니다. 저는 1997년에 박사님의 프로그램을 진지하게 시작했습니다. 31일 만에 13.6kg을 줄였고, 알코올 갈망이 사라졌을 뿐 아니라 19년 동안 저를 괴롭혔던 천식과 알레르기, 기관지염 등 모든 증상이 없어졌습니다.

저는 사람들이 제 피부가 '빛난다'고 말한 것을 기억합니다. 그것 자체가 기적이었습니다. 저는 얼굴뿐만 아니라 어깨, 등, 팔에도 악성 여드름이 났으며, 손에는 관절염이 있었습니다. 특히 제가 전문적으로 하는 케이크와 쿠키 장식을 통증 때문에 하기 어려웠습니다. 이제 이 모든 문제가 해결되었습니다.

제 몸무게는 대략 87kg이었습니다. 키는 160cm이므로 작다고 할 수 있지요. 이제는 몸무게가 72kg으로 줄어 꾸준히 유지되며 전에는 결코 입을 수 없던 옷이 몸에 잘 맞습니다. 아이들과 다른 사람들이 저 보고 크리스코 키드(crisco kid, 깡통 속의 지방)라고 말하는 대신에 '여위었다'고 하는 말을 듣는 것이 얼마나 멋진 일인지 박사님께서는 상상도 하지 못할 것입니다. 그렇지만 가장 기분 좋은 일은 가끔 남편이 저를 붙잡고서 양팔로 안아주는 것입니다.

제가 박사님을 처음 뵈었을 때에는 알레르기가 아주 심해서 아침마다 두 눈이 부어올랐으며, 참을 수 없을 만큼 가려워 안연고에 중독되다시피 했습니다. 그때 박사님께서는 냉차를 마시지 말고 눈 위에 올려놓으라고 하셨는데, 그것이 효과가 있었습니다. 그 시점에서 모든 카페인 음료 마시기를 중단했습니다.

저는 1년에 두 차례 기관지염을 앓았습니다. 여름에서 가을로, 겨울에서 봄으로 계절이 바뀔 때마다 발작이 일어났습니다. 하지만 이제는 달라졌습니다. 몇 년 동안 항생제와 기침약을 달라고 전화할 필요가 없었으므로 의사는 제가 죽었다고 생각할지도 모릅니다.

지난 추수감사절에는 누군가 얼굴에 특별한 로션을 쓰지 않는지 제게 물었습니다. 전보다 더 젊게 보였기 때문입니다.

지난 시절에 생겼던 문제인데도 그 모두 간단한 일임을, 영양뿐만 아니라 수화(물 섭취) 덕분임을 누군가에게 설명하는 것이 어렵다는 것을 알지만 그렇게 합니다.

박사님, 저는 박사님의 발견과 박사님의 도움에 영원히 감사할 것입니다. 그리고 이 발견을 널리 전파할 것입니다. - 코니 G.

저는 생애의 대부분을 과체중으로 지냈습니다. 어느 가족이나 한 명쯤은 '뚱보'가 있게 마련인데, 우리 가족 중에서는 바로 저였습니다. 저는 단지 '뼈대가 굵어서' 제 몸 상태에 만족해야 한다는 이야기를 들어왔습니다. 그러다가 밥 부츠와 코니 기블린을 통해 '물 치료' 소식을 들었습니다. 처음에는 회의적이었습니다. 아이스티와 콜라를 마시는 것이 어떻게 문제가 되는지 의아했기 때문입니다. 하지만 제가 실제로 버려야 할 것은 체중이라고 생각하고 시도했습니다. 1년 반이 지나 거의 46kg이나 줄어서 이제 더는 모든 사람이 알고 있는 그런 '뚱보'가 아닙니다.

체중감소 외에 지병이던 위산 역류도 사라졌습니다. 그래서 먹기만 하면 탈이 났던 음식도 이제는 즐길 수 있습니다. 한때는 다반사로 생기는 문젯거리였던 중이염도 더는 걸리지 않습니다. 또 활력을 더 갖게 되었으며, 완전히 새로운 사람이 된 것 같습니다. 종전에는 쉽사리 기진맥진하던 일도 할 수 있습니다. 제게 도움이 되어주셔서 감사드립니다. 안녕히 계십시오. – 마크 C.

친애하는 박사님, 저는 100% 전신영구장애 상이군인으로, 전쟁 상해 때문에 경부(頸部) 통증을 심하게 앓고 있습니다. 지금까지 7년 동안 모르핀을 상용했습니다. 제 척추는 사슴뿔 모양처럼 변해서 일을 할 수도 없습니다.

그렇지만 노력합니다. 제 딸은 마사지요법을 배우러 피닉스대학에 다녔고, 이제는 개업해서 박사님의 책 《물을 달라는 우리 몸의 수많은 외침》을 프런트 데스크에 놓아두었습니다.

저는 그 책을 읽는 데 푹 빠져 대체 무엇을 읽고 있는지 믿을 수 없었습니다. 2개월 전에 트레일러가 망가져 3만 달러 손해를 입었을 때 소다수를 멀리했습니다.

그 결과 2개월 후 몸무게가 15kg 줄었습니다. 유일하게 부정적인 것은 새로 옷을 사야 한다는 것입니다. 그것이 전혀 나쁜 일은 아니지만 연금으로 살아야 해서 먹고살 거리를 많이 사지 못하므로 신중하게 처신해야 합니다. 그렇지만 막대한 양의 물은 언제든지 사서 마십니다.

저는 베트남에 가기 전처럼 건강해지기를 간절히 원했습니다. 그리고 많이 변했습니다. 박사님께서 제 건강 진척 상황을 원하신다면 계속해서 알려드리겠습니다. 저는 가능한 한 손상을 막을 작정입니다. 이제 건강은 제 인생에 참된 유일한 목표입니다. 우리 가족은 제 건강이 좋아져 무척 기뻐합니다. 그것만이 정상적인 생활을 영위하는 데 커다란 지지대가 되고 있습니다. 대단히 감사합니다. - B. L.과 P. L.

〈단순의학저널〉에 실린, AIDS(후천성면역결핍증)를 대사장애로 간주하는 정보를 보내주셔서 감사합니다.

저는 작년 한 해 동안 스트레스를 많이 받으면서 몸을 진지하게 돌아보고 보살피기로 했습니다. 또 자신과 다른 사람들에게 베풀기 위한 지식을 기르기 위해 건강학 석사학위 과정을 시작했습니다. 가장 흥미롭고 중요한 주제는 박사님께서 선호하시는 운동과 적절한 단백질 섭취, 그리고 물입니다.

저는 이 새로운 정보와 지식의 통합 연구를 진척하면서 건강이 증진되는 것을 발견했습니다. 활력과 스태미나를 더 증진하게 되었으며, 잠도 잘 잡니다. 더 평온해졌으며, 체중이 줄었고, 다리 부종도 차도를 보입니다.

베풀어주신 모든 것에 감사하며 저도 박사님께서 알려주신 물의 중요성과 다른 정보를 다른 사람들에게 알려주고 있습니다. 제가 많은 사람에게 물의 중요성을 알리는 데 최선을 다할 것이라고 믿으셔도 좋습니다. 안녕히 계십시오. – 자니 P.

안녕하세요! 박사님께서는 정말 엄청난 일을 하시는 것이니 부디 중단하지 마세요! 저는 사업을 하며 극심한 피로와 여드름으로 고생했고, 사무실에서 항상 앉아 있어 몸무게가 늘어났습니다. 모든 것을 사업 탓으로 돌렸고, 찻주전자는 혹사당했으며, 하루에 차를 8잔까지 마셨습니다.

'물 치료'를 읽자마자 광천수 1L를 샀습니다. 차를 멀리하는 데에 시간이 걸렸지만, 이제는 차 1잔을 머릿속에서 그리면 카페인이 제거된 차입니다. 하루에 물을 1.5~3L를 마신 지 1개월이 지나지 않아 모든 옷이 흘러내려 새로 사야 했습니다! 드레스 사이즈가 2단계나 줄었습니다! 더 많은 활력과 집중력이 생겼습니다. 피부가 맑아지고 윤기가 납니다.

몸무게를 줄일 수 없다고 불평하는 부부를 아는데, 그중 한 사람은 습진이 있으며, 그들 모두 차를 많이 마십니다. 일전에 그들에게 말했습니다. "내가 당신들에게 더 많은 활력을 주고, 피부를 윤기 나게 해주며, 체중을 줄이고, 습진을 낫게 할 수 있는 카페인이 없는 일종의 토닉워터를 준다면 마실 의향이 있습니까?" "예." 그들은 단정적으로 말했습니다. 그래서 '물 치료'를 말해주었더니 그들은 물을 싫어한다고 했습니다. 그들은 제가 얻은 모든 것을 얻을 수 없을 것입니다.

박사님께서 하시는 일에 감사드리며, 그 메시지가 멀리 전파되기를 희망합니다. - 영국에서 P. M.

저는 10일 동안 물과 소금을 섭취한 후 환상적인 느낌을 갖게 되었습니다. 설탕과 커피도 멀리하여 크게 도움이 되었습니다. 커다랗던 배가 아주 급속하게 사라져가며 바지가 흘러내릴 정도입니다. 마음을 써주시고 돌봐주셔서 감사드립니다.

우리의 E. A. P.(사원들이 어려움이나 문제를 해결할 수 있게 회사에서 전문 카운슬링을 제공하는 제도-옮긴이) 전문가는 7주일 동안 물 섭취 프로그램을 하면서 136kg이었던 몸무게를 현재 18.5kg 감량했습니다. 그뿐만 아니라 당뇨병의 모든 자취가 사라졌고, 천식 증세도 현저하게 줄었으며, 피부도 좋아졌습니다.

이제 그는 골프를 치는 데도 허리 통증을 느끼지 않습니다. 그는 열성적인 사람이며, 전문 분야는 약물 중독과 알코올 중독입니다. E. A. P. 전문가로서 그는 우리의 의료보험신탁에 해당되는 사람을 매일 현장에서 접촉합니다. 그는 개인적으로도 물 섭취 프로그램을 홍보합니다. 그는 테이프와 책을 꽤 가져갔습니다.

저는 오랫동안 물 섭취 프로그램을 시행하여 소화력이 좋아졌고, 미각이 훨씬 더 정확해졌으며, 전체적으로 효력이 있다고 느낍니다. 이러한 상황은 30대 보험매니저 필 그리사피에게도 나타나는 사실입니다. 제가 아는 한 그는 지금까지의 '물 치료' 결과에 매우 만족해합니다. 다시 한 번 박사님의 노력과 헌신에 감사드립니다.

저는 1995년에 축구를 하다가 심각한 척추손상을 입었습니다. 저는 습관적으로 청량음료와 커피, 홍차 같은 카페인 음료를 마셨습니다. 그때 펜실베이니아 페크빌에 계신 수 박사께서 '물 치료'를 추천해주셨고, 저는 카페인을 멀리했습니다. 어떻게 됐냐고요? 엄청난 활력이 생겼습니다! 제 체중이 45kg이나 줄었습니다.

5개월 반이 지나자 매일 복용하던 35개나 되는 알약을 끊었으며, 모든 증상이 사라졌습니다. 유도를 활용하여 트레이닝하였고 전국격투기대회에서 2등을 하였습니다. 엄마는 "기적이라 할 만큼 큰 축복을 받았구나! 수 박사님이 내 아들에게 베풀어주신 은혜를 평생 감사해도 다 하지 못하겠구나. 박사님이 내 아들의 생명을 되찾아주었어. 물론 '물 치료'를 세상에 베푸신 뱃맨겔리지 박사님께도 감사해야지"라고 하십니다. - 매트

무엇보다 먼저 보내주신 테이프와 읽을거리에 감사드립니다. 어느덧 3개월 동안이나 물과 소금을 섭취하고 있습니다. 처음에는 긴가민가한 변화였지만 이제는 명백한 변화가 생겼습니다. 자넷은 체중이 3kg 줄었고, 저는 4kg 줄었습니다.

자넷은 보조개가 다시 생겼습니다. 저희 모두 몸이 가벼워지고 활력이 많아졌습니다. 약간 상승한 혈압에도 종전보다 훨씬 더 잘 대처하고 있습니다. 요즈음 자넷은 이틀마다 3km쯤 걷는데 피곤함을 느끼지 못합니다.

저희 딸도 물과 소금에 관해 생각을 같이하게 되었습니다. 그 애는 젖가슴이 아파서 얼마 동안 '달맞이꽃(月見草)'을 복용했는데, 그것을 끊고 물을 섭취한 지 7일이 되었습니다. 아픔도 그쳤고 활기찬 기운

도 생겼습니다. 그 애가 이 소식을 다른 딸아이에게 전했으니 두고 보면 그 딸아이에게서도 무슨 일이 일어날 것입니다.

이 좋은 소식을 세상에 전파하는 훌륭한 박사님께 감사드리며, 행복과 위대한 업적이 같이하기를 빕니다.

주 다음 편지에서는 날마다 균형 잡힌 물을 섭취하는 것만으로 23.5kg의 체중감량을 포함하여 더 나은 건강지표인 다른 중요 요인들의 균형을 어떻게 잡아주는지 보게 될 것이다.

2월 12일 의사는 전화를 걸어 혈액검사 결과를 통보했습니다. 당화혈색소가 7.3이고 체중이 157kg이므로 제게 II형 당뇨병이 있다고 알려주었습니다. 다음 날 저는 '물 치료'를 시작했습니다. 물을 6.3L 마시고, 음식에 소금을 1.5스푼 첨가했습니다. 7월 2일 혈액검사 결과는 다음과 같습니다.

	2002. 2. 12	2002. 7. 2
체중	157kg	134kg
중성지방	288	138
콜레스테롤	247	189
혈당	191	108
당화혈색소	7.3	5.4

이 기간에 허리가 아파 운동할 수 없었으므로, 위 결과는 순전히 물과 소금 프로그램으로 나온 것입니다. 제가 먹은 음식은 모두 통상적인 것입니다. 허리 치료를 위해서 박사님 책에 소개된 운동을 시작했으니 그 결과는 기다려야 합니다. 물과 소금이 아니었더라면 제 건강이 여기까지 이르지 못했을 것입니다. 박사님의 은혜를 영원히 잊지 않겠습니다. 이제는 제가 아는 모든 사람에게 '물 치료'를 알려주고 있습니다. 대단히 감사합니다. – 존 K.

당뇨병을 부르는 비만

탈수와 당뇨병의 관계를 먼저 살펴보자. 췌장은 인체의 수분 배분과 관계가 깊다. 비만한 사람들이 왜 당뇨병 환자가 되는지 깨달으려면 관련 기전을 이해해야 한다. 위산이 장(腸)에 들어가는 것처럼 췌장은 소화효소와 중탄산염용액이 장으로 주입되는 위치에 있다.

췌장에서 생산되는 알칼리수용액은 장으로 무엇이 들어오든 그것을 적절하게 수화하며, 장에서의 음식 소화 제2단계를 위해 환경을 알칼리 상태로 만들도록 설계되어 있다. 위의 내용물은 산성화해야 하는 반면, 장의 내용물은 알칼리화해야 하고 매우 유동적이어야 한다. 췌장이 산을 중화하고 미세소화에 필요한 물을 공급할 수 있어야 위의 내용물이 장으로 방출된다.

베타세포라는 췌장 세포의 섬들이 인슐린을 생산하여 혈액순환으로 방출한다. 인슐린의 기능은 인체 세포막에 있는 '음식 문(food gate)'을 여는 것이다. 몸이 최적으로 수화되어 있고 음식의 모든 성분을 받아들일 때 인슐린감수성 수용기가 열리고, 당과 아미노산이 세포 내 소화에 필요한 물과 함께 세포 안으로 들어간다.

비만에 이를 정도로 음식을 많이 먹고 물을 적게 마시는 것은 췌장에 큰 스트레스가 된다. 췌장이 처음에는 혈액순환을 더 많이 하

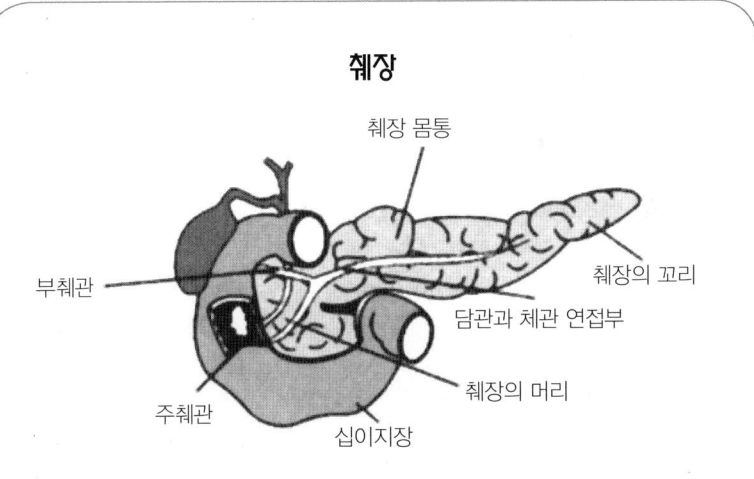

췌장은 위장과 소장의 맨 앞 부위(십이지장) 사이에 위치하는데, 인슐린과 장에 들어온 음식 성분을 소화시키는 효소를 생산한다.

여 수분 함량을 높이도록 명령한다. 췌장이 혈액순환 증가를 요청하기 위해 사용하는 화학적 전달물질은 PGE-2(prostaglandin E-2)이다. 췌장은 PGE-2의 특별활동에 의존해야 하는데, 물이 당과 아미노산의 동반자로서 혈액순환을 떠나 인체의 세포들로 들어가지 못하는 것은 중대한 위기국면이다.

그 결과 나타나는 혈액의 수분 함량 불균형은 85%의 수분 함량을 유지해야 하는 뇌에 유해하다. 바로 이것이 인슐린 수용기를 보유하지 않은 뇌세포가 혈액에서 당과 그것의 물 동반자를 직접 끌어와야 하는 이유다.

자연의 췌장기능 설계에 따르면 PGE-2가 물을 요청할 때 혈액이 췌장에 물을 자유롭게 공급하지 못할수록 PGE-2는 베타세포들에 의한 인슐린 방출을 그만큼 더 억제하게 되어 있다. 그리하여 살찐 사람에게서 당뇨병의 첫 번째 단계가 생긴다.

이런 당뇨병을 II형 당뇨병 또는 인슐린 비의존성 당뇨병이라 하며, 노년층에서 많이 발병한다. 이 II형의 당뇨병에서는 췌장이 인슐린을 많이 보유하면서도 방출하지 못한다. 이때가 PGE-2의 작용을 억누르기 위해 제조된 화학약품으로 혈당을 조절할 얼마간의 인슐린을 방출하게 할 수 있는 때다.

그렇지만 인체는 우리가 신뢰하는 것보다 더 잘 설계되어 있다. 그다음 단계로 인체는 인슐린 작용을 차단하기 위해 인슐린 분자를 크산트요산(xanthurenic acid)으로 덮는다. 그렇게 하면 인슐린 수용기들이 인슐린을 더는 인지하지 못하기 때문에 인슐린이 쓸모가 없어진다. 이때가 정제(tablet) 약품이 혈당 수준을 더는 조절하지 못하는 때이며, 인슐린 사용이 불가피해지는 때다.

바로 이것이 존(John K.)을 괴롭혔던 사실을 단순화한 설명이다. 그리고 그가 그 문제를 얼마나 쉽게 되돌려놓았는지 보았다. 당연히 그렇게 되돌리는 데 시간이 걸렸지만 적어도 물이 그것을 가능하게 만들었다.

I형 당뇨병에 대한 설명은 더 복잡하지만, 여전히 탈수가 낳은 문제이며, 인체에 물과 자원이 소진될 때 인체가 의존하는 리모델링과 세포 자살 공정과 관계가 있다. I형 당뇨병 환자는 몸을 최적으로 수화시킬 때 인슐린 의존성을 낮출 수 있다. 이 경우에 I형 당뇨병과 관련된 심각한 합병증에서도 구원받을 것이다.

주 다음 편지는 물을 규칙적으로 마시는 사람에게 물이 일으킨 건강상의 많은 기적을 보여준다.

물에 관한 정보를 널리 전파하는 데 쏟으시는 박사님의 열성적인 노력에 감사합니다. 저는 2주일 만에 다음과 같은 놀라운 결과를 얻었습니다. 저는 하루에 코크 4캔과 물 0.5~1L를 마시고 많은 초콜릿을 먹었습니다. 사람들이 코크를 멀리하라고 했지만, 아트 벨 쇼에서 박사님의 프로그램을 보기까지는 제 급소를 찌르지 못했습니다.

다음 날 저는 물 2.4L와 소금 반 스푼으로 시작했으며, 코크에 중독 상태였기 때문에 하루에 2캔으로 줄였고, 천천히 벗어나려고 합니다. 저는 무슨 일이든 작은 일에도 매우 신경 쓰였고 짜증이 났습니다. 스트레스 때문에 신경쇠약이 되는 것 같았습니다. 잠을 푹 잘 수 없었고 관절 마다마디가 아팠습니다. 또 심장이 매우 긴장되는 것을 느꼈습니다. 계단을 오르거나 운동할 때면 숨을 헐떡였습니다. 제게는 부비동 두통이 있어 날마다 두통약을 2알씩 복용했는데 그다지 도움이 되지 않는 것 같았습니다. 얼마 전에 딸아이가 대학을 졸업하고 집으로 돌아왔는데, 누군가와 함께 지내는 것이 잘 안 됐습니다. 제가 자제력을 잃는 것 같아 가족과 친구들이 매우 걱정했습니다.

제가 물과 소금 섭취를 시작했을 때 결과를 믿을 수 없었습니다. 옛날에 그랬던 것처럼 느긋하고 평온하게 제 가족과 친구들과 사이좋게 잘 지냅니다. 그들에게 제 변화를 이야기하면 그들 또한 물 섭취를 시작했습니다! 저는 다이어트를 하지 않았는데도 살이 2.3kg 빠졌으며 활력을 더 많이 느낍니다. 피곤할 때는 마음이 경주를 멈춰 세울 것 같은 느낌이 드는 대신 잠을 잘 수 있습니다. 전에는 물을 억지로 마셔야 했는데, 이제는 목이 마르면 물을 갈망합니다. 이렇게 계속하면서 코크 2캔과 두통약을 끊을 것이며 더 잘할 수 있을 것입니다. 저는 질병이 있는 친구 3명에게 전해주려고 박사님의 테이프를 주문했습니다. 그들 소식을 들으면 박사님께도 알려드리겠습니다.

안녕히 계십시오. - M. L.

생활방식을 바꾸면서 직업적으로나 개인적으로 의미가 있는 변화를 앞서 기록한다는 것은 기쁜 일입니다.

직업적인 측면에서 《물을 달라는 우리 몸의 수많은 외침》 테이프를 들어보도록 요청받았습니다. 물을 포함한 이 건강개념을 배우는 것이 제게 중요하다고 생각한 딕 힐리는 책과 비디오테이프를 주문하여 제가 읽고 검토하게 해주었습니다.

테이프를 보자 즉시 그 제안을 채택하고 싶었습니다. 6월 10일에 이 방식을 시작했고, 하루에 물을 7~11L를 마시기 시작했습니다. 시작한 날 이후 제게 나타난 결과는 다음과 같습니다.

- 체중 21.3kg 감소
- 혈압 정상-처방전 필요 없음
- 피부탄력성 원상회복
- 무좀 완쾌

- 천식약 감소

- 허리 통증 없어짐

- 발 통증 없어짐

- 당뇨 증세 소멸

박사님께서 책에 언급한 이뇨제를 멀리했고, 이런 약을 이제는 잊었습니다. 12월에 있을 회합에서 뵙겠습니다. 안녕히 계십시오. -J. R.

㊟ 하루에 물 7~11L 섭취는 과장된 표현이며, 그렇게 권하지 않습니다. 귀하가 지금 무슨 일을 벌이는지 모르면 귀하의 몸에 비축된 미네랄이 소진될 것입니다. 이 책의 말미에 제시된 권고를 엄격히 지켜주십시오.

2부
우울증과 물

우울증과 물은 어떤 관계일까

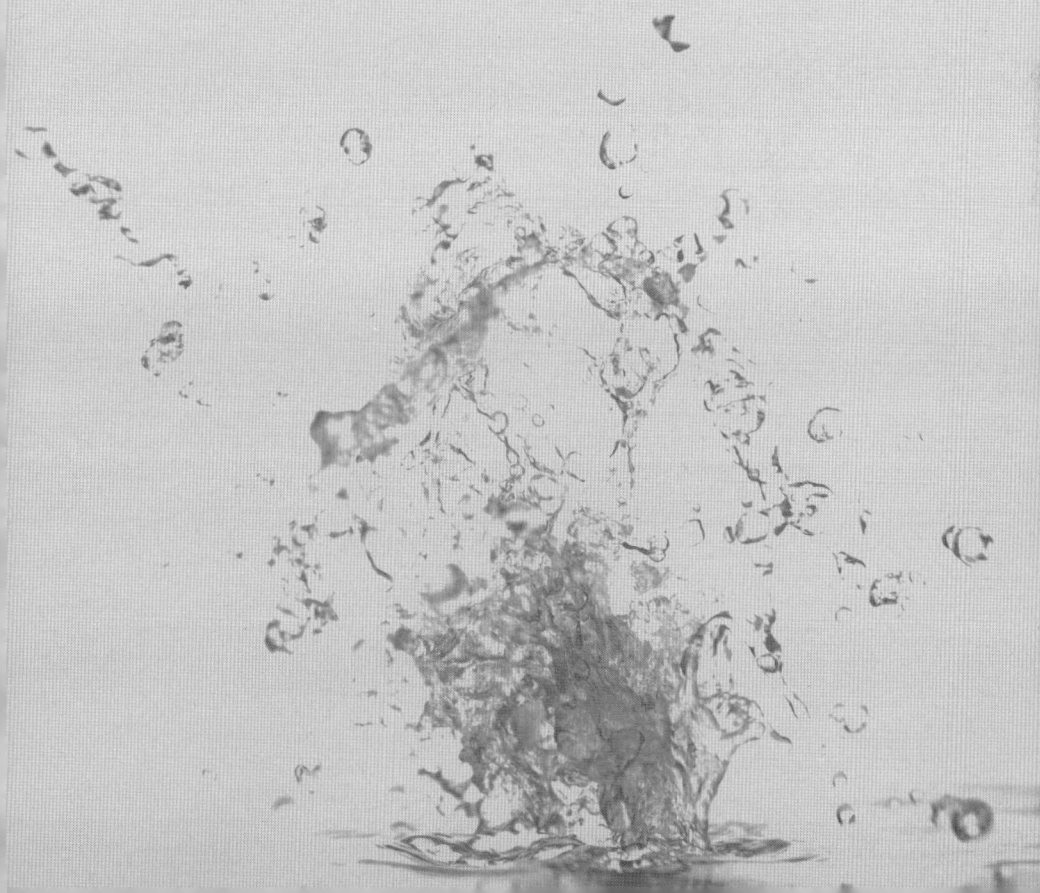

우울증과 물은 어떤 관계일까

몸이 보내는 탈수 신호

몸이 탈수될 때에도 뇌는 세포막에 있는 여과장치를 통하여 '낙숫물'로 전달되는 물을 얻을 수 있다. 그러나 이것은 몸이 수화됐을 때만큼 뇌에 에너지를 줄 정도로 충분한 양은 아니다. 뇌의 급수율에서 이 같은 불일치는 갈증인식으로 간주할 수 있는 감각적 결과를 낳는다. 이러한 갈증인식으로 나타나는 감각적 증상은 다음과 같다.

갈증인식

- 피곤함을 느낀다.
- 신경과민을 느낀다.
- 기운 빠짐을 느낀다.
- 부적절함을 느낀다.
- 갈망
- 얼굴에 홍조를 느낀다.
- 불안함을 느낀다.
- 우울함을 느낀다.
- '머리 무거움'을 느낀다.
- 광장공포증

이 예시는 우울증이 깊게 자리 잡기 전 초기 단계 인식에 도움이 될 것이다. 불시의 피로감은 우울증의 초기 표지임을 명심하자. 아침에 잠자리에서 일어날 수 없을 만큼 피곤하면 탈수 상태에 처하여 당신의 뇌가 일상적 일을 하기를 거부하는 것이다. 물을 마셔라. 그리고 심각한 우울증에 빠지지 말자.

우울증이란

뜨거운 계절에 바쁜 나머지 잔디에 물을 주지 못하면 잔디는 '갈변증(褐變症)'으로 죽는다. 처음에는 시들다가 노랗게 변한 다음 갈색이 된다. 이 같은 탈수 증세를 보고도 급수호스를 꺼내 잔디밭을 흠뻑 적셔줄 필요성을 강하게 인식하지 못하면 모든 잔디는 죽어버릴 것이다.

잔디와 풀잎의 갈변을 막아주는 약으로서 물의 중요성이 두뇌에 새겨지지 않았다면 어떤 전문가가 잔디를 다시 심어야 하는 수고를 덜어줄 수 있을지 의문스럽다. 진짜 전문가는 만나기가 어렵고 비용도 많이 들기 때문에 보석 같은 그들의 지혜에 귀를 기울이지 않을 수 없다. 특히 갈변증 발병이 정원에 있는 잔디의 유전으로 생긴 문제라면 더욱 그러하다.

이때 갈색 잔디를 파내고 다른 잔디를 심어야 하는 것 말고 다른 방법은 없다. 새 잔디도 물을 주어야 자라므로 전문가의 말이 무엇을 의미하는지 깨닫고, 이전의 잔디도 규칙적으로 물을 주었으면 생생하게 유지되었을 것이라고 생각한다.

우울증의 초기 단계는 뇌세포의 갈변증과 같다. 그것은 규칙적으로 물을 마시지 않은 것, 더 나쁘게는 물 대신에 카페인 함유 음료를 마신 결과다. 카페인은 건조시키는 인자이며, 인체를 탈수시킨다. 9조 개의 뇌세포는 항상 물을 필요로 한다. 뇌는 85%가 물로 구성되어 있으며, 복잡한 기능을 수행하기 위해 마지막 한 방울의 물까지도 필요로 한다. 우울증은 잔디가 갈색으로 시드는 단계와 똑같지만, 아직까지는 뇌세포를 파내고 유전자가 향상된 모델을 심을 수는 없다. 우리가 현재 가진 것으로 어떻게든 지내야 한다. 그러려면 물을 섭취해야 한다.

우울증은 두뇌가 정교한 기능을 모두 수행할 수 없을 정도로 탈수된 뇌의 생리적 상태에 붙은 꼬리표다. 탈수가 뇌의 어느 부위에 더 영향을 미치는지에 따라 탈수라는 동일한 문제에 서로 다른 꼬리표가 생겨났다. 그리고 전문용어 투성이인 '식견 있는 전문 직업인'의 방식으로 단순한 물 부족과 뇌에 필요한 물을 운반하는 물질적 자원 부족을 의료분과 분야로서 정신의학으로 창출했다. 심리학과 정신의학의 차이는 환자를 다루는 방식에 있다. 심리학에서는 환자의 관심사로 접근하고, 정신의학에서는 약물 치료로 환자를 순응하게 만든다.

우리는 제약산업의 광고용 프로그램으로서의 정신의학에 깊게 물들어 있다. 그렇기 때문에 가장 효과적인 천연 항우울제로서 물의 가치를 인정할 수 있으려면 물과 세로토닌 및 세로토닌 재흡수 억제인자의 관계를 알아야 한다.

아미노산의 종류는 20가지다. 인체는 인체의 조직과 기능을 조절하는 활성 전달인자를 구축하기 위해 인체에서는 다양한 종류의 단백질을 제조한다. 인체는 아미노산 가운데 10가지는 제조할 능력이 있으나 다른 10가지는 제조할 수 없으므로 외부에서 도입해야 한다.

인체가 만들 수 있는 아미노산은 다음 10가지로 알라닌, 글리신, 프롤린, 세린, 시스테인, 아스파르트산, 글루탐산, 아스파라긴, 글루타민, 티로신이다. 이 가운데 시스테인과 티로신은 인체가 제조할 수는 없고 소비하기만 해야 하는 다른 필수아미노산의 유도체 역할을 한다. 시스테인은 메티오닌에서 제조되고, 티로신은 페닐알라닌에서 제조된다.

인체는 히스티딘을 어느 정도 제조할 수 있으나 아동기와 노년기에 제조하는 히스티딘의 양은 충분하지 않다. 이런 이유로 히스티딘도 필수아미노산으로 간주해야 한다.

필수아미노산을 뇌기능에 중요한 순서대로 열거하면 히스티딘, 트립토판, 페닐알라닌, 메티오닌, 리신, 트레오닌, 발린, 아르기닌, 루신, 이소루신의 순이다. 가장 중요한 히스티딘은 신경전달물질인 히스타민(histamine)으로 변환되어 인체의 수분 조절과 자원관리를 책임진다.

히스타민은 몸의 갈증감각을 작동시키고 수분 배급 프로그램을 조절한다. 히스타민은 난자가 수정되어 두 개의 세포로 분열하기 전의 수정란과 함께하기 시작한다. 히스타민은 수정란이 자라 분열에 분열을 거듭하여 결국 태아로 분만될 때까지 수정란의 '유모 노릇'을 하게 되어 있다. 신체가 성장하는 유년기에는 히스타민이 성장호르몬 같은 강력한 성장인자 작용을 한다. 차이점은 나이를 먹어감에 따라 히스타민의 작용은 점점 더 활발해지는 데 반해 성장호르몬의 활동성은 20대부터 급속하게 감소한다는 점이다.

히스타민은 유년기와 노년기에 매우 많이 필요하므로 히스타민의 전구체인 히스티딘이 필수아미노산이 된다. 다발성 경화증 같은 신경학적 장애는 히스티딘 대사 불균형 때문에 야기되는 것으로 보인다. 정서적 문제도 히스타민이 수분을 조절하는 동안 행하는 과잉활동과 연관되어 있다.

우리 몸이 탈수될수록 수분이 맡던 생리적 기능을 히스타민이 더 많이 떠맡는다. 미네랄 펌프 또는 양이온 펌프를 가동하고 나트륨(세포 밖에 머물러야 한다)과 칼륨(강제적으로 세포 안으로 주입해야 한다)의 밸런스를 조절할 수분이 체내에 충분하지 못할 때에는 히스타민이 단백질 펌프에 시동을 걸 에너지 방출을 자극하며, 뇌에서는 아주 중요한 세포 환경의 삼투압 평형을 가져온다.

히스타민은 수분이 부족하고, 수력전기 에너지가 부족할 때 자연적으로 에너지 관리자로 행동한다. 인체에 수분이 부족할 때 히스타민 없이는 뇌기능이 효율적이지 않다. 뇌가 오랫동안 물의 기능 대체물로 히스타민에 의존하는 것 또한 효율적이지 못하다. 본질적으로 물의 부작위로 야기된 비효율적인 뇌 생리 상태가 바로 우울증이다.

히스타민은 세포 내의 이온 밸런스를 맡고 있다. 히스타민은 세포벽 밖으로 빠져나오는 칼륨이온을 다시 세포로 밀어넣는다. 히스타민은 이 공정에 관련된 펌프를 위해 에너지를 방출한다. 히스타민을 작동시키는 시동장치는 세포, 특히 뇌세포 주위 환경에서의 칼륨 농도 상승이다.

내 생각에 히스타민의 인체 내 작용은 물이 충분히 공급되어 본연의 기능을 수행할 때까지 생명을 보존하는 것이다. 따라서 물 자체가 더 나은 천연의 항히스타민제가 되므로 항히스타민약의 사용은 범죄행위다. 삼환계 항우울제와 더 현대적인 항우울제도 매우 강력한 항히스타민제 기능을 한다.

필수아미노산인 트립토판은 적어도 네 가지 신경전달물질과 세 가지 호르몬, 로토닌, 트립타민, 인돌라민, 멜라토닌으로 변환된다. 한 가지는 세로토닌 생산 세포에 특이한 것이고, 다른 한 가지는 뇌에 전반적으로 분포한 두 가지 효소가 이 변환 과정에서 트립토판에 작용한다. 자연은 뇌가 인체의 모든 감각과 기능을 통제하는 데 필요한 가장 중요한 아미노산으로 트립토판을 선택했다.

세로토닌은 인체 생리를 묵묵히 조절하는 많은 기능에 필요한 핵심적인 화학물질이다. 바로 이것이 정상적인 생리적 조건에서라면 이용할 수 있어야 하는 세로토닌 양의 부족 정도가 우울증을 인증할 표지가 되는 이유다. 또 세로토닌이 분비되어 다음과 같은 많은 기능 가운데 하나를 수행한 후 신경종말에서 파괴되는 속도를 늦추는 수많은 화학물질을 제약산업이 생산해온 이유이기도 하다.

- 세로토닌은 통증감각의 역치를 변경시키고 무통증을 가져온다.
- 세로토닌은 성장호르몬의 생산과 방출을 조절한다.
- 세로토닌은 혈당 수준을 조절한다.

- 세로토닌은 인체의 혈압 수준을 조절한다. 세로토닌에는 혈압을 낮추는 성향이 있다.

- 세로토닌과 트립토판은 식욕을 조절한다. 앞에서 일종의 장 세로토닌으로 간주되는 모틸린을 이야기한 사실을 기억하라. 그것은 포만 감각을 일으키는 호르몬이다.

- 세로토닌과 트립토판은 인체의 염분 섭취량을 조절한다. 반면에 히스타민은 칼륨 섭취와 세포로의 칼륨 주입을 조절한다.

- 세로토닌은 세포로의 칼슘 이동과 신경전달에 대한 칼슘의 관여에 직접적인 영향을 미친다.

- 세로토닌 방출은 히스타민의 방출과 작용을 억제한다.

- 굶주림과 탈수, 운동 부족 등 인체의 단백질 대사에 영향을 미치는 조건에서 세 가지 아미노산(발린, 루신, 이소루신)의 혈중 농도가 정상 수준 이상으로 상승할 때 뇌의 세로토닌 생산이 감소된다.

- 세로토닌은 일부 근육의 신축성을 강화한다.

- 세로토닌의 자극을 받는 신경 시스템(세로토닌 시스템)은 모르핀 같은 진통제와 LSD 같은 환각유발제가 효과를 표현하는 매개물이다. 카페인이건 코카인이건 간에 사람이 약물에 중독될 때 습관성이 되는 것은 이런 세로토닌 시스템 자극이다.

트립토판을 세로토닌으로 변환시키는 뇌세포는 트립토판이 도착하는 동시에 그 변환기능을 수행하는 능력이 있다. 이들 뇌세포는 트립토판 자체를 저장하는 것이 아니라 세로토닌을 소포(小胞, vesicle)에 저장하며, 심지어 이들 소포를 신경의 운송 시스템에 실어 궤도를 따라 신경종말로 보내 신경이 자극을 받을 때 사용하게 한다. 따라서 트립토판이 신경세포에 전달될 수 없을 때에만 우울증에서 볼 수 있는 신경계의 낮은 세로토닌 수준이 야기된다.

이제 뇌조직의 트립토판 부족 결과로 생기는 생리적 격변을 이해할 수 있게 되었다. 나는 물과 인체의 통증 조절 관계를 20년 이상 연구한 끝에 뇌의 세로토닌 소모를 피하고 우울증을 예방할 수 있는 방법을 폭넓게 이해하게 되었다.

물, 자연이 선사한 항우울제

트립토판이 세로토닌으로 직접 변환하는 것을 돕기 위해 물은 직·간접적으로 뇌조직으로 흘러가는 효율적이고 효과적인 비율을 유지한다. 그 방식은 다음과 같다.

- 인체가 탈수되어 체내 독성 노폐물과 세포 내 산(酸) 체증을 제거할

적절한 소변을 생산할 수 없을 때 산을 중화하고 인체를 알칼리 상태로 만들기 위해 일부 아미노산이 희생되며, 이것이 인체의 정상적인 생리기능이다. 여기에 보통 사용되는 용어는 항산화제다. 인체 내 화학의 산-알칼리 평형을 정상 범위에서 유지하려는 시도에서 트립토판과 티로신, 시스테인, 메티오닌 등이 모두 희생당한다.

- 무색 소변을 생산할 정도로 물을 충분히 마시면 결과적으로 초과산(酸)을 인체 밖으로 씻어내 자동적으로 필수아미노산을 보존하게 해주어 인체에서 정상적인 기능을 수행하게 한다. 따라서 물 섭취와 더불어 일어날 적절한 소변 생산이 우울증의 주요 방패가 된다.

- 뇌로 들어가 뇌세포에 도달해야 할 모든 요소는 특수한 운송자 시스템에 실려 운송되어야 한다. 이들 운송자 시스템은 요소에 따라 특이성이 있다. 트립토판은 다섯 가지 다른 아미노산(발린, 루신, 이소루신, 페닐알라닌, 티로신)과 운송자 시스템을 공유한다. 트립토판이 혈액뇌장벽(BBB, blood-brain barrier)을 통과할 비율은 혈액순환 속에 있는 이들 다섯 가지 아미노산의 농도에 달려 있다.

- 굶주림과 탈수, 운동 부족 시 혈액 속의 발린과 루신, 이소루신의 농도가 상승한다. 이것이 BBB를 통과하기 위해 트립토판이 이용할 운송자 시스템을 감소시킨다. 그리하여 뇌에서 이용 가능한 트립토판을 점차 소모시킨다. 탈수와 운동 부족이 생활방식으로 굳으면 뇌의 세로토닌 수준은 저하된다.

- 발린과 루신, 이소루신은 생성물을 제조하는 것이 아니라 기능을 수행하기 위해 에너지를 필요로 하는 뇌나 인체 내 근육조직에 사용될 에너지가 실린 아미노산이다. 운동을 하면 근육조직이 이 아미노산을 혈액순환에서 걷어내 중간 생성물을 만든 다음 간이 공정을 완료하여 뇌가 사용할 혈당을 만든다. 근육이 이 아미노산을 순환하는 혈액에서 걷어낸 결과 운송자 시스템(뇌에 영양을 공급하는 모세혈관에만 존재하는)상의 증가된 공간은 트립토판이 타고 혈액순환계의 뇌 쪽에 도달하기 위해 이용할 수 있다.

- 동일한 방식으로 티로신이 혈액순환계의 뇌 쪽으로 이송되는 비율이 증가하며, 뇌에서 동기부여와 목적의식을 증진하기 위한 세로토닌 활성을 보완하는 도파민 농도를 증강시킨다. 따라서 적절한 운동은 뇌의 세로토닌 수준을 보충하고 우울증을 벗어나게 하는 효과적인 방식이다.

- 뇌의 세로토닌 수준을 상승시키는 데 수화가 하는 또 다른 기능을 이 책에서 설명하기에는 너무 복잡하다. 간략히 말해 트립토판은 열에 극히 민감하다. 물은 세포막에서 높은 활성 열을 생산하여 목적을 이루는 데 도움이 된다. 이것이 혈액뇌장벽에서 아주 효과적으로 행해진다.

이 국소적인 열이 트립토판을 자극한다. 트립토판은 혈액 속의 운송자 단백질을 떠나서 더 잘 수화된 뇌의 모세혈관벽에 있는 다른 운송자 시스템에 가서 붙는다.

모세혈관벽에 있는 새로운 운송자 시스템이 트립토판을 더 효율적이고 효과적으로 뇌에 전달한다. 트립토판은 뇌에서 세로토닌과 멜라토닌, 트립타민, 인돌라민으로 변환된다.

물은 간단하게 국소적 열을 발생시켜 트립토판이 뇌 속으로 더 신속히 이동하게 해준다. 또 물은 트립토판이 뇌세포로 들어가도록 돕는 간접 효과가 있다. 따라서 물은 천연 우울증 약이다.

질병을 예방하려면 탈수가 인체 세포 내부에서 자리 잡는 것을 예방해야 한다. 발병 과정을 되돌리려면 인체 내의 장기적인 물 부족과 관련된 대사합병증을 추가로 통찰해야 한다. 물론 따라야 할 다른 치료지침도 있다. 이에 대해서는 이 책의 마지막 세 장에서 충분히 설명할 것이다. 우울증에서 물이 보이지 않는 기능을 한다는 사실을 알게 됐으므로 몇 가지 결과를 살펴보자.

물 치료로 우울증을 잡은 사람들

저는 2주일 전에 뱃맨겔리지 박사와 귀하의 인터뷰를 읽고 깊은 인상을 받아 카페인을 함유한 음료수를 멀리했습니다. 이 프로그램을 실행한 지 2주밖에 안 되지만 새로운 사람이 된 듯한 느낌입니다.

저는 제가 얻은 결과를 당신에게 알려드리고 싶습니다. 제게 가장 깊은 인상을 남겼고 또 제가 가장 감사하고 싶은 것은 육체적인 결과가 아니라 정서적·심리적이고도 정신적인 것이기 때문입니다.

저는 육체적으로 매우 좋은 결과를 얻었습니다. 체중이 줄었고, 알레르기 증상이 사라졌으며, 에너지가 용솟음칩니다. 그렇지만 평생 우울증과 다른 정서적·심리적 문제들과 벌이던 싸움에서 해방된 것에 훨씬 더 놀랐고 감사했습니다. 저는 신경이 아주 망가졌다고 생각했습니다. 모든 것에 민감했고 과민반응을 보였습니다. 약간의 장애도 커다란 장애가 되었습니다. 일상적인 생활 스트레스도 처리할 수 없을 정도였는데, 하물며 스트레스가 많은 상황은 더 말해서 무엇하겠습니까?

저는 버럭 화를 내는 습성이 있었으며, 사소한 일에도 흥분하고 분노했다가 금세 의기소침해져서 제 자신을 미워했고 죽고 싶었습니다. 가장 친밀한 관계를 파탄내고 자살을 결심하기도 했습니다. 정신병에 걸렸다고 믿었습니다. 저는 정신과 의사와 사회사업가에게 치료를 받았지만 결코 변화되지 않았습니다. 저는 점차 변덕스런 기분 변화에 따르는 변덕쟁이가 되어 캄캄한 어둠 속에서 살았습니다. 그러다가 박사님의 지침을 따르면서 어둠이 걷혔습니다. 마치 태양이 다시 떠오르는 것 같았습니다. 저는 평온하고 평화스러우며, 중심을 잡고 정착된 느낌을 얻어서 매우 행복합니다.

이제 제 신경이 사소한 일마다 통제권 밖으로 튀쳐나가는 일에서 벗어났으며, 깊은 데서 우러나오는 기쁨과 안도감을 느낍니다. 더는 무엇인가 근본적으로 잘못되었다고 생각하지 않습니다. 일종의 편집광적인 광장공포증 경향에서 벗어나 머리를 꼿꼿이 세운 채 세상을 직시하기 시작했습니다.

저는 비슷한 문제를 안고 있는 다른 사람들도 같은 구원을 얻었는지 잘 모르지만, 여러분이 다른 모든 것을 해보고도 실패했다면, 이 방법을 해본다고 해서 손해 볼 것은 없습니다. 저는 하루에 물은 한 잔도 마시지 않는 사람들을 알고 있습니다. 하지만 어느 누구든 물 섭취량을 늘리고도 아무런 득을 보지 못하는 사람이 있을 것이라고는 상상조차 할 수 없습니다.

매혹적인 인터뷰를 출판해주셔서 대단히 감사합니다. 저는 건강에 관한 글을 많이 읽어보았는데, 이 책은 다른 어떤 것보다 잘 이해되었습니다. 또 건강을 위한 시도를 많이 해보았는데, 다른 어떤 것보다 더 많이 도움이 되었습니다.

게다가 물은 공짜입니다. 저의 마지막 정신과 상담료는 45분에 65달러였습니다!

다시 한 번 감사드립니다. 안녕히 계십시오.

– 뉴욕 시러큐스에서 K. M.

🅟 보다시피 K. M.은 탈수의 지각적 표시를 드러냈지만, 일단 하루 수분 섭취량을 바로잡아 탈수를 피하자 모든 증상이 사라졌다.

박사님의 물 치료 지침을 따르고부터 건강이 증진되었음을 말씀드리고 싶습니다. 지난 10년 동안 만성 속 쓰림으로 고생했습니다. 그동안 의사에게 가보고, 검사도 받았으며, 심지어 쓸개를 떼어내고 여러 약을 처방받았지만 모두 소용없었습니다. 평생 우울증을 앓았으며, 여러 가지 치료법과 향정신성 의약품을 복용해보았고, 또한 입원도 해보았습니다.

저는 동종요법 전문가와 만났는데, 그분은 여러 상황에 처한 저를 돕습니다. 그분은 의학잡지에 실린 박사님의 논문 복사본을 주었으며, 박사님의 저서 《물을 달라는 우리 몸의 수많은 외침》 구입을 제안했습니다. 그분은 이것이 제게 큰 도움이 될 것이라고 했습니다. 그때 저는 입원해서 검사를 받고 강력한 약물 치료 프로그램을 시작했는데, 그중 일부는 위험한 부작용이 생길 가능성이 있었습니다. 1993년 8월 24일에 평균 12잔을 마시기 시작했으며, 거의 즉시 극적으로 건강 상태가 좋아지는 것을 알 수 있었습니다. 속 쓰림은 여전히 있었지만 물을 마시고 나서 7분이 지나면 속 쓰림이 줄어들었습니다. 저는 의심이 많지만 더는 약을 복용하지 않으면서 어떤 일이 일어나는지 살펴보기로 했습니다. 일주일쯤 지나 우울증에 빠지지도 않았음을 알아챘습니다. 제게는 일상적인 약한 두통이 있었는데, 며칠 후 여느 때와 달리 두통도 생기지 않았습니다. 또 피부가 훨씬 더 깨끗해졌으며, 더 활력이 있고, 전체적으로 더 좋은 기분을 느끼게 되었습니다.

저는 별로 구제도 받지 못하면서 돈과 직장을 떠난 시간(모든 휴가는 병가였습니다)과 에너지를 의사와 병원에 써버렸습니다. 여전히 매우 스트레스를 받는 몇 가지 상황에 있지만 이제는 대처할 수 있습니다. 그리고 속 쓰림 약이나 항우울제를 복용하지 않습니다. 속 쓰림도 거의 없어졌습니다. 제가 만들어낸 유일한 변화는 물을 많이 마시는 것입니다. 아직 오렌지주스 등 박사님의 나머지 섭생법을 시작하지 않았지만 그렇게 할 작정입니다.

저는 제 인생을 잘 통제하는 다른 사람이 된 것 같습니다. 이제 두 달밖에 안 지났지만 의심은 없습니다. 박사님의 치료지침을 믿으며 감사인사를 드립니다. 친구들과 직장동료에게도 시험해보라고 권했고, 그들에게 좋은 보고도 들었습니다. 1993년 9월 13일 소화기병 전문의와 면담했을 때 훨씬 좋아진 기분이라고 말하며 박사님의 논문 복사본을 읽어보라고 주었더니 당황했습니다.

저는 의료계에 분노했고, 지금도 분노합니다. 의사들은 박사님처럼 물 섭생이나 식단을 묻지도 않습니다. 그들의 방법은 자기 스스로 처리하게끔 교육받지 못한, 질질 오래 끄는 병을 앓는 사람들과 재차

만날 약속을 보증하는 것입니다. 박사님의 치료법은 단순하고, 비용이 적게 들며, 효력이 있습니다! 그것은 또한 의사들에게 위협이 됩니다. 제가 경험한 온갖 좌절과 고통과 부작용 없이 어떻게 건강이 좋아질 수 있는지 보여주셔서 심심한 감사를 드립니다. - S. M.

오늘 아침 제 친구가 박사님의 탁월한 저서《물을 달라는 우리 몸의 수많은 외침》을 다 읽었으며, 조울증과 우울증을 앓는 어린 아들과 그 정보를 공유하고 있다고 말했습니다. 그는 현재 물을 마시며, 광선요법을 하고, 더는 어떠한 약도 복용하지 않는데도 기분은 좋다고 합니다. 제 딸아이도 밤에 잠잘 때 다리에 쥐가 났는데, 지난 3~4주간은 쥐가 전혀 나지 않았습니다. 제 기분도 아주 좋습니다. 더는 천명으로 씨근거리지 않으며, 특히 잠들기 직전에 혀에 소금을 올려놓으면 정말 잘 잡니다. - 산드라 Z.

박사님의 탁월한 물과 소금 프로그램을 시작하고 나서 날마다《물을 달라는 우리 몸의 수많은 외침》을 읽고 또 읽습니다. 박사님의 새로운 패러다임이 널리 퍼진 많은 질병의 참된 원인을 밝혀주어 감명받았습니다.

제 흥분은 날마다 고조됩니다. 날마다 활력과 상쾌함, 안녕감이 증진됨을 발견하기 때문입니다. 거의 10년 동안 저를 쇠약하게 만든 만성 피로증후군과 심각한 우울증과 싸웠기 때문에 저는 박사님의 놀라운 통찰력과 이 정보를 대중과 학문공동체에 끈질기게 전파하시는 데 대해 매우 감사하게 생각합니다.

박사님의 책을 한 상자 사서 오진으로 고생하는 친구들과 친척에게 보낼까 합니다. 부디 박사님께서 오래 사셔서 연구가 지속되고, 박사님의 가르침이 전 세계에 확산되기를 간구합니다. - D. G., Ph. D.

6월 13일 추돌사고를 당하여 잭과 나는 부상을 입었습니다. 저는 교통사고로 굴러떨어지며 엉덩이에 골절상을 입었습니다. 지압사와 마사지 치료사, 침구사의 치료를 받았습니다. 그들의 치료로 통증이 간헐적으로 진정되었습니다. 그들은 꽤 흥미롭게도 "물을 마셔라"고 했습니다. 그렇지만 나는 통증과 탈수를 전혀 연관시키지 못했습니다! 10일 전에 지방신문에 박사님의 연구를 소개하면서 통증과 탈수 관계에 대해 마사지 치료사가 쓴 기사가 실렸습니다. 나는 잃을 게 없다고 생각해 다음 날 아침 일어나자마자 즉시 1L를 마셨고, 낮에도 계속해서 2.4L를 마셨습니다. 3일쯤 지나자 통증이 사라지기 시작했습니다. 여태까지 치료를 받았고 약간 호전도 있었지만 여전히 질질

끄는 통증이 남아 있었습니다.

물 섭취 5일 후 거의 통증이 없는 날을 보냈습니다! 6일째부터는 통증이 완전히 없어졌습니다. 물 덕분이었습니다. 또 운동이나 다이어트 없이도 체중이 1kg 줄었고 활력도 되찾았습니다.

우울증은 걷혔고, 활력 있는 사랑스런 자아를 되찾았습니다. 그래서 소문을 퍼뜨릴 임무를 맡기로 했습니다. 저는 박사님께서 이처럼 훌륭한 일을 하시는 것을 매우 기쁘게 생각합니다. - 진

주 다음 편지는 9년 전에 받은 것이다. 이 편지를 쓴 사람은 현재 건강하게 살고 있으며, '물 치료' 지침의 지식을 활용하여 퇴직자 전용 주택에 살고 있는 노인들께 조언해주고 있다. 나는 그가 만나는 사람들의 인생에 중대한 영향을 주어 매우 인기가 있다는 말을 듣고 있다.

1995년 8월 박사님의 《물을 달라는 우리 몸의 수많은 외침》을 알게 되었습니다. 저는 인체의 기능에서 수분의 역할에 관한 박사님의 연구에 대해 영원히 감사해야 합니다. 우울증과 관련된 그 책의 내용은 10년 이상 된 제 투쟁에 대한 해결책이었습니다.

책에서 제시한 24시간에 걸쳐 최소한 하루에 물 1.9L와 소금 반 스푼

을 섭취하는 비율로 물을 마신다는 단순한 공식이 제 우울증의 해답이었습니다. 저는 체중 때문에 '체중 수치의 절반=모든 세포의 충분한 수화 유지에 필요한 물의 양'이라는 공식을 따랐습니다. 저는 24시간 동안 동일한 음식 섭취와 더불어 소금을 적어도 반 스푼은 섭취합니다.

저는 은퇴한(68세) 전문직 화학기술자입니다. 저는 1985~1995년까지 우울증과 싸웠습니다. 간호임상의였던 아내는 1984년에 세상을 떠났고, 저는 33.5년간 근무했던 메이저 석유회사를 1985년에 조기 은퇴했습니다. 탈수를 일으키는 심한 스트레스를 아는 사람들은 제 문제를 이해할 것입니다. 게다가 저염 식단이 좋은 건강법이라는 생각에 빠져 제 몸이 우울증 증세를 드러낼 수밖에 없는 모든 요인이 갖춰졌던 것입니다.

제가 아는 것은 우울증 환자 치료에 사용되는 항우울제 대다수가 이뇨제이기도 하다는 것입니다. 항우울제를 복용한 후에는 언제나 극심한 목마름을 느꼈습니다. 그러고는 인체의 추가적 수분 욕구 때문에 불안증세가 생겼습니다. 처방된 항불안제를 추가로 복용했습니다. 그리고 화학적 시소를 타면서 정상적 삶의 균형을 이루려고 노력했습니다. 게다가 의사용 탁상 편람을 보면, 위에 언급한 약제를 소개한 목록에는 자살이라는 멋진 낱말도 들어 있습니다. 저는 항우울제와 항불안제를 복용할 때 순식간에 몰려드는 죽고 싶다는 마음과 싸워야 했습니다. 하지만 그 욕망을 실행할 용기는 없었습니다. 저의 우울증과 불안증세에 효과가 있는 해결책은 물과 소금입니다. 아주 간단한 답입니다.

요컨대 1년 넘게 약을 복용해야 할 필요성을 못 느낀 채 자유롭게 지냈습니다. 1995년 12월에는 자가용 비행면허를 위한 신체검사에도 합격했습니다. 게다가 해마다 하는 시력검사에서는 주변시력이 좋아졌다는 것도 밝혀졌습니다. 제 믿음은 제 눈의 세포들이 더 잘 수화되었다는 것입니다. 이제 안경 없이도 읽을 수 있습니다. 박사님의 연구와 치료지침의 가치가 계속 확산되고 널리 이해되기를 간구합니다. 안녕히 계십시오. – 커트니 디들

주 자기의 경험을 통해 다른 사람도 이득을 볼 수 있다면 기뻐할 것이 확실하기 때문에 편지 말미에 디들 씨의 성과 이름을 남겼다.

박사님의 《물을 달라는 우리 몸의 수많은 외침》에 논평도 하고 감사의 뜻을 표하려고 편지를 씁니다. 박사님의 저서와 논문의 표현방식이 매우 구체적이고 논리적이며, 메시지 또한 유익했습니다.

박사님의 책을 읽고 물 섭취를 실행하기 전에 제 경험을 늘어놓고 싶습니다. 저는 신체적 질병은 없으며 건강합니다. 하지만 성인이 된

이래 줄곧 우울증과 싸웠습니다.

이는 단정할 수 있는 것이 아니며 단순히 참고 기다리는 것 말고는 효과적인 치료방법이 별로 없습니다. 그것이 저를 허약하게 만들었고, 구제책을 찾아내려고 상당한 실험을 했습니다.

저는 수많은 치료법, 부가법과 배제법 모두 시도해보았습니다. 부가법으로는 침술, 동종요법, 중국 약초, 서양 약초, 지압, 음향과 색채 치료, 화학약품, 비타민, 에센셜 오일, 빛, 장세척, 오존과 산소 보충제, 명상, 개인적·집단적 심리치료, 매크로바이오틱 식이법, 운동을 해보았습니다. 배제법으로는 아말감 충전, 카페인·고기·설탕·알코올·약을 없애고 단식도 해보았습니다.

이러한 시도 가운데 자연광 노출을 증가시키는 것과 항우울제 화학약품 사용만이 우울증에 효과가 있었습니다. 지금도 햇볕을 많이 쬐지만 약은 용인할 수 없는 부작용과 장기 의존성 불안으로 단념했습니다.

3개월 전쯤 《물을 달라는 우리 몸의 수많은 외침》을 읽고, 두 달 전부터 물을 하루에 8잔 마십니다. 그 후 우울 상태가 없어졌고 심기가 현저히 호전되었습니다.

기분이 저조할 때도 있지만 대체로 많이 호전되었습니다. 유머가 많아졌고, 생각도 훨씬 더 낙관적으로 되었습니다. 물을 마시지 않으면 부정적 효과가 나타나지 않는 날이 단 하루도 없습니다.

연구 성과를 많은 사람에게 알리신 박사님께 감사드립니다. 물 섭취와 다른 질환의 관계는 논평할 수 없지만, 우울증과 싸우는 사람들에게는 누구든지 박사님의 책을 보고 물을 섭취하라고 권하는 데 주저하지 않습니다. 안녕히 계십시오. - J. W.

주 다음 증언은 한 인터넷 사이트의 리뷰섹션에서 다운로드한 것이다. 매우 통쾌해서 독자와 공유하고 싶은 마음을 도저히 꺾을 수 없었다. 글쓴이가 흔쾌히 허락하리라 생각하고, 여러분이 읽어주기를 희망한다.

나는 그 비뇨기과 의사는 자기가 무슨 말을 하는지도 잘 모른다고 생각합니다. 저는 의학 학위가 없지만 그의 말이 터무니없다고 말할 수 있습니다. 물 중독은 주로 3종 경기 선수, 마라톤 선수, 군인에게서 발견됩니다. 물 중독은 아주 짧은 시간에 지나치게 많은 양을 마실 때만 일어날 뿐입니다. 이것이 나트륨과 미네랄 평형을 교란시켜 병들거나 죽게 됩니다.

피(Pee) 의사가 그 책을 읽었다면, 뱃맨겔리지 박사께서 물 중독 우려가 있다면 물 섭취에 소금을 추가해야 한다고 반복적으로 말씀하신 것을 보았을 것입니다.

저는 체중 수치(파운드 기준)의 절반만큼의 양(온스 기준)으로 물 섭취량을 증가시켜 다음에 열거한 것 같은 혜택을 보았습니다(체중이 220파운드(99kg)이므로 하루에 물 128온스(3.2L)를 마시는 것입니다). 제 말을 믿지 않는 사람은 어리석은 것입니다. 제가 거짓말을 할 아무런 이유가 없으니까요.

- 우울증이 없어졌다.
- 활력이 많아졌다.
- 잠을 더 잘 잔다.
- 피부의 탄력성이 증가하고 전반적으로 더 건강해졌다(내 얼굴에 대해 찬사를 듣고 있다).
- 안녕하다는 느낌이나 내 자신을 위해 긍정적인 것을 한다는 느낌이 증가했다.
- 소변이 풍족하고 맑다.
- 대변이 풍족하고 규칙적이다.
- 요통이 없어졌다.
- 무릎/관절 통증이 줄었다.
- 손상된 척골신경의 통증이 덜하다.
- 적게 먹는다.
- 피로를 덜 느낀다.
- 갈증 지각이 돌아왔다(물 대신 다른 것은 먹거나 마시지 않는다).

- 흉통이 덜하다.

가장 긍정적이고 주요한 효과는 우울증이 없어진 것입니다. 나는 이것이 미친 긍정적 효과에 무척 놀랍니다. 약은 멀리했고 다시는 돌이키지 않을 것입니다.

이제는 진실한 해답을 알기 때문입니다. 여러분이 나쁜 지점을 통과하는 데는 약이 도움이 되겠지만 오랜 기간에 걸친 우울증에서 효과적으로 구해주지는 못할 뿐만 아니라 끔찍한 부작용도 많다는 것을 고려해야 합니다.

이것이 여러분이 할 수 있는 가장 유익한 일입니다(두 번째로 유익한 일은 심장혈관 및 근력 운동입니다). 올바른 양의 물을 마시면 건강과 정신력이 증진되리라 믿습니다. 모두에게 평강과 좋은 수화가 있기를 바랍니다.

뱃맨겔리지 박사님께 감사드립니다! 저는 박사님의 메시지가 더 많은 사람에게 전파되기를 희망합니다. 이제는 어떻게 달라졌는지 알게 되었다고 말하는 친구도 여럿 있습니다.

다시 한 번 감사드립니다. 박사님께서는 진정으로 이 세상을 더 나은 곳으로 만드셨습니다.

🟢 다음 편지는 아픈 사람을 매일 돌보면서 물로 치료하는 누군가에게 받은 것인데, 그의 이야기가 흥미롭다.

이 편지는 많은 시간이 지난 일에 관한 이야기를 쓴 것입니다. 결장암으로 오진되어 쓸데없이 궤양성 대장염 치료를 받았던 1973년 이래 저는 영양학적 선택과 건강의 근본적인 관계를 탐구하고 있습니다. 과학적 연구가 도움이 되기는 하지만 개인적 체험의 대체물이 되어서는 안 됩니다. 박사님께서 가장 좋은 영양을 주는 조치를 취하여 사람들의 건강과 안녕에 많은 책임을 지도록 격려해주셔서 감사합니다.

저는 만성적인 부지불식간의 탈수 상태와 질병이 인과관계가 있다는 사실을 거의 이해하지 못했습니다. 심지어 자연치유 모임에서도 배고플 때 먹고 목마를 때 마시라는 충고를 들었습니다. 제가 먹는 조리된 통곡식들과 증기로 찜한 채소와 신선한 과일에 수분이 충분히 함유되어 있으므로 물은 거의 필요하지 않다고 배웠습니다.

물을 마시면 소화액을 희석시켜 효과를 떨어뜨린다고 배웠습니다. 물을 마시면 신장이 약화된다고도 배웠습니다. 그 모든 충고가 결국 그릇되었다니! 저는 반드시 신선한 샘물이나 정수된 맹물만 마시기는 했지만 하루에 한두 잔 이상 마신 적이 거의 없습니다. 지난 30년간 제 체중은 평균 90.6kg이었습니다. 따라서 박사님께서도 저의 하루 수분 섭취량이 아주 오랫동안 턱없이 부족했다는 사실을 아실 것입니다.

제 몸은 물을 달라고 늘 부르짖었지만 이 메시지를 어떻게 해석할지 몰랐습니다. 과민성 장증후군, 만성피로, 피부건조, 몇 주간 계속되는 우울, 간헐적인 신장결석은 제가 알아보지 못한 갈증과 만성적 탈수의 신호였습니다. 더욱 중요한 것은 매일매일 적절한 수화기능과 건강에 관한 무지 때문에 이 사활적 정보를 다른 사람에게 전할 수 없었다는 것이었습니다. 다행히도 모든 것이 7년 전부터 변화하기 시작했습니다.

제 인생에서 격심한 불안과 계속되는 우울을 겪은 최악의 시기에 누군가 박사님의 《물을 달라는 우리 몸의 수많은 외침》을 전해주었습니다. 스트레스와 우울증에 관한 내용이 소개된 내용을 읽고 "전에는 이에 관한 어떤 것도 읽어본 적도 들어본 적도 없었지?"라고 생각했습니다. 박사님의 설명을 완전히 이해했습니다. 며칠 후 전화를 걸어 박사님과 직접 통화했습니다. 박사님께서는 수분 섭취량과 소변 배설량을 측정하고, 제 체중 200파운드(90kg)의 절반 수치만큼의 물 100온스(2.9L)를 소금과 함께 매일 섭취하라고 조언해주셨습니다. 이렇게 해서 제 인생에서 가장 중요한 학습을 시작했습니다.

박사님의 현명한 조언을 충실히 따라 21일이 지나자 두 달이나 저를 괴롭혔던 불안과 우울증이 사라졌습니다. 기억하건대, 20년 넘게 불안과 우울증의 간헐적인 (그리고 의학적으로도 설명할 수 없는) 발작으로 고통받았습니다. 3년 전에도 신장결석으로 격심한 통증을 겪었으며, 1994, 1995, 1996년의 늦여름에 시계추처럼 규칙적으로 엄습했습니다.

1997년 3월 '물 치료'를 알게 된 이래 불안이나 우울증이 한 번도 재발한 적이 없었습니다. 신장결석 공격도 받은 적이 없습니다. 이제 이 두 가지 의학적으로 설명할 수 없는 질병 상태가 모두 제 몸의 만성적인 부지불식간의 탈수 상태에 근원을 두었다고 절대적으로 확신합니다. 몇 주일이 지나고 몇 달이 지나고 몇 년이 지나면서 적절한 수화 혜택이 계속해서 드러나고 있습니다.

세상에 순수한 물과 소금보다 더 강력한 약은 없습니다. 분명히 말하건대 우리 몸에서 최상 품질의 건강을 확보하기 위해 매일 할 수 있는 가장 쉬운 일은 올바른 양의 물을 소금과 함께 섭취하여 세포, 기관, 시스템의 적절한 수화 수준을 유지하는 것입니다. 효과적인 건강해법 우선순위에서 물과 소금보다 더 중요한 것은 아무것도 없습니다. '물 치료'가 첫 번째 건강해법입니다!

저는 30년 넘게 대체건강요법과 통전적인 건강요법을 시도했으며, 그 모두 한두 단계는 효과를 보았습니다. 그리고 소금과 함께하는 물이 그것을 하나로 묶어주었습니다. 인체가 날마다 적절하게 수화될 때 다른 보완적인 건강요법 실행이 활성화되고 효력이 생겨납니다. 소금과 함께 물을 섭취하는 습관이 효과적이라고 생각했던 건강해법을 오랫동안 추구한 사람들에게는 보이지 않는 급소입니다. 직장에서 고객과 영양에 대해 상담하면서 그들에게 가르치는 첫 번째가 바로 이것입니다. 저는 박사님께서 적절한 수화의 중요성을 전파하는 데 헌신적으로 도울 생각입니다. '물 치료'는 사활적일 뿐만 아니라 종양 생성과 관련되어 있습니다.

매일매일 적절한 수화기능과 건강에 관해 세상을 교육하는 선구자적인 업적에 감사드립니다. 박사님께서 제공하는 그런 교육이 저희에게 최상의 약입니다. 감사합니다. - 러셀 매리애니

3부
암과 물

왜 하필이면 나여야만 하는가
스트레스 호르몬과 탈수는 어떤 관계일까

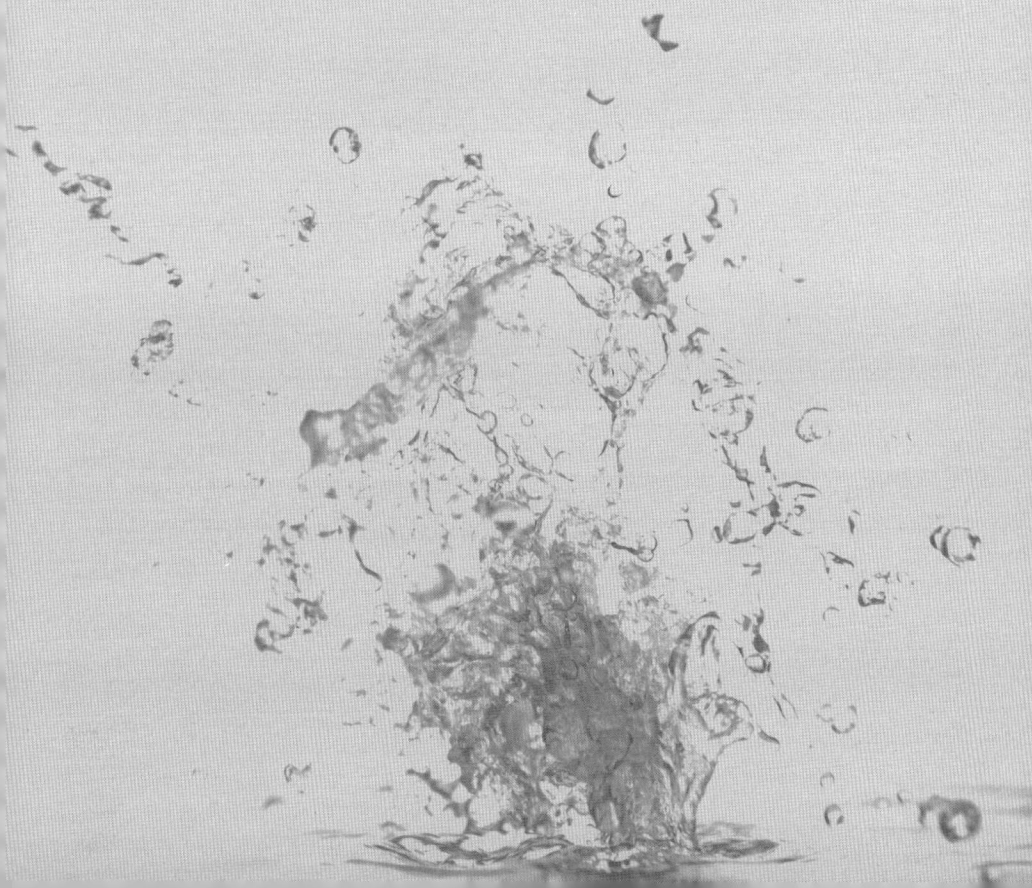

왜 하필이면 나여야만 하는가

나는 1980년 통증 혼수(pain stupor)라고 하는, 의식이 완전하지 않은 상태에 이른 환자들에게도 물의 통증을 경감시키는 성질이 도움을 준다는 사실을 발견했다. 하지만 의료계에게는 물의 성질은 수수께끼이며, 연구해야 할 과제였다. 내가 발전시키고 공표한 주제인 탈수의 분자 생리학에 24년간 전심전력을 기울인 나 역시도 물이 의학 연구에서 집중적인 관심을 필요로 하는 수수께끼라고 생각한다.

그런데도 물에 관한 연구 성과가 무르익었고 호평도 받았으므로 학자뿐 아니라 일반 대중과 공유하는 게 유익할 것으로 생각했다. 따라서 인체 내 탈수와 암 생성의 관계에 관한 핵심적인 연구성과를 밝히려고 한다.

1987년 그리스 국제암회의에 객원강사로 참가하여 이 연구성과를 처음 제시했고, 〈항암연구학회지〉에 발표했다(논문 전문은 www.watercure.com에 있다).

탈수의 표지로서 통증에 대한 새로운 시각은 유럽의 진지한 과학자들의 관심을 끌었다. 나는 '염증과 면역조율인자에 관한 제3차 과학간 세계회의'의 과학 분과 사무국의 초대를 받아 수분 조절과 인체의 갈수관리 프로그램을 맡는 주요 신경전달물질로서 히스타민에 대한 새로운 견해를 제시했다. 나는 1989년 3월 몬테카를로에서 개최된 회의의 주강당에서 참석한 과학자들에게 연설하도록 초청되었다. 내가 제시한 요약문은 그들의 요약본에 실렸다.

인체의 암 생성을 포함하여 통증과 질병의 일차적 원인으로 든 만성적인 부지불식간의 탈수(chronic unintentional dehydration)에 대한 내 견해는 새로운 과학적 이해로 인정받고 있다. 이러한 연구성과는 단순의학재단에서 행한 연구로 한층 더 발전되었고 공고해졌다. 우리는 연구성과를 〈단순의학 학회지〉에 발표하였다.

탈수와 암에 관한 정보가 예기치 않은 별도의 독립적 검증을 받게 되었고, 결국 로스앤젤레스에서 개최된 암통제협회의 2002년 대회에 제출되었다. 이때 제출한 비디오테이프(탈수와 암)는 www.watercure.com에서 볼 수 있다.

관례적으로 이해하는 인체 세포를 둘러싼 환경에서의 탈수가 아니라, 세포 내부에서 깊숙이 일어나는 지속되는 탈수라고 파악하는 것과 크고 작은 거의 100여 가지의 인체 건강문제는 직접적인

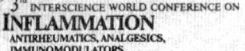

'염증과 면역조율인자에 관한 제3차 과학간 세계회의'에서 '히스타민'에 대한 새로운 견해를 제시했다.

관계가 있다. 앞에서 비만과 우울증이 탈수의 합병증이라고 했다. 이 장에서는 어떻게 해서 암 또한 물 부족의 결과인지 그 이유를 쉬운 용어로 설명하려고 한다.

독자의 흥미도 자극하고, '물 치료'가 암에도 효력이 있다는 것을 보여주기 위해서 전립선특이항원(PSA) 수치가 높은데도 어떻게 전립선 생검이 암에서 자유로운지에 관한 패트릭(Patrick M.)의 이메일을 공개하는 것으로 설명을 시작하려고 한다.

> 박사님께 감사드립니다. 저는 전립선 생검 결과를 받았습니다. 결과는 '절대적으로 어떠한 암 징후도 없음'입니다. 그전에 제 주치의는 PSA(전립선 특이항원)가 매우 높고 '자유인자'는 매우 낮아 암에 걸렸다는 표시라고 경고했습니다. 저는 '물 치료' 프로그램을 실행하고 있었기 때문에 대단히 낙심했습니다. 하지만 이제 그 프로그램이 타당함을 알게 되었고, 박사님의 지원에 감사드립니다. 이제부터 훨씬 더 진지하게 할 것이며, 하루에 3L 물 마시기를 절대로 포기하지 않겠습니다. 안녕히 계십시오. - 패트릭

이제 물이 암을 예방하는 약이 되는 이유를 알아보자.

암은 무엇인가

암은 인체의 한 기관에서 발달하는 '이기적'이고 침습적인 유형의 조직이다. 암은 모체기관 본래의 경계를 허물고, 급속하고 불균형적이며 침략적으로 확산되어 정상적인 인체기능의 치명적 붕괴를 초래해 기진과 사망에 이르게 한다. 그럼 암세포와 동일한 기관의 다른 정상세포의 차이는 무엇인가?

암세포의 자연적 특성

- 암세포는 원시적이고 발생적으로 이기적이다.
- 암세포는 혐기성이다(낮은 산소를 요구한다).
- 암세포는 일부 세포 배지(培地)에서 줄기세포 특성을 드러낸다.

체내 세포가 성숙함에 따라 정교한 커뮤니케이션 기술을 발달시킨다. 세포는 자기 세포막에 온갖 종류의 수신기와 감지기를 발달시킨다. 이러한 감지기는 세포활동을 인체 내에서 조화시키는 데 필요하다.

감지기는 세포와 세포의 전문화된 활동을 인체 생리기능의 커다란 도식에 통합시킨다. 세포막에 있는 한 부류의 감지기가 그 세포가 성장하고 넘어서지 못할 경계를 통제한다. 이런 감지기는 자기에 근접한 다른 세포의 존재를 감지하며, 세포막 수용기와 세포의 성장 및 재생산을 통제하는 세포 DNA 기전의 통신 시스템을 통하여 이웃 세포와 안전거리를 유지한다.

이 같은 '사회적으로 세련된' 생활양식에서 인체의 세포는 보통은 다른 세포를 존중하며 '이기적'이지 않다. 정상세포는 근접한 다른 세포의 권리를 침해하지 않는다. 그렇지만 암세포는 이러한 사회적 기술을 잃는다.

이러한 암세포는 한 덩어리로 성장하여 경계를 부수고, 이웃 조직에 정상적으로 할당된 공간을 침해한다. 세포 감지기의 효율성이 떨어지면서, 결국 소멸되어 암종을 생성하는 과정을 수용기 하향 조절이라 한다. 세포막의 수용기 상실이 어떻게 부지불식간의 탈수의 또 다른 합병증인지는 뒤에서 설명하겠다.

암세포는 혐기성이며 적은 양의 물 흐름과 비효율적인 환경 청소의 결과로 산소가 적고 산성화된 환경에서만 살 수 있다. 암세포 영역의 비효율적인 미세순환 때문에 물질대사로 생성된 산성 노폐물을 효율적이고 규칙적으로 씻어내지 못한다. 혈액의 물 흐름 또한 그 영역으로 산소를 운반해야 한다.

따라서 청소 공정이 비효율적일 때 일어나는 환경 변화는 피해를 당한 영역에 있는 정상세포가 다른 적대적이고 불완전하게 산화된 국소적 환경에서 번성하는 새로운 유형의 세포로 쉽게 변환되게 할 수 있게 한다.

암세포에는 줄기세포의 특성이 있다. 암세포는 세련되어 정상세포의 전문화된 특성을 발달시킬 능력이 있다. 따라서 세포막 감지기가 소실되고, 세련된 세포가 산소가 적고 산성화된 환경에서 번성하는 원시적이고 이기적인 세포로 변환되는 것이 암 생성의 첫 번째 단계다. 이렇게 변형된 세포가 암세포 덩어리로 발전하려면 세 가지 주요 통제 기전도 붕괴되어야 한다. 달리 말해 인체의 암 생성은 다중 시스템의 생리적 교란의 산물이다. 이제 문제의 뿌리에 왜 만성적인 부지불식간의 탈수가 놓여 있는지 설명하겠다.

암의 생성과 성장에는 충분한 물 섭취 부족과 그것의 이차적인

암을 통제하는 인체의 시스템

탈수로 야기된 생리적 요인이 암세포가 형성될 소지를 준다.

다요인적 시스템의 역기능
- DNA 손상
- DNA 수리 시스템의 효율성 감소
- 수용기 하향 조절과 수용기 상향 조절
- 면역 시스템의 억압

중요한 암 예방 시스템: 인체가 최적으로 수화되지 않았을 때 정상적으로 기능하지 못한다.

합병증을 제외하고도 여러 항목, 즉 여러 입자나 여러 종류의 발암물질, 햇빛 같은 여러 외부요인, 그밖에도 여러 가지가 관련되어 있다. 실제로 암은 인체 내 여러 통제 기전의 격심한 붕괴의 산물이다. 이 기전 가운데 단 하나만이라도 제대로 기능하면 암세포가 생존하고 번성할 수 없다.

DNA 손상, 암에 걸리는 필요조건

인체는 물 의존적 생명 단위 집합체다. 약 100조 개의 생명 단위가 육지로 생명의 터전을 옮기는 여정에서 한 캡슐에 함께 거주하게 된 것이다. 각각 동일한 생명의 유전적 비밀을 부여받은 인체의 세포는 몸이라는 세포의 집합적 지상터전의 거주지에서 질서 있는 거래 행위를 위한 분업 형태를 받아들였다.

몸은 복잡한 물 의존적인 설계를 갖고 있다. 즉 마른 땅에 생존의 발판을 마련한, 물로 조절되고 이동하는 화학 정제소다. 의료 전문가들은 인체가 자기 내부를 청소하는 공정을 다루는 여러 방식을 잘못 이해하고 있다. 그런데도 그들은 왜 인체가 이따금 이처럼 다양한 국소적·전신적 통증을 표출하는지 조금도 이해하지 못한 채 상이한 통증지각에 상업적인 해결책을 점잖게 제시한다.

새로운 의료과학은 통증을 통증이 느껴지는 부위의 주변에 물이 부족하다는 신호, 즉 인체가 갈증으로 위기에 처했다는 신호로 규정했다. 가뭄이 그 지방의 초목 생존을 위협하는 것처럼 인체 내부의 가뭄도 가뭄이 덮친 영역에 있는 생명체의 생존을 위협한다. 비유하면, 통증은 영역 내의 파괴적인 독성 노폐물을 씻어내고 청소하기 위한 물이 없는 지역의 유전자 풀(gene pool)의 외침이다.

다행히도 인체는 생명을 보존하기 위해 약간의 물을 공급하는 엄격한 물 배급 프로그램을 보유하고 있다. 이 때문에 독성 노폐물을 생산하는 다른 기능에는 충분하지 않은 물을 공급하므로 더 큰 통증을 낳는다. 이것이 그 지역의 가뭄을 해소할 정도로 많은 물이 섭취되어 분배될 때까지는 통증이 기능을 제한하는 이유다.

통증 생성 기전은 단순한 공정으로 진행된다. 가뭄이 덮친 영역에서 지속적인 기능으로 생성되는 독성 노폐물을 청소할 만큼 충분한 물 순환이 안 되고, 물질대사의 산성 노폐물이 지속적으로 쌓여 일정 수준의 산도(酸度)가 되면 신경조직의 산(酸) 민감성 물질인 키니노겐이 키닌으로 변환된다. 이 키닌이 통증 생성물질이다.

그 영역의 통증감지기와 신경말단은 그것의 독성 정보를 뇌에 등재하고, 이 메시지를 뇌가 의식할 만큼 충분히 주목받는 통증으로 전환한다. 그러고 나서 혈액순환이 열리고 피가 더 많이 보내져 그 영역을 청소하고 손상을 원상태로 되돌리는 수리 공정을 활성화할 때까지 뇌는 통증이 일어나는 영역에서 활동을 중지한다. 이 공정이 손과 발의 관절에서, 척추와 심장근육(협심증)에서, 다음에 열거하는 다른 모든 통증 가운데서 국소화된 염증반응을 야기한다.

탈수와 관련된 다른 통증

- 손과 팔, 다리 관절의 관절통
- 등과 목의 통증
- 편두통. 이는 결국 뇌종양, 다발성 경화증, 파킨슨병, 심지어 알츠하이머병 같은 퇴행성 질병을 포함하여 뇌기능 장애를 예고하는 '뇌 갈수'의 심각한 표지로 간주해야 한다.
- 협심증
- 섬유근육통. 인체의 운동기능 장치인 근육과 결합조직에 산(酸)이 축적되었음을 뜻한다.
- 그밖에 여러 가지 통증

인체의 주요 통증은 국소적 갈수를 표시한다. 소화관의 윗부분 흉통, 소화관의 아랫부분에서의 대장염통과 그의 동반자 변비는 가장 빈번하게 발생하는 인체의 갈수 통증이다. 췌장은 물 배분 기전에 따라 소화관에 물 공급의 우선권을 주는 일을 맡고 있다.

일차적으로 췌장은 묽은 중탄산염 용액을 제조하여 소장의 첫 부분(십이지장)에 주입한다. 효소를 실은 알칼리성의 묽은 용액이 위장에서 오는 산성물질을 중화할 뿐 아니라 소화 과정에서 창자

벽에 물을 끊임없이 공급해야 한다. 설명했듯이 인슐린 생산은 췌장에 공급되는 물의 양에 좌우된다.

인체에서 탈수가 더 심화될 때 인슐린 분비량이 감소하고 당뇨병이 심해진다. 합성된 인슐린이 인체의 수화 상태를 고려하지 않고 분비되면 많은 물도 혈액을 떠나 인슐린 수용기의 틈을 통해 인체의 전체 세포 속으로 들어간다. 탈수 상태에서 혈액순환에서 야기되는 이 같은 수분 소실은 뇌에 공급되는 물의 양을 제한하므로 뇌기능을 원활히 하기 위해서는 이러한 일이 일어나서는 안 된다.

당뇨병 발병 직전의 국면과 당뇨병 발병 직후의 인슐린 폐쇄 국면에서 나타나는 췌장암 또한 탈수와 연관되어 있다. 내 생각에 I형 당뇨병도 탈수 합병증의 하나다. 자가면역질환도 탈수로 야기된다. 탈수로 야기되는 암은 소화관이나 유방, 췌장 같은 분비기능을 보유하는 조직에서 빈번하게 발생하는 것 같다.

통증완화의 첫 번째 조치는 흡족한 수분 섭취가 되어야 한다. 내 말을 믿고 천연 진통제인 물을 시험해보기 바란다.

통증 기전의 광범위한 생리적 작용과 연관성, 인체 내의 산성화 수준과 유의미한 관련성을 인식하지 못하고 어떤 종류의 화학물질로 인체의 통증을 잠재우려는 경향이 사회에 정착되었다. 통증은 인체의 한 영역이 산성화되었음을 의미한다. 이것이 그 영역에 있는 세포의 DNA 구조에 심각한 손상을 야기할 수 있다.

전문의들은 책임을 인체의 기계적 부분의 한 측면 또는 다른 측면에 한정하며, 서로 다른 질병을 동시에 다루지 못한다. 그들은 대체로 생리학 지식을 잊어버리고, 화학적 생성물을 사용하여 잠정적인 경감을 주는 기술을 습득한다. 하지만 통증 약물을 사용할 때 통증의 원인이 소멸되는 것은 아니다. 인체의 산성화는 계속해서 그 전문의의 관심 영역 밖에 있는 다른 징후와 손상을 야기한다.

이에 따라 환자는 전문의에서 다른 전문의에게 옮겨가야 하며 인체가 물을 달라고 보내는 점점 다양해지는 아우성을 다루기 위해 여러 가지 다른 화학물질을 사용하게 된다. 암 생성도 물을 요구하는 이 같은 외침의 하나다. 암은 화학적으로 적대적인 환경에서 원시적인 형태의 단세포 생명체에 설치되는 생존전략이다.

많은 사람에게서 통증 없이도 암이 진행된다는 것은 사실이다. 어떻게 그럴 수 있을까? 통증은 인체 내 탈수의 많은 표지 가운데 하나다. 탈수되는 인체의 모든 부분이 통증감지신경을 보유하는 것은 아니다. 유방과 췌장, 전립선, 폐 등에는 통증감지신경이 없어 암이 소리 없이 진행된다.

물 배분은 매우 엄격한 배급 프로그램을 기초로 작동하는 고도로 정교한 공정이다. DNA 수리 시스템에 손상을 가하고, 세포막에 있는 수용기의 생산비율을 감소시키며, 면역 시스템의 효율적 기능에 부정적인 영향을 줄 정도로 심각한 수준의 탈수가 징후가 없는 무증상 상태에서도 여러 해 동안 지속될 수 있다.

의사가 고혈압이 탈수의 표지라는 것을 인식하지 못하고 혈압을 낮추기 위해 이뇨제를 처방하는 동시에 탈수가 정착된다. 세포 밖으로 물을 끌어내는 혈액의 삼투압에 대항해서 물이 핵심세포로 강제로 주입되어야 한다. 이런 핵심적인 세포에 탈수가 생기면 세포의 세포막에 있는 '물 전용 구멍'을 통해 물을 주입하는 데 초과 압력이 필요하다.

요컨대 탈수된 인체의 비상급수 시스템의 주입 압력 증가를 고혈압이라고 한다. 물 자체가 바로 최상의 천연 이뇨제인데도 고혈압에 한층 더 탈수시키는 화학물질, 즉 이뇨제가 처방된다. 당신은 그것을 상상이나 할 수 있는가?

세계에서 가장 선진화된 이 나라에서 탈수 상태에 처한 6,000만 명 이상을 고혈압 환자라 하며, 이들에게 매일 이런 처치를 한다. 심장병과 암이 첫 번째와 두 번째 사망 원인이라는 사실이 어쩌면 당연하며, 25만 명 이상이 처방 약물로 죽는 것은 놀랄 일이 아니다.

DNA 손상을 일으키는 탈수

상당한 양의 소변을 생산할 만큼 충분한 물을 공급받으면 신장이 정상적으로 체액의 산성 상태와 알칼리 상태의 평형을 조절한다. 세포 내부의 pH는 7.4(알칼리)에서 조절된다. 인체가 더 탈수되고 소변 생산이 감소되면, 산-알칼리 평형 기전의 효율성도 저하된다. 긴급 물 배분 프로그램 밖의 일부 영역에서는 산을 걷어내지 못하게 된다. 따라서 산이 세포에 머물게 되어 세포의 섬세한 구조물을 부식시킨다.

되풀이하지만 이때 DNA 손상이 일어난다. 과도하게 축적된 산성 물질이 세포의 구조물을 파괴하는 비율이 결국 DNA 수리 시스템의 능력과 세포에서 기능하는 품질관리 공정을 능가하게 된다. 이때 DNA 변형이 일어난다.

인체가 탈수되는 동시에 핵심세포가 원료를 충분히 이용할 수 없을 때, 인체는 일부 저장된 요소를 방출하여 응급 차원에서 사용할 수밖에 없다. 이 공정의 일부로 단백질이 분해되고, 아미노산이 재생되어 새로운 기능에 사용된다.

다수의 아미노산이 항산화제로 작용하여 인체에 축적된 산성의 독성 노폐물을 중화시킨다. 항산화제로 희생되어 점차 고갈되는 아미노산 중에서 가장 소중한 것은 트립토판이다. 다수의 '수완 있는' 신경전달물질의 축조벽돌이 되는 티로신은 인체에 물이 부족할 때 전용되는 또 하나의 아미노산이다.

트립토판은 뇌와 신경 시스템에 필수 신경전달물질인 세로토닌

DNA 품질관리와 수리를 위한 삼각 시스템

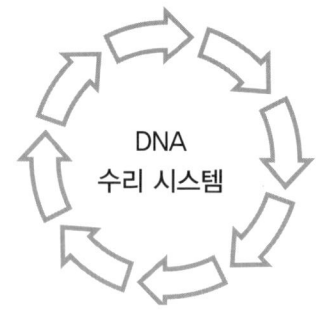

탈수 또한 단백질 분해를 촉진한다.
아미노산 구성이 영향을 받는다.
트립토산, 티로신 등이 고갈될 수도 있다.

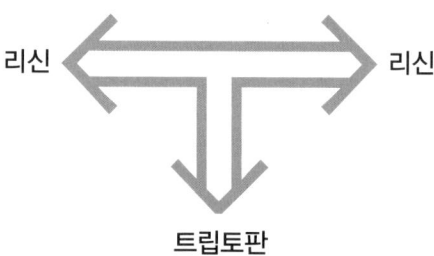

부지불식간의 탈수로 영향을 받는 DNA 수리 시스템에서 트립토판이 필수적으로 중요한 역할을 한다.

과 멜라토닌, 트립타민, 인돌라민으로 변환된다. 낮은 세로토닌 수준은 심각한 우울증과 관련이 있다.

트립토판은 또 두 개의 리신(인체가 탈수될 때 쉽게 파괴당하는 아미노산)과 짝을 이루어 DNA 복제 공정의 품질관리 시스템에서 복잡한 역할을 하는 삼각효소(tripod enzyme)를 형성한다. 이 효소는 새로 형성되는 세포 안에서 복제 오류를 끊고 잘라내는 데 관여하는 것으로 알려졌다.

따라서 탈수로 유발되는 인체에 비축된 트립토판 전용은 처음에는 우울증을 초래하며, 결국 인체 일부분에서 암세포 생성에 기여할 수도 있다. 세로토닌 또한 혈압과 혈당 수준, 염분 밸런스, 성장호르몬 생산을 조절한다. 이제 인체의 정상적 기능에 탈수가 끼치는 파괴적인 결과와 얼마나 많은 건강문제가 탈수와 연관된 사건인지 알 수 있다.

수용기 손상을 가져오는 탈수

수용기는 무엇이며 탈수와 암은 어떤 관계인가? 이는 단순한 탈수가 꽤 긴 시간이 지나면 암에 걸리기 쉽게 만든다는 생각을 채택하기 위해 먼저 대답이 필요한 질문이다. 정상적이라면 몸의 규준에서 계속되는 이탈을 막아주는 통제 시스템이 점점 침식당하는 것이 그 공정이다.

공중을 통한 전파 커뮤니케이션을 하려면 수신용 접시를 이용한다. 인체도 비슷한 원리로 되어 있다. 인체는 수분 환경에 있는 거의 100조 개 세포의 세포막에 있는 특수한 종류의 수신 단백질을 이용한다. 세포들은 액체환경에서 전달물질전용 수용기에 이끌리는 특수하게 부호화된 화학적 메시지를 끊임없이 수신한다.

세포막에 있는 수용기와 화학적 전달물질이 결합하는 목적은 뇌의 명령중추와 부호전용(code-specific) 의사소통이다. 이 교신 시스템은 간단하다. 일부 세포집단에게 행동하라고 하거나 활동을 멈추라고 말한다. 이것이 세포들이 상이한 부분집단에 대해 상이한 화학적 전달물질을 매우 많이 보유하는 이유다. 한 세포의 막에 있는 적절한 전달물질 전용 수용기의 존재는 그 세포의 정상적 작동에서 필요조건이다.

건강한 세포는 세포막에 단백질 수용기를 잘 갖추고 있다. 어떤 세포이든 건강은 단백질 분해의 재생 과정에 대한 단백질의 생산 비율에 달려 있다. 단백질에는 두 가지 특이 효소가 있다. 단백질 키나아제(protein kinase)는 단백질 제조에 관여하고, 단백질 프로테아제(protein protease)는 단백질 분해에 관여한다. 탈수 상태에서는 자원관리 프로그램이 인체의 단백질 보유분을 일부 재생하기 시작한다. 그렇게 하기 위해서 프로테아제 활동과 단백질 분해비율이 단백질 생산비율을 앞지른다.

이 방식은 간단하다. 히스타민이 세포에 있는 칼슘 보유고의 에너지 비축분에 손을 대서 필요한 초과 에너지를 방출시킬 때 많은

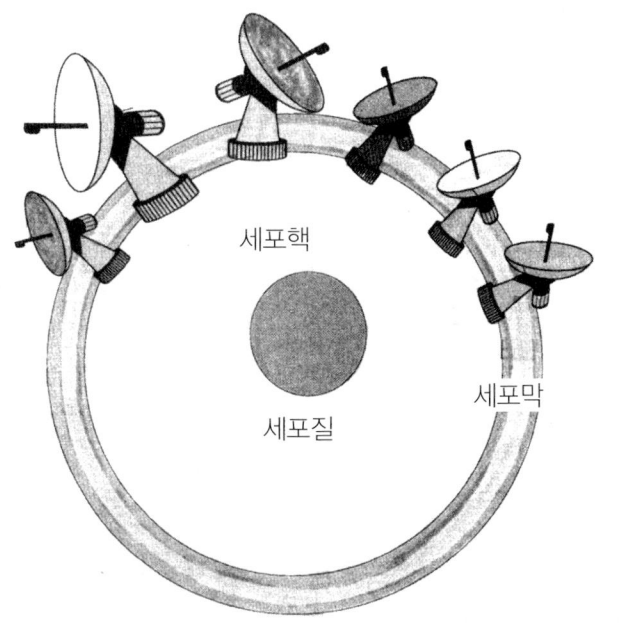

각각의 세포에는 위성접시 같은 수용기가 수백만 개 있다.

세포핵
세포질
세포막

정상적인 세포들은 인체의 다른 부위에서 오는 정보를 수신하는 수용기를 세포막에 보유하고 있다.

칼슘이 생겨난다. 이 초과 칼슘 방출은 인체의 에너지 비축분이 소진되고, 근육조직 같은 단백질 구조물에서 에너지를 갖고 있는 다른 성분 또한 사용된다는 신호다.

프로테아제가 동원되어 처음에는 물을 박탈당한 영역과 간세포에 있는 단백질 구조물에 침입하고, 결국 인체에 있는 더 큰 근육질을 공격한다. 세포의 단백질 구조물에는 세포막에 있는 수용기가 포함되어 있다. 이러한 수용기에는 이웃세포의 물리적 공간으로 세포가 성장하는 것을 막는 경계감지 단백질이 포함된다. 이러한 감지기 소실과 더불어 잠재적인 종양세포들이 크고 변칙적인 혹의 형태로 불균형적으로 성장한다.

처음에는 이런 종류의 잠재적인 종양세포 성장이 반드시 암적인 것이 아닐 수도 있으며 아직까지는 양성이다. 그러나 탈수에 의한 생리적 사태가 지금까지와 같은 방향으로 계속 진행되면 양성이었던 종양이 암으로 변형되어 만개하는 추세가 지속된다. 이것이 확연하게 현실화되는 것이 다음 단계, 즉 세포 내부와 DNA 복제 시스템의 단백질 분해가 일어날 때다.

단백질 키나아제 C는 DNA 복제 공정과 연관된 커다란 단백질을 만드는 효소이며, 정상적으로 활동하는 세포에서 세포 내부에 있는 스위치의 온·오프 공정에 반응한다. 즉 그 효소가 주재하는 기관 세포의 생리적 역할에 통합되어 있다. 당연히 키나아제 C 효소는 함께 일하는 주요 아미노산이 인체에 충분히 있고, 또 그 세포에서 적절하게 이용할 때 효율성을 발휘한다. 키나아제 C 효소는 아미노산을 세포의 필수 구성요소를 제조하는 데 사용한다.

세포막의 수용기는 세포에 '성격'과 '문화'와 '지식'을 부여한다.

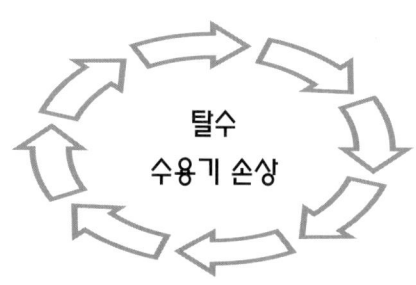

- 히스타민이 칼슘 방출을 증가시킨다.
- 부단히 증가되는 칼슘 전환은 세포막의 프로테아제를 증가시킨다.
- 수용기가 파괴된다.
- 단백질 키나아제 C가 단백질 키나아제 M으로 분해된다.
- 불규칙적인 단백질이 생산된다.
- 세포가 자율적으로 된다.

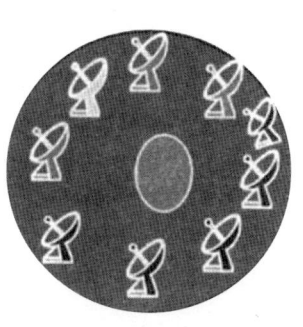

효소의 변화가 세포막에서 인체의 다른 부위에서 오는 신호를 수신하는 기능을 해야 하는 수용기를 파괴한다. 이제 세포는 고립되며, 이것이 암 생성의 첫걸음이다.

수용기를 충분히 갖추고 있는 세포는 교육을 받아 세련되었다. 이러한 세포는 기관의 요구에 응답하는 세포들의 팀 구성원들로 자기 역할을 훌륭하게 수행한다.

프로테아제가 세포의 수용기 성분을 분해할 때에도 단백질 키나아제 C를 분해하며, 결국 새로운 키나아제인 단백질 키나아제 M을 창출한다. 단백질 키나아제 M은 크기가 단백질 키나아제 C의 절반 정도로, 세포의 온·오프 요청에 전혀 따르지 않는다. 이것은 세포의 일상생활을 점점 더 상관하게 되는 일종의 자율적인 단백질 제조 효소다.

이때 그 세포가 정교성은 물론 지역적 세포공동체의 통합된 구성원으로서 지위를 잃어버리고 이전의 원시적 형태로 퇴행한다. 이제 그 세포는 어떠한 대가를 지불하고라도 오직 생존하려는 자기의 이기적인 유전적 본능만을 따를 뿐이다. 마치 생명의 시작 시점의 원시적인 단일줄기세포(single stem cell)의 생명 형태와 같다. 나중에 이 세포들은 자기 환경의 변화와 양립할 수 있는 정교성과 이차적 특성을 획득한다.

암세포도 지역적 조건과 원료의 가용도가 정상으로 되돌아가면 이전의 정교성과 이차적 특성을 회복하는 것이 가능하다. 나아가 이 세포들은 최적화된 환경 여건에서 지녔던 정교성을 다시 한 번 획득할 수 있다. 어쨌든 이 세포들은 그렇게 할 온갖 유전적 장치를 가지고 있다. 나는 바로 이것이 암이 차도를 보일 때 일어나는 현상이라고 믿는다.

암세포는 세포문화에서 줄기세포적 특성을 드러낸다. 줄기세포는 새로운 품종의 세포를 낳은 다음 새로운 환경에 보내 성숙시키는 '어머니 세포'다.

자식세포는 새로운 환경에서 자기의 이차적 특성을 발달시키며, 그런 다음 최종적인 작업 지시를 위해 배치된다.

실례를 들어 설명하겠다. 인내심을 가지고 설명을 지켜보기 바란다. 이 공정을 이해하면 림프종과 백혈병도 탈수와 어떻게 연관되는지 알아내는 데 도움이 된다.

히스타민은 인체가 탈수될 때 물 섭취와 물 배급 프로그램을 조절하는 신경전달물질이다. 히스타민을 생산하는 세포는 네 종류다. 뇌의 히스타민 생산 뉴런(neuron), 혈액의 호염기성 림프구(basophil lymphocyte), 소화관의 점막 비만세포(mucosal mast cell), 인체의 여러 기관에 있는 조직 비만세포가 그것이다. 골수 줄기세포는 히스타민 생산 세포가 돼야 하는 숙명을 지닌 한 가지(branch)를 낸다. 이 세포는 교육 과정을 이수하기 전에는 P세포라고 불린다.

P세포는 순환하면서 몸 전체에 확산되는 일종의 과립 모양 림프구다. 이런 세포 일부가 여러 조직에 '본거지'를 두며, 새로 격리된 미세환경에서 조직 비만세포의 이차적 특성을 발달시킨다.

순환 과정에 있는 P세포의 일부가 소화관의 아랫부분에 위치한 림프관에 도달한다. 이 림프관은 파이에르 림프관(Peyer lymphatic patches)으로 알려졌다. 여기서 P세포는 소화관의 점막조직에서 명령에 특이한 히스타민을 방출하는 기능을 수행하도록 훈련하는 이차적 특성을 발달시킨다. 이 세포들이 자기의 복무 영역에 도달할 때 이를 점막 비만세포라고 한다.

파이에르 림프관에서 비만세포가 될 미숙한 림프구들이 '자동추적 수용기'로 무장하고 또다시 순환계로 투입돼 상이한 여러 조직 관문을 통과하여 장 점막의 일부 신경에 근접한 새로운 복무지에 도달한다. 림프구가 점막에 이르기 전에는 야위고 발육부족 상태이나, 일단 목적지에 도달해 그 지역 신경에 근접하면 더 커져 점막 비만세포의 정상적 특성을 발달시킨다.

인체가 탈수될수록 비만세포가 인체의 생리적 기능(특히 음식에 동반되는 박테리아와 기생충에 부단히 노출되는 소화관에서 그리고 물이 충분하지 않은 상황에서도 음식물을 처리하는 작용)을 조절할 필요가 더 긴박해진다.

비만세포가 작용하지 않을 수 없는 상황이 될 때마다 즉시 분열하여 자기와 같은 또 다른 자기를 낳는다. 비만세포 하나가 재빨리 둘이 되고, 둘이 넷이 되고, 넷이 여덟이 되고, 여덟이 열여섯이 되고⋯⋯. 전투에서 승리할 때까지 분열은 계속된다. 탈수와 전투는 오직 더 많은 물이 몸에 들어와 생리적 균형이 정상이 되도록 순환될 때에만 승리할 수 있다.

옛날에는 위기상황에서 신속한 의사소통 수단으로 비둘기를 이용했다. 통신용 비둘기는 갑자기 심부름해야 할 때를 대비하여 귀환 능력이 효율적이 되도록 잘 먹이고 잘 보호받았다.

인간이 만든 '로봇'이 어떤 사회이든 사회생활에 통합되려면 역시 귀환장치가 효율적이어야 한다. 그것들을 인체 생리에서 사용하려면 마찬가지다.

비만세포를 인체의 여러 장소에서 히스타민을 제조하여 이용하는 신경 시스템의 연장이라 가정하면, 비만세포의 복무 영역인 신경 시스템에 접한 복무 장소에 때맞춰 도착하는 것이 매우 중요하다. 비만세포의 '자동추적 수용기'가 '림프구 사관학교'에서 그것의 '전투지 신경 고지'로 향하는 여정에서, 특히 소화관에서 아무 탈 없이 작동해야 한다.

최종적으로 자기 복무지에 가서 비만세포로 변형되기 전에 자동추적 수용기에 문제가 발생하면, 미숙한 림프구는 림프 시스템에서 길을 잃고 림프샘 재생 공정을 위한 또 하나의 대상자가 된다.

어떤 특별한 위기가 미숙한 비만세포에 있는 자동추적 수용기 단백질의 기능 부전을 야기하면, 그 결과 눈먼 비만세포 림프구로 림프샘이 비대해질 것이다.

융(T. M. Jung)과 동료들은 최종적으로 비만세포로 변형되기 직전에 항원 자극에 노출되면 세포들은 림프구적 성질이 있기 때문에 자동추적 수용기의 하향 조절을 겪는다고 보여주었다. 따라서 이주하던 미성숙한 비만세포들은 이동방향을 놓치고 목적지에 도달할 능력을 잃는다. 그것은 세포들의 자동추적 장치가 파괴되어 비만세포들이 조직이나 소화관에서 자기 목적지를 향하여 조종해 갈 수 있는 능력을 상실하기 때문이다. 그래서 결국 혈액순환 과정이나 림프 시스템에서 길을 잃고 만다.

이것들이 인체의 사나운 내해(內海)가 건조해질 때 림프종과 백혈병 생성으로 이끄는 자연적 사건이다. 그렇지만 논리와 이성의 웅변에도 면역 시스템이 잠자지 않으면 다양한 종류의 암을 포함해 인체의 질병은 생기지 않을 것이다.

면역 시스템을 억압하는 탈수

골수와 동격인 모든 부위에서 일어나는 탈수는 직·간접적으로 면역 시스템을 억압한다.

만성적 탈수는 암의 일차 범인

가용한 물과 더불어 물이 수송해야 하는 자원을 조절하기 위해 히스타민이 위력을 보일 때 이 사태를 조종하기 위해 꽤 많은 수의 냉혹한 부관을 채용한다. 첫 번째로 일어나는 것은 바소프레신이라는 화학물질의 방출 증가다. 이 물질은 이중적인 기능을 한다. 바소프레신은 즉각적으로 일부 세포막 수용기는 물 분자들만 '일렬종대'로 한 번에 하나씩 통과할 정도로 크기가 작은 구멍이 달린 샤워꼭지 같은 다공성 체로 변형되게 한다.

이것이 인체의 가장 핵심적인 세포(뇌세포, 간세포, 신장세포, 선세포 등)를 수화시키기 위해 설계된 여과 시스템이다. 또 바소프레신은 그 지역의 모세혈관의 수축 압력을 증가시켜 혈액에서 뽑아낸 물을 작용 영역 안에 있는 세포에 강제로 여과하여 주입시키도록 한다. 이 기전이 역삼투 공정으로, 세포 안으로 물을 공급한다.

하지만 이 공정은 혈액의 농도를 더 농축시키고 진하게 만드는 대가를 치른다. 역삼투 공정으로 마련된 자유로운 물은 갈수에 빠진 인체 부위에 있는 각각의 세포에서 새로운 생명구제 사업을 할 수 있게 된다. 신장에서는 바소프레신이 소변을 농축시켜 물을 다시 회수한다.

세포막을 통해 물을 세포 안으로 밀어 넣는 것이 바소프레신의

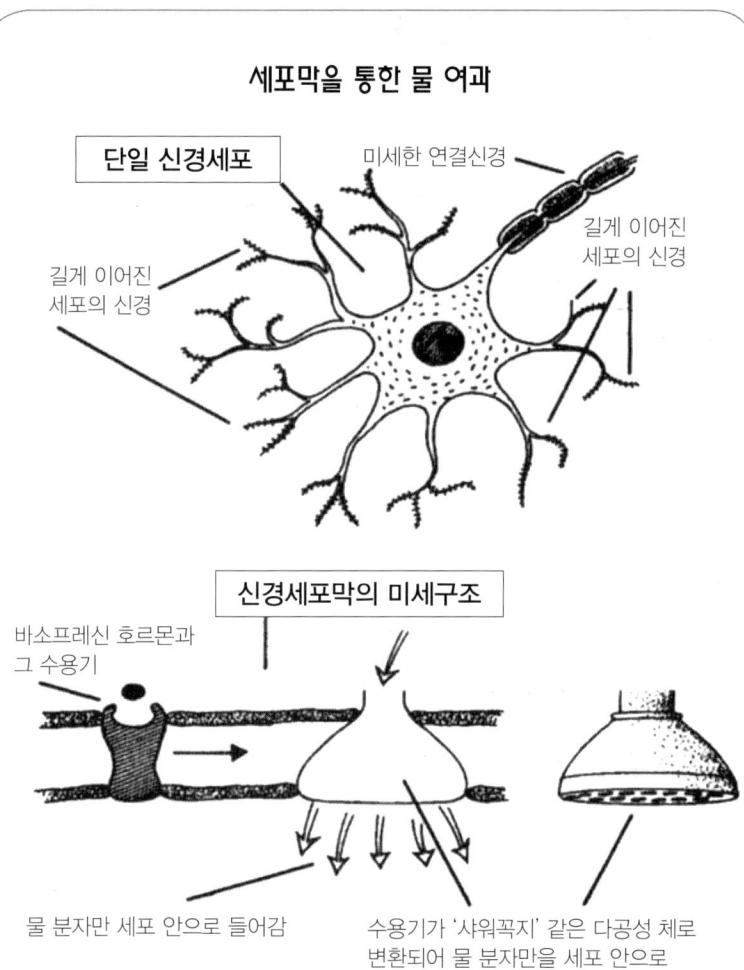

인체가 바소프레신에 의해 만들어진 물 구멍을 통해 핵심세포 안으로 물을 선택적으로 주입하는 방식이다. 탈수상황에서 실제로 혈액이 핵심세포에 공급하기 위해 다른 세포들 밖으로 물을 끌어낼 때 바소프레신은 물을 밀어 넣는 데 사용하는 주입 압력도 증가시킨다.

일차적 기능이지만, 제2의 기능도 있다. 바소프레신은 매우 강력하게 조율하는 코르티손 방출인자다. 바소프레신은 부신에 영향력을 행사하여 많은 수의 매우 효능 있는 호르몬(코르티솔, 코르티손, 코르티코스테론, 11-디옥시코르티코스테론)을 방출하게 한다.

이들 호르몬은 처음에는 염증을 예방하고, 신장에게 1,000배나 더 강한 염분을 보유하게 해서 세포들을 둘러싼 환경에 있는 수역을 넓힘으로써 더 많은 물이 여과되어 핵심적인 세포 안으로 주입될 수 있게 한다.

코르티솔과 코르티손은 강력한 항염증인자이다. 이것들은 인터루킨-1 같은 인자의 활성화를 통해 면역 시스템을 억제하는 작용을 행한다. 인터페론 생산이 중지될 때 실제 손상이 나타난다.

인터루킨-1은 면역을 억제하는 효능을 지닌 신경전달물질이자 조직분해를 활성화하는 인자로 인터페론 생산을 방해한다. 인터루킨-1은 왜 이런 부정적인 일을 할까? 이유는 수분 조절인자이자 면역 시스템 활성인자인 히스타민의 이중적 기능 때문인 듯하다.

갈수 속에서 히스타민이 수분 조절 역량을 발휘할 때 면역 시스템은 손을 놓고 한가하게 쉬고 있어야 한다. 그렇게 하지 않으면 면역 시스템의 과도한 활동이 전혀 필요하지 않은 상황에서도 체내 물 부족이 면역 시스템의 발화를 유발한다.

조직분해 활성인자로서 인터루킨-1의 기능은 인체 조직에서 일부 자원을 유리할 필요성과 모순되는 것이 아니다. 그렇다면 왜 인터루킨-1은 인터페론 생산을 억제할까?

염증을 일으키는 조건에서 영향받은 부위는 자유로운 혈액순환 흐름에서 차단되면서 산소도 차단된다. 붓고 염증 난 부위로 방어하는 백혈구가 몰려들어 고름을 형성하기에 이른다. 혈액순환에서는 산소 공급이 염증 난 부위를 중심으로 산소이용률의 보조를 맞출 수 없다. 바로 이때 인터페론이 핵심적인 기능을 드러낸다. 인터

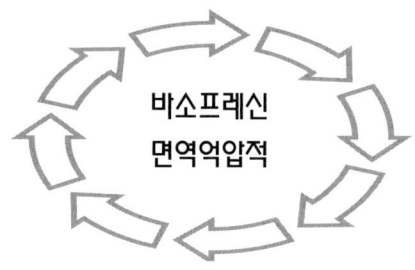

- 코르티손 활동을 증가시킨다.
- 인터루킨-1 활동을 야기한다.
- 인터루킨-2 활동을 저하시킨다.
- 인터루킨-2는 면역 시스템과 인터페론 보호를 자극한다.
- 인터루킨-1은 면역 시스템과 인터페론 보호를 방해한다.

바소프레신의 코르티손 방출 효과는 결국 강력한 면역 시스템의 억압으로 귀결된다.

페론은 수용기에 작용함으로써 트립토판과 그의 인돌라민 일족(이것들은 산소를 저장하고 산소를 슈퍼산소로 변환하는 것을 좋아한다)에게서 오존과 과산화수소의 대량 생산을 유발하는 효소를 자극한다.

과산화수소와 오존은 박테리아와 혐기성 암세포에 국소적 살균제로 작용한다. 또 일부 유리된 산소가 염증이 나서 고립된 부위 한가운데 있는 길 잃은 백혈구에 대비한다. 바로 이것이 적절하게 수화된 체내에서는 인터페론이 천연의 필수적인 화학적 항암물질로서 정상적으로 작용하는 방식이다. 탈수 초기에는 인터페론 분출이

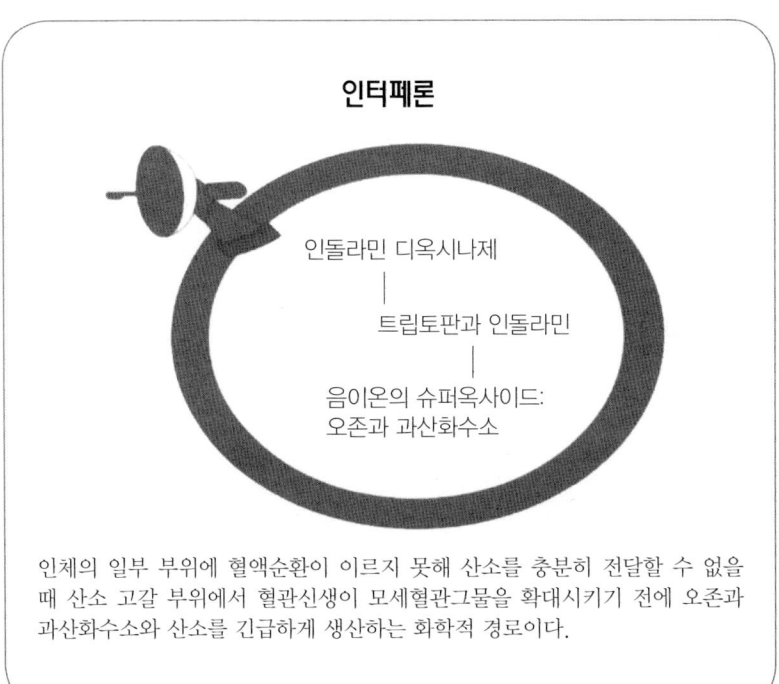

인체의 일부 부위에 혈액순환이 이르지 못해 산소를 충분히 전달할 수 없을 때 산소 고갈 부위에서 혈관신생이 모세혈관그물을 확대시키기 전에 오존과 과산화수소와 산소를 긴급하게 생산하는 화학적 경로이다.

요구되지 않는다.

그렇지만 이처럼 간접적이면서도 매우 효능 있는 히스타민에 의한 인터페론 폐쇄 기전이 만성적 탈수가 암 생성에 일차적 범인인 이유다. 탈수라는 화학적 지옥에 떨어지지 않은 정상적 상태에서 인체는 변형된 세포들이 암세포가 되는 것을 막을 수 있는 온갖 능력을 갖추고 있다.

부신 스테로이드의 면역 억압적 작용은 실제적이다. 인체에 어떤 종류의 염증반응이 있든지 의사들이 선호하는 약은 일부 브랜드의 인공 코르티손으로, 강하면 강할수록 좋다고 생각한다. 하지만 오직 단기간에 사용할 때에만 좋다. 코르티손 생성물을 장기간 사용하면 위험하다. 결핵 같은 잠복성 감염을 재활성화하거나 위궤양을 야기할 수도 있다. 그것은 면역 시스템과 박테리아 사이에서 소리 없이 지속되는 전투의 소멸을 야기한다. 외부에서 공급되는 너무 많은 코르티손은 침입자를 유리하게 하며, 내부 코르티손의 과도한 방출은 면역 시스템을 억압하는 결과로 나타나는 건강문제 쪽으로 날을 기울인다.

이로써 인체가 탈수되고 히스타민이 인체의 갈수관리 프로그램에 관여할 때 면역 시스템이 억압되는 간접적인 방식을 알게 되었다. 이제는 히스타민이 어떻게 면역 시스템을 효과적·직접적으로 억제하는지 알아보자.

인체의 방어 시스템은 백혈구의 정확한 작용에 달려 있다. 인체에는 여섯 가지 상이한 유형의 백혈구, 즉 호중구, 호산구, 호염기구, 단핵구, 림프구, 혈장세포가 있다. 정상적인 경우 림프구 세포가 인체 내 모든 백혈구의 30%를 차지한다. 백혈구는 대부분 부단히 순찰하는 경찰차같이 혈액순환을 떠나 여러 조직으로 들어가서 지역 방어 시스템을 보강한다. 그리고 림프 시스템을 경유하여 혈액순환으로 다시 들어온다. 일부 백혈구는 소진되고 대체될 때까지 고정된 지역보호 방패가 된다.

공격하는 인자에 대한 항체 제조는 주로 림프구가 맡는다. 반면에 다른 백혈구는 침입하는 요소는 물론 죽은 세포와 죽어가는 세포들을 '먹고 소화시키는' 데 관여한다. 림프구 방어선에서 나온 항체들이 이물질로 인식된 요소(박테리아, 바이러스, 기생충)에 붙어 그것의 독성을 중화시킬 뿐만 아니라, 청소부 세포들이 탐식해서 소화시키도록 꼬리표를 붙인다.

림프샘 구역에서 프로그램되는 비만세포와 마찬가지로 항체 형성에 관여할 필요가 있는 림프구도 흉선과 어쩌면 간 그리고 확정적으로 골수에서 프로그램된다. 흉선에서 교육되는 림프구는 T세포라 하고, 골수에서 교육되는 림프구는 B세포라 한다. T세포는 세 가지 하위 세포, 즉 보조 T세포, 상해 또는 살해 T세포, 억제 T세포가 있다. 이들 가운데 보조 T세포가 생산하는 화학적 인자, 예를 들어 인터루킨과 인터페론, 다른 백혈구의 성장을 자극하는 인자를 통해 면역 시스템을 조절한다.

면역 시스템에 참된 요청이 있을 때 히스타민은 면역활동의 작동에서 백혈구가 수행하는 복잡한 역할을 조절하는 주요 인자이기도 하다. 그렇지만 히스타민이 인체의 갈수관리 프로그램에 관여할 때 면역 시스템은 히스타민에 의해 활성화될 필요가 없으며, 실제로 활성화되어서도 안 된다. 이것이 면역 시스템이 작용하는 방식이다.

인체의 모든 면역활동의 시발점이 되는 골수에서 면역 시스템은 히스타민에 의해 억압된다. 억제 T세포는 히스타민 작용에 아주 민감하다. 그리고 공교롭게도 보조세포보다 2배나 많은 억제세포가 골수에 항구적으로 주재한다. 게다가 순환 속에 있는 억제 T세포 또한 일단 히스타민에 의해 자극되면 골수 안으로 물러난다. 그래서 히스타민은 지역거주자 수가 많은 억제 T세포 집단에 강력한 영향력을 행사하여 골수활동을 억제한다. 바로 이것이 히스타민이 인체의 갈수관리 프로그램에 관여할 때 골수에서 비롯되는 면역 시스템 발화를 히스타민이 막는 방식이다.

이러한 정보는 광대한 의미가 있다. 이것이 암과 자가면역장애 같은 질병 예방에 응용될 뿐만 아니라 인체가 매일 겪어야 하는 수분 부족 사태가 어떻게 점차 확실하게 재앙의 초대장이 되는지도 밝혀준다. 내가 쓴《물은 치료하고 약은 살해한다(Water Cures: Drugs Kill)》에서는 물이 90가지 이상의 크고 작은 건강문제를 되돌릴 수 있다고 보여주었다.

따라서 AIDS를 포함하여 일생을 통해 면역이 손상된 건강문제를 벗어나기 위해 규칙적인 물 섭취의 중요성을 임산부와 어린이에게 가르쳐야 하는 충분한 근거가 있다. 현재는 관례적으로 DNA가 더 작으면서도 여전히 생물활성이 있는 입자로 파편화된 결과를 AIDS라는 세계에 널리 퍼진 바이러스 질병으로 이름 붙이고 있다. 하지만 나는 전부터 AIDS를 부지불식간의 탈수대사 합병증으로 규정해 왔다. AIDS 환자에게 아주 적은 비용으로 종합비타민을 복용시키는 것이 약물 치료보다 효능이 좋다는 것이 아프리카에서 발견되었다니 흥미로운 일이다.

이로써 사람들이 갈증감각과 물을 마시고 싶은 욕구가 20세 이후 점차 감소하는 것을 깨닫지 못하고 갈증을 느낄 때까지 기다렸다가 물을 마실 때, 인체에 자리 잡는 만성적인 부지불식간의 탈수가 어떻게 비만과 우울, 암을 포함하는 질병의 일차적 원인이 되는지 어느 정도 이해할 수 있게 되었다.

암에서 해방되려면

　인체가 살아 있고 또 생존하려는 의지가 있으면 질병 과정을 되돌릴 수 있다. 현재로서는 노인을 10대 젊은이로 만들기는 불가능하지만(이것도 클로닝(미수정란의 핵을 체세포의 핵으로 바꾸어 유전적으로 똑같은 생물을 얻는 기술-옮긴이)의 도래와 더불어 변할 수도 있지만) 노령의 아픔과 통증을 제거해 또다시 젊어진 것처럼 느끼게 하는 것은 가능하다. 인체 화학이 최대의 효율성을 발휘하게 최적화되면 여러 가지 퇴행성 건강문제를 야기하는 일부 노화 과정을 되돌릴 수 있다.

　인체는 어떤 순간이든 적당하다고 보는 대로 배우고 행하는 일종의 복잡한 화학공장이다. 인체는 우리가 주는 것을 가지고 일한다. 따라서 인체에 올바른 성분을 공급하면 자기가 하도록 설계된 대로 잘 굴러갈 것이다. 인체에 잘못된 성분을 공급하면 질병으로 나타나는 징후와 신호를 표명하는 인가되지 않은 화학적 경로를 따라가도록 인체를 강요한다.

　인체에 완벽에 가까운 올바른 성분의 조합이 공급될 때 정상의 징후와 신호가 다시 한 번 빛을 발할 것이다. 바로 이때 질병 과정에서 해방된다. 똑같은 잘못을 반복하면 똑같은 질병에 걸릴 것이다. 바로 이때 암이 재발한다.

항생제가 필요한 전염병이나 대체 치료가 필요한 호르몬 분비샘 손상을 제외하고, 세포 파괴가 정상적인 약물과 화학요법, 외과 수술과 방사능 치료지침으로 치료된다고 생각하는 우를 범하지 마라.

인체 내부의 화학작용이 우리가 섭취하는 성분에 따라 최적화되지 않으면 질병의 발생 과정은 계속 진행된다. 따라서 다음과 같은 올바른 조치만 취하면 암에서 해방되는 것이 가능하고도 쉬운 일이 된다.

태도 오래 살기 원하면 죽음을 두려워하지 마라. 죽음은 피할 수 없지만 인체의 원상 회복력이 얼마나 강한지 알면 죽음에 이를 때까지는 죽음을 두려워하지 않을 수 있다. 우리는 몸에 설치된 생존 기전에 의존해야 한다. 포기해서는 안 된다. 싸울 결심을 하게 하는 인체의 화학작용을 일으켜야 한다. 희망의 갱생력으로 어떠한 건강문제라도 인체의 방어 시스템을 생존 쪽으로 지향시킬 수 있다. 암은 실제로 거꾸로 되돌릴 수 있는 건강문제다. 나중에 몇 가지 실례를 제시하겠다.

스트레스 감소를 위한 명상과 기도 스트레스가 없는 사람은 무결핍 철학에서 부요함을 찾는 일부 사람처럼 100세 또는 그 이상의 고령까지 살 수 있다. 우리에게 이런저런 질병을 짐 지우고 고

귀한 생명을 단축하는 것은 하찮은 욕구와 불필요한 욕망으로 점철되는 스트레스다.

명상과 기도는 자연법칙과 생명력에 항상 충실한 인체의 내적 작용에 우리를 연결시킨다. 명상하거나 기도하면 기능적으로 조용한 뇌의 관리 부위가 뇌의 인지 부위에 연결되어 무엇이 잘못되었으며 왜 건강문제가 생겨났는지에 대한 통찰을 얻어낸다. 믿음과 명상이 우리를 좀먹어왔던 내적 공포와 부정적 생각을 녹여낼 것이다. 그것들은 공포의 화학적 경로를 뒤엎고, 새로운 구원과 복구의 화학작용이 뒤를 잇게 할 것이다.

사랑 사랑을 주거나 받는 것은 강한 치유자로 기능한다. 어떤 질병이든 그것과 연관된 내재적인 불안이 있다. 누군가를 사랑할 때 그 사람과 함께 있기 위해 생존하기를 원한다. 사랑을 받을 때 몸은 활력을 얻고, 면역 시스템은 질병과 벌이는 전투에서 작전의 수준을 높인다. 사랑은 뇌의 화학적 경로를 변화시키며 몸의 저항력에 영향을 준다.

환자를 '발병 상태' 또는 '보험항목'으로 보아서는 안 된다. 그들은 연약한 존재다. 의사나 치유자는 환자를 치유할 때 공감과 성실의 감정을 진실하게 투사해야 한다. 공감은 그들이 처방하는 어떠한 것보다 더 훌륭한 치료약이 될 수 있다. 상업적 가능성을 보고

이 전문직에 진입하여 일확천금을 꿈꾸는 너무나 많은 의사와 연구자들이 미치는 나쁜 영향 때문에 오늘날 의료는 큰 고통을 당하고 있다. 바로 이것이 단 하나의 건강문제도 회복할 수 있는 능력이 없는데 비용만 많이 드는 간병 시스템을 두게 된 이유다.

웃음 웃음은 면역 시스템에 사랑과 비슷한 영향을 준다. 현재 유럽에서는 주기적인 웃음을 부가적인 치료 조치로 이용한다. 이 주제에 대해 책을 펴내고 강의도 하는 독일인 바바라 루팅(Barbara Rutting) 여사는 뮌헨에서 개최된 회의에서 웃음의 효과에 대한, 슬픔에 의한 시무룩함이 미소에 의한 개방성으로 바뀔 때 얼굴 태도와 자세가 변한다고 설명했다. 루팅 여사는 면역 시스템을 후원하기 위해 하루에도 여러 차례 강렬하게 웃으라고 권장한다. 일부 집단치료 모임은 이제 치료지침에 간헐적 웃음을 포함시켰다.

용서 용서는 뇌의 화학작용에 강력한 긍정적 영향을 준다. 사람들에게 피해에 대해 보복하기 위하여 모사를 부리기보다 용서하고 잊으라고 격려하고 싶을 때 언제나 이 실례를 사용한다. 어떤 사람이 부당하게 뺨을 때릴 때, 그의 행위를 여러분에 대한 모욕이 아니라 일시적인 정서적 불균형의 결과로 생각한다면, 몇 분 지나지 않아 뺨맞은 고통은 사라질 것이다. 그러나 그의 행위를 보복하지 않으면 안 될 개인적 모욕으로 간주하면 뺨맞은 일을 생각할 때마다 그 당시에 취했던 즉각적인 반응이 무엇이었든지 간에, 뺨맞음의 고통이 얼굴에 다시 돌아오고 부정적인 딴죽걸기에 다시 한 번 뇌의 화학작용이 관여한다. 이러한 딴죽걸기는 뇌를 소모시키고 뇌의 건설적인 힘을 파괴의 부정적인 에너지로 변환시키는 경향이 있다.

여기서 내 경험을 이야기하겠다. 나는 1946년 조국 이란을 떠나 에든버러에 있는 페티스 칼리지(영국에서 칼리지는 대학이 아니라 중등과정의 기숙학교)에 입학하였다. 기숙사 5개 동에 400명이 거주했으며, 그중 키머게임이라는 기숙사에서 형과 살았다.

하루는 숙제를 마치고 복도 끝에 있는 휴게실로 걸어가는데 한 학생이 내 길을 막았다! 그는 내게 주먹을 쥐라고 명령했다. 그는 나를 정말 심하게 두들겨 패고 싶어 했다. 그가 나보다 피부가 더 검은데도 자기 결정을 정당화하려고 나를 워그(wog, 중동이나 인도 출신의 피부가 검은 외국인을 가리키는 용어인 '골리워그(golliwog)'의 경멸적 약어)라고 불렀다. 그는 나와 싸울 결심을 했다. 하지만 이는 사람을 해치는 짓은 아무리 정당한 것일지라도 죄악이라는 우리 집 가훈에 어긋났다.

나는 그에게 싸우기를 즐기지 않으며 해치고 싶은 마음이 전혀 없다고 했다. 그는 이를 용납하지 않았다. 그는 내가 자기보다 키가 크고 힘도 셀지 모르지만 겁쟁이라고 생각했다. 그는 주먹을 들라고 했다. 내가 해칠 마음이 없으며 싸우지 않겠다고 했을 때 그는 오른손을 들어 온 힘을 다해 내 뺨을 때렸다. 그때 나는 전혀 노여움 없이 그를 바라보았다. 그러고 이제 충분한지 물어보았다. 뺨 한 대로 증오심이 풀리지 않는다면 따른 쪽 뺨도 때리라고 말했다.

그는 잠시 멈추었다가 울음을 터뜨렸고 사과했다. 그는 내가 기독교의 가르침을 몸소 보여줬다며, 이런 반응을 외국인에게 기대한 적이 없다고 했다. 그는 나를 해치려던 것을 뉘우치면서 사라졌다. 그가 나와의 짧은 만남을 한 후에도 여전히 그런 행동을 했을지 늘 의문스럽다. 이것이 용서의 힘이다.

나는 그때 잠시 동안만이 아니라, 그 후 60년 동안 노여움과 노여움이 뇌에 미칠 직접적이고 부정적인 영향까지도 극복할 만큼 더욱 강해졌다. 자신에게 해가 되는 사람을 용서하는 것은 강력한 치료효과가 있다. 말하는 방식이 사나운 부모는 자녀들에게 평생 간직할 심리적 상처를 남길 수 있다. 말하는 방식이 사나운 부모를 둔 자녀들이 용서할 줄 알게 되면 그들의 아픔은 대부분 치유될 것이다. 증오는 참으로 해를 끼치는 힘이다.

극초단파 극초단파 방사선을 피하라. 극초단파 방사선은 고압선에서 나오건 TV, 라디오, 전화 중계탑에서 나오건, 요리 기구에서 나오건 인체에 유익하지 않다.

전자레인지에서는 마그네트론으로 알려진 전자관이 교류 전기장을 발생시킨다. 가열되는 음식물 속의 입자들이 교류 전자기장 방향으로 정렬한다. 입자들의 진동에 영향을 주는 전기장은 초당 50억 번까지 방향을 바꾼다. 이 진동비율이 입자 사이의 상당한 온·오프 충돌마찰을 창출하여 음식의 영양가에 영향을 주는 즉석열을 발생시킨다.

생 버섯 대 마이크로웨이브 버섯

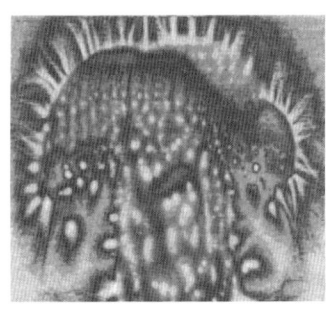 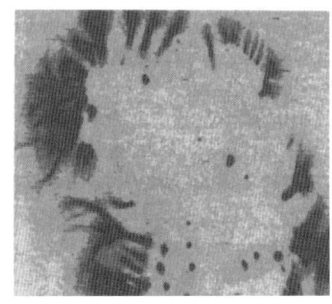

마이크로웨이브로 5초 동안 가열하기 전후의 버섯

왼쪽은 키를리안 사진기로 찍을 수 있는 생명 에너지로 충만해 있다. 오른쪽은 5초간 마이크로웨이브로 가열한 후 인체가 얻을 생명 에너지가 거의 없음을 보여준다. 데이비드 브룸의 허락을 받아 그의 저서 《키를리안 사진을 통해 본 음식물의 생명력》에서 전재했다.

식물학자이자 키를리언 사진기법(Kirlian photography: 생물의 피사체를 전장(電場)에 놓아 그것에서 방사하는 빛을 필름에 기록하는 방법-옮긴이) 전문가인 데이비드 브룸(David Broom)은 극초단파로 처리된 음식물의 뚜렷한 사진을 얻어냈다. 키를리안 사진은 생명물질이 방출하는 에너지의 오로라를 보여준다. 유기농으로 재배한 당근에는 매우 강력한 에너지 오로라가 있다. 이 당근을 5초 동안만 극초단파에 쬐어도 많은 생명 에너지를 잃는다.

이것은 버섯과 다른 음식에서도 마찬가지다. 인체가 당근에 있는 생명 에너지를 뽑아내려고 하는데, 당근을 극초단파로 처리하면 당근을 먹는 이로움이 감소된다. 음식을 먹으면서 텔레비전을 보고 싶은 사람을 위해 준비된 냉동식품에 어떤 일이 일어나는지 상상해보라(전자레인지로 음식을 가열하겠는가?-옮긴이)!

극초단파는 인체에 대해 발암 효과가 있다. 그런데 당국은 이 사실을 수없이 부인한다. 나는 1999년 독일 린다우에서 열린 세계자연과학재단회의에 참석하였다. 이 분야의 으뜸가는 과학자인 세계자연과학재단의 헤르텔 박사(Dr. Hans U. Hertel)를 포함하여 많은 과학자가 사람들에게 끊임없이 노출되는 극초단파의 위험성을 이야기했다. 유럽에 소재한 대학에서 온 연설자는 깊은 인상을 남긴 실험을 행했다. 그는 사람들이 극초단파와 어떠한 관계도 맺어서는 안 된다는 것을 각인시켰다.

그는 한 조각의 간을 가져다가 두 부분으로 나누었다. 현미경으로 보니 한 부분은 정상적인 간세포 구조를 보여주었다. 다른 부분은 조직 속에 밀어 넣은 철선을 통해 마이크로웨이브 처리되었는데, 그 결과 간세포 구조가 완전히 파괴되었다.

세포 안의 세포질은 죽상이 되었고, 모든 고형 입자는 분리되어 일자로 배열되었다. 여러 종류의 미네랄 원소가 연결고리에서 분리되어 원심분리되기라도 한 것처럼 칼슘은 칼슘끼리, 나트륨은 나트륨끼리 뭉쳐 있었다.

이 실험에서 나는 어떠한 대가를 치르더라도 극초단파에 지속적으로 노출되는 것을 피해야 한다는 확신을 얻었다. 어느 누구도 우리 몸에 마이크로웨이브 선을 끼워 넣고 일찍 죽으려 하지 않을 것은 자명하다. 하지만 상시적인 휴대전화 사용 같은 장기간의 극초단파 노출로 극초단파가 도달할 수 있는 조직에는 비슷한 효과를 가져올 것이 틀림없다. 그 회의에서 돌아온 후 곧바로 집에 있는 전자레인지를 없애버렸다.

이 이야기의 교훈은 건강을 지키려 한다면 또는 질병, 특히 암에서 회복되기를 바란다면 신선한 음식을 먹어야 하며, 조리해서 먹고 싶다면 통상적인 대류열(convection heat)을 이용하라는 것이다. 나는 천성적으로 잔걱정을 하는 사람이 아니지만 극초단파 사용에는 경각심을 높이고 있다.

물 산소 다음으로 물이 생명에 가장 중요한 물질이라고 할 때 그것은 틀린 말이다. 물이 더 중요하다. 물이 없으면 산소는 세포 내부의 일터에 이르지 못한다. 산소가 물의 구성에 사용되는 것은 사실이지만, 그러나 일차적인 물질로서 흉통에서 암에 이르기까지 모든 종류의 건강문제를 예방하고 치료하는 데 더 중요하다.

탈수를 세심하게 예방해야 한다. 국립과학원의 '음식과 영양분과(Food and Nutrition Panel)'의 최근 권고와 반대로, 목마름이 발생한다는 전통적인 의미에서 갈증을 느낄 때까지 기다렸다가 물을 마셔서는 안 된다. 목마름은 병적 상태를 일으키는 갈수 초기의 정확한 표지가 아니다. 동시에 과장해서 물을 너무 많이 마셔도 안 된다. 몸의 소중한 미네랄의 일부를 불필요하게 씻어내며 뇌 손상을 야기할 수도 있기 때문이다. 이 책의 마지막 장에 제시된 물-소금 공식에 충실하게 따르기를 바란다. 오히려 좋은 표지는 소변 색깔이다. 소변 색깔이 밝은 노랑에서 무색 사이에 있도록 물을 충분히 섭취해야 한다.

피부암 치료에는 반복해서 목욕하고 암 조직 부위를 뜨거운 물로 마사지하는 것이 매우 효과적이라는 사실이 입증되었다. 암세포와 싸우려면 더 많은 혈액순환을 피부 근저까지 보내야 한다. 이때 뜨거운 물이 도움이 된다.

광범위하게 궤양화하는 흑색종(ulcerating melanoma)이 등에 생겨

고생한 프린스턴대학의 한 교수가 치료 경험을 알려주었다. 그는 필라델피아에 있는 의대부속병원에서 치료를 받았는데 차도가 거의 없었다. 그래서 직관적으로 하루에 두 시간 동안 욕조에 들어가 등을 따뜻한 물에 담그겠다고 결심했다. 약간의 미네랄 소금을 물에 섞기도 했다. 그는 피부암을 이런 방식으로 치료했다.

1994년 샌디에이고에서 개최된 암관리협회 회의에서 행한 첫 번째 강의에서 만난 숙녀는 왼쪽 손등에 아주 큰 종양이 있었다. 그녀는 생활양식과 영양 섭취 변화를 질병 치료에 이용하는 캘리포니아의 유명한 클리닉에서 치료를 받았다.

그녀가 암을 제거하기 위해 자기가 할 수 있는 일이 있는지 내게 의견을 구했을 때, 나는 매일매일 자주 물을 마시고 따뜻한 물에 손을 담그라고 조언했다.

그녀가 다니는 병원은 물 섭취를 옹호하지 않았다. 그 의사들은 오로지 '주스 먹기'만을 믿었다. 2002년에 로스앤젤레스의 암관리협회 회의에서 그 숙녀를 다시 만났는데, 물을 마시고 따뜻한 물에 손을 담근 후 암이 아주 빨리 치유되었다고 말해주었다. 이 이유에 대해서는 뒤에서 설명하도록 하겠다.

탈수되었을 때 피부의 혈액순환

피부 구조는 여러 층으로 구성되어 있다. 우선 몸 밖에 노출되어 죽어가는 외부 세포들의 탄탄한 층이 있다. 탄탄한 층 바로 밑에 부단히 성장해서 그 외부 층(마찰에 긁히고 벗겨지기도 하는)을 대체하는 생기 넘치는 피부 세포층이 있다.

활발히 성장하는 층 밑에는 예를 들어 근육조직과 표재성 뼈 같은 그 밑의 구조물을 위한 충격흡수장치로, 또 열기와 한기에 절연

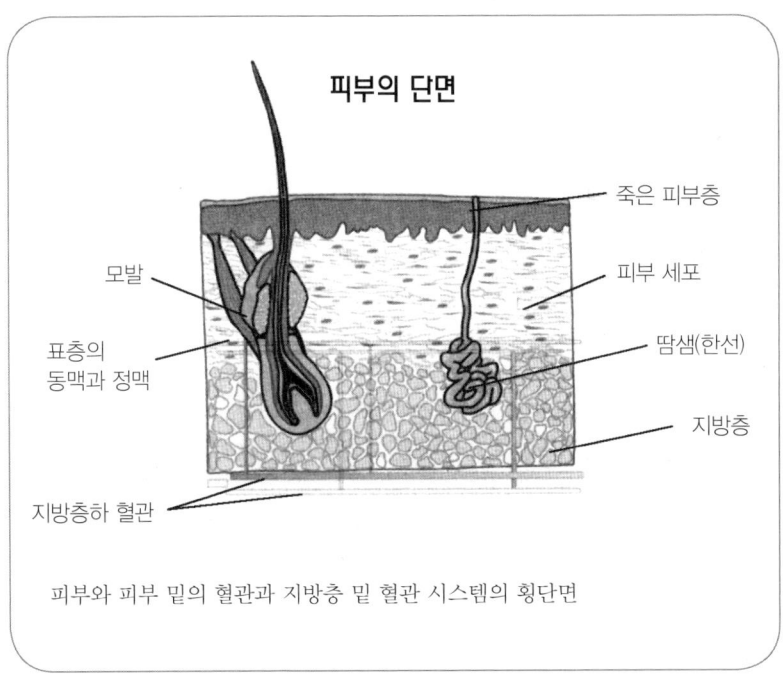

피부와 피부 밑의 혈관과 지방층 밑 혈관 시스템의 횡단면

체로 작용하는 비축지방의 층이 있다. 두 층의 모세혈관 순환이 피부에 봉사한다. 한 층은 피부층과 그 밑의 지방층 사이에 있고, 다른 모세혈관망은 지방층 밑 근육조직 위에 있다. 이 두 모세혈관 그물망은 지방층을 관통하는 모세혈관 세류들로 상호연결된다('피부의 단면' 그림 참조).

몸이 젊고 세포들이 잘 수화되었을 때는 바깥쪽의 모세혈관 그물망에서의 혈액순환이 피부에 봉사한다. 몸이 충분한 수분을 보유하여 대기로의 부단한 수분 소실을 감당할 여유가 있기 때문이다. 이때 젊은 사람의 피부는 장밋빛을 띤다.

나이 먹고 갈증감각이 점점 더 둔감해져 몸이 부지불식간에 탈수될 수밖에 없게 됨에 따라 바깥쪽의 모세혈관그물은 점점 폐쇄된다. 지방 아래의 모세혈관층이 피부세포에 얼마간의 혈액순환을 공급하지만, 피부의 끊임없는 수분 소실을 보충할 만큼 충분하지 못하다. 이 때문에 나이든 사람의 탈수된 피부는 주름진 회색을 띤다.

충분한 물 섭취를 통한 적절한 수화는 피부 밑에 있는 모세혈관의 순환을 열어준다. 피부를 뜨거운 물에 담갔을 때 피부에 전해지는 열기는 그 부위에 있는 신경종말을 자극한다. 그러면 신경종말은 피부 바로 밑에 있는 모세혈관그물을 열리게 하여 몸을 식힐 발한과 땀에 필요한 물을 공급하게 한다. 이 공정에서 얼마간의 독성 노폐물도 땀샘으로 배출된다.

따라서 피부암의 치료지침으로 뜨거운 물은 두 가지의 도움을 얻을 수 있다.

첫째, 피부 감지기는 물의 양이 이용 가능하기에 충분하며, 물 배급 프로그램들을 엄격하게 시행할 필요가 없음을 뇌에게 알려준다.

둘째, 뜨거운 물이 공급하는 열기는 모세혈관그물이 열려 더 많은 물과 산소, 원료 그리고 활성화된 면역세포를 피부 속의 암 성장 근저까지 운반하게 한다. 이것이 피부암을 치료하는 효과적인 천연 치료지침이다.

미네랄 음식 속의 미네랄 균형이 암 예방에 대단히 중요하며, 암 치료에는 훨씬 더 중요하다. 우리 몸에서 혈액이 묽게 유지되어 인체의 모든 틈새와 구석구석까지 도달하려면 순환하는 혈액의 양이 증가해야 하는데, 그러기 위해서는 소금이 필요하다. 소금은 인체의 세포 내부를 암 예방과 치료에 필수적인 알칼리 상태로 만드는 데 도움을 준다.

정제되지 않은 소금의 또 다른 미네랄 성분은 세포 내부의 수분 함유량을 증가시키고 알칼리 상태로 만든다. 따라서 극히 중요한 동료 미네랄을 제거한 식탁용 규격 소금 대신 정제되지 않은 천일염이나 암염을 사용하는 것이 좋다. 미네랄에 대한 더 많은 정보는 이 책 마지막 장에 있다.

녹색 채소 녹색은 우리 몸에 유익하다. 헤모글로빈이 많은 철을 함유하는 방식과 똑같은 방식으로 엽록소는 많은 마그네슘을 함유하고 있다. 헤모글로빈과 엽록소 모두 산소 운반자다. 엽록소는 인체를 알칼리 상태로 만드는 효과가 있다. 녹색 채소는 생명유지에 필요한 많은 필수적 요소(비타민과 미네랄, 단백질, 필수 지방, 항산화제, 식물화학물질)를 함유하고 있다. 채소 먹기가 불편하면 주스로 만들어 먹어도 괜찮다.

과일 색채가 풍부한 실과와 장과(漿果)에는 항산화 성질이 많다. 이들이 인체를 알칼리 상태로 만든다. 신선한 과일은 활성산소(free radicals)에 의한 손상을 예방한다. 인체는 과일 섭취로 칼륨과 칼슘 같은 미네랄 요구를 충족시킬 수 있다. 바나나, 감귤, 과일, 망고, 파인애플, 토마토, 사과, 자두, 복숭아, 아보카도, 멜론 그 밖의 여러 과일이 아픈 몸, 특히 암에 걸린 몸에는 약이다. 제철과일을 그대로 먹든 주스로 만들어 먹든 괜찮다. 중요한 것은 반드시 날마다 여러 차례 먹어야 한다는 것이다.

내가 열 살 때 장티푸스에 걸려 혼수상태에 빠졌던 적이 있다. 오염된 식수원 때문에 수천 명이 장티푸스에 걸렸다. 당시에는 항생제가 없었으며, 애정 어린 보살핌과 간호가 허약한 인체를 생존 쪽으로 저울추를 기울게 하는 유일한 방법이었다.

당시 내 식단에는 '달콤한 레몬' 주스가 여러 잔 포함되었다. 장티푸스를 이겨내고 의식을 회복하는 데 5개월이 걸렸다. 수천 명이 그렇게 할 수 없어 죽었다. 어머니의 애정 어린 관심과 매일 마신 레몬주스가 내가 살아나는 데 도움이 되었다. 그것이 나의 면역 시스템을 북돋우는 천연의 약이었다.

단백질 균형 있는 아미노산 구성을 지닌 단백질은 인체의 물리적 구조를 위한 축조벽돌로 필수불가결하다. 또 효소와 수용기, 뇌의 신경전달물질 제조에도 사용된다. 이 주제는 앞에서 충분히 논의한 바 있다. 단백질은 인체를 산성화하는 경향이 있다. 바로 이것이 과일과 채소, 단백질 섭취량이 균형을 이루어야 하는 이유다. 이상적인 구성은 과일과 채소(당근, 근대뿌리, 순무, 감자, 고구마 같은 뿌리는 미네랄 함량이 많다)와 콩류가 대략 80%가 되어야 한다.

콩류는 단백질 함량이 많고, 아미노산이 이상적으로 균형을 이루고 있다. 렌즈콩, 잠두, 병아리콩, 깍지콩, 대두 같은 콩류는 약 28%가 단백질로 구성되어 있다. 음식의 20%만이 육류, 물고기, 가금, 달걀, 치즈, 특히 아미노산 트립토판이 풍부한 코티지 치즈(cottage cheese: 탈지유로 만드는 희고 연한 치즈-옮긴이) 같은 동물성 단백질이어야 한다. 칠면조 가슴살에도 트립토판이 풍부하게 함유되어 있다. 하지만 쇠고기는 그렇지 않다.

운동 운동은 그 위에 생명이 서 있도록 하는 생리적 받침대다. 운동은 혈액이 온몸 구석구석을 순환해서 각 지역에 물과 산소를 공급하여 건강을 보존하는 데 도움이 된다. 조직에 적절한 물과 산소를 공급하는 것은 암 예방에 확실한 조치다. 운동은 심장으로 돌아오는 효율적인 림프의 흐름에도 필수적이다. 근육 수축은 펌프질 압력을 발휘하여 림프가 림프관을 따라 위쪽으로 그리고 심장 쪽으로 흘러들어 혈액과 섞여 다시 순환하게 만든다. 운동은 암 예방에 필수적인 트립토판과 다른 필수아미노산 보존 쪽으로 인체 생리를 지향시킨다.

햇빛 햇빛과 햇빛의 하위 빛 시스템이 눈의 빛 감지기뿐만 아니라 얼굴과 이마의 피부에 있는 특수 감지기를 자극한다. 이러한 빛 에너지장(energy fields)이 인체의 생물학적 시계를 프로그램화하여 인체 분비샘의 호르몬 분비를 자연스럽게 통합하도록 만든다. 햇빛은 치유하는 에너지다.

햇빛은 골다공증과 어린이에게 발병하는 구루병의 골연화 합병증을 바로잡는 데 도움이 된다. 햇빛은 콜레스테롤을 비타민 D로 변환시키고, 인체의 세포에 있는 칼슘 비축고에 ATP 에너지 저장을 촉진한다. 이는 인체의 면역활동 증진에 필수적인 조치다.

음악 저명한 과학자 에모토 박사(Masaru Emoto, M. D.)는 의학에 새로운 논제를 도입했다. 그는 물이 소리와 오염물질인 독소의 영향을 받는다는 사실을 발견했다. 에모토 박사는 소리로 물에 영향을 주거나 또는 이미 독소를 포함한 샘에서 물을 떠와 얼음 결정을 형성할 때 어떤 현상이 일어나는지 보여주었다.

조화로운 고전음악은 분명하고 부드러운 얼음 결정을 생산하고, 시끄러운 헤비메탈 음악은 비정상인 기형 결정을 생산한다. 다이옥신 같은 독소를 포함한 물은 비정상적이고 기형적인 얼음 결정을 생산한다. 물이 담긴 잔에 고맙다는 친절한 말이나 욕이 쓰여 있을 때도 얼음 결정의 형태와 짜임새에 영향을 주었다.

에모토 박사는 "사랑과 감사가 세상에서 가장 아름다운 결정을 보여준다"라고 했다. 모차르트, 바흐, 쇼팽이 '행복한 얼음 결정'에 여러 변이를 낳았다. 이러한 실험은 물이 소리에 반응한다는 사실에 의심의 여지를 남겨두지 않는다. 인체의 75%가 물로 구성되어 있다는 것을 기억해야 한다.

따라서 조화로운 소리의 영향은 내부에 자연의 힘을 지녀 치유 영향력을 행사하는 인체의 내적 조화로 번역할 수 있다. 행복감을 느끼게 하는 음악은 질병 치료지침, 특히 암 치료에서 효과적인 자연적 과정으로 활용해야 한다.

인도주의적 활동 (신앙에 기초할수록) 인도주의적 활동은 뇌를 목적 있고 건설적인 생활방식으로 프로그램화한다. 그래서 자신에 대한 부단한 사색에서 멀리하게 하고, 두뇌의 에너지 소비 일부를 애타주의로 돌린다. 이것이 뇌의 생리에 긍정적 효과를 주고 생활 스트레스를 해소하는 성취감을 가져다준다. 참된 감정이입에 기초한 활동은 뇌를 치유하는 효과가 있다.

물 치료로 암에서 탈출한 사람들

앤드루 바우만(Andrew J. Bauman IV) 이야기를 들어보자. 앤드루의 악성 흑색종과 림프종은 여러 해 동안 징후를 보였던 탈수의 결과였다. 앤드루에게 일어난 탈수의 첫 번째 징후는 8세 때 알레르기에서 시작되었다. 그는 알레르기와 관련된 호흡문제도 있었다. 14세 때 인체의 가장 가혹한 갈수관리 프로그램인 당뇨가 발생했다. 23세 때쯤에는 천식 치료를 받지 않으면 더 살기 어려웠다. 26세에는 시력에 영향을 주는 당뇨성 신경장애와 팔과 다리에 순환장애가 생겼다. 20세 이후에는 면역 시스템이 억압되었음을 가리키는 선열(腺熱)이 여러 차례 나타났다.

> **앤드루 바우만, 42세**
>
> - **알레르기:** 8세
> - **치료를 요하는 천식:** 23세
> - **당뇨병:** 14세
> - **면역계 저하:** 20세
> - **신경장애:** 26세
> - **왼쪽 옆구리 피부종기:** 1995년 9월 생검, 림프종 칼륨검사 결과 전신에 림프종
> - **물 치료:** 1995년 11월
> - **칼륨검사 결과:** 1996년 3월 어느 곳에도 암세포가 없다.
>
> 결국 림프종으로 귀결되는 일련의 탈수 징후

㈜ 나는 이 책에서 앤드루 바우만의 성과 이름을 밝혔다. 이러한 사람이 실제로 존재하는 것을 명백히 하기 위해서다. 그는 뉴욕에 살며 중의학(中醫學)을 공부한다. 그의 발병 역사는 인체가 지속적으로 탈수될 때 일어나는 생리적 사태의 순서를 예증할 만큼 특이하다. 편지를 읽어보면, 수많은 발병 조건과 점차 정착되는 탈수 사이의 관계, 주요 건강문제 상호간에 생성되는 관계에 대해 깨달을 것이다.

앤드루의 사례를 보면 탈수가 소아기의 알레르기 형태로 모습을

드러낸 후 계속해서 진행되면서 당뇨병, 천식, 면역저하와 반복되는 감염, 혈관질환, 결국 피부 B세포 림프종으로 표출되었다. 그는 여러 건강문제에 대해 대증요법으로 치료하기 위해 한 의사에서 다른 의사로, 이 병원에서 저 병원으로 옮겨다녔다. 결국 엑스레이 가열을 했으며 광범위한 열상을 입었다. 의사들은 앤드루가 치료를 거부하기 전까지 암세포를 살해하기 위해 엑스레이 가열을 계속하려 했다. 다행히도 그는 다양한 형태의 건강문제보다는 치료 방법 때문에 더 빨리 죽음이 올 것이라고 깨달았다.

2003년 4월 앤드루의 의기양양한 전화를 받았다. 진짜로 암이 깨끗하게 사라졌는지 알아보려고 한 광범위한 검사와 조사 결과는 '이상 없음'이었다. 그의 '전통적인' 의사들은 어리둥절해했고, 어떻게 해서 그렇게 되었는지 알고 싶어 했다. 그들은 그의 림프종 같은 종류가 6년 동안 재발하지 않은 것을 들어본 적이 없었다. 그는 '물 치료' 지침을 그들에게 설명해주었다! 2004년 8월에는 앤드루가 매우 건강하며, 어디에서든지 '물 치료'를 성공적으로 전파하고 있다는 보고를 받고 기뻤다.

앤드루가 수많은 감염을 줄일 수 있었던 이유를 설명해보려고 한다. 히스타민은 인체의 일차적인 수분 조절인자이며 일차적인 면역 시스템 조절인자다. 그렇지만 히스타민이 인체의 수분 조절에 관여할 때는 자동으로 골수라는 활동 수준에서 면역 시스템을 억압한다. 그렇게 하지 않으면 탈수는 항상적으로 면역 시스템의 발화를 일으킨다. 이것이 인체가 탈수되었을 때 인체 자원을 허비하지 않으면서 심각한 감염을 막기 위한 면역 시스템을 보존하려는 인체의 자연설계다.

제 이름은 앤드루 바우만 4세이며 나이는 42세입니다. 저는 34세일 때에도 44세처럼 느꼈고, 그렇게 보였습니다. 제 인생은 대부분 병마와 싸우면서 허비했습니다. 그러나 이제는 새로 찾은 활력과 생명력으로 하루하루를 즐깁니다. 전에는 만성 탈수 상태였지만 이제는 그럴 만큼 어리석지 않습니다.

저는 펜실베이니아 북동부 스크랜턴 근처의 병원에서 태어났습니다. 부모님께서는 예방접종을 꼬박꼬박 하는 등 애지중지 돌보셨고, 배가 아파 울면 유아용 조제분유를, 나중에는 시리얼과 주스, 물을 먹이셨습니다. 저는 첫 번째 소아마비 백신을 맞고 나서 이유도 모른 채 허리 아래가 마비되었습니다. 전문의들은 당혹해하면서 '발육부진 소아마비'라고 진단했습니다. 마비증상은 느닷없이 생겼던 것처럼 느닷없이 사라졌습니다.

그런데 5세 무렵 1학년이 되어 백신 효능 지속을 위한 예방주사를 맞았을 때 다시 마비됐고, 몇 달 동안 입원과 침대생활로 체중이 증가했습니다. 모든 음식을 다 먹었고, 손님이 오면 청량음료를 마셨으며, 물은 이따금 조금 마셨습니다. 그러다가 마비 증상이 또 사라졌습니다.

8세에 3학년이 되면서 알레르기 증상과 고통이 시작되었습니다. 마른기침을 자주 하는 것이 문제였습니다. 봄부터 가을까지 새로 깎은 잔디 근처에 있으면 숨쉬기가 힘들고, 눈이 가렵고 눈물이 나며, 몸이 피로해졌습니다. 중학교에 다닐 때에는 알레르기로 인한 일시적인 쇼크를 경험했습니다.

23세에 전문의를 만났는데, 그는 알레르기와 천식이라는 진단을 내리고 주사와 공기흡입기로 치료했습니다. 치료를 받아도 증상은 계속해서 나빠졌습니다. 입술은 언제나 건조하고 갈라졌습니다. 당시에는 하루에 커피 2~4잔과 함께 청량음료를 몇 잔 마셨고, 차와 술도 조금 마셨습니다. 물은 낮 동안 어쩌다 한 잔 마시는 정도였습니다. 알레르기와 천식은 계속되다가 1996년 하루에 물을 2~3L까지 마시게 되면서 비로소 없어졌습니다. 이제 알레르기나 천식으로 고생하지 않습니다.

당뇨문제가 생긴 것은 14세 때였습니다. 인슐린 의존성 당뇨 또는 '연소자형 당뇨'라고 진단받았습니다. 카페인 함유 음료를 포함한 다이어트 음료를 마시기 시작한 것이 바로 그때입니다. 여전히 하루에 물은 2~4잔 마시면서 차를 즐겼고, 커피도 마셨습니다. 몇 년 사이에 당뇨로 여러 번 입원하였습니다.

1980년대 중반쯤 당뇨성 신경장애로 문제가 생겼고 다리가 퉁퉁 부었습니다. 도플러 레이더(Doppler radar) 검사 결과 다리 정맥혈관에 장애물로 보이는 게 있어 진단용 관찰을 위한 염료주사를 맞자 정맥이 파열되었으며 붓기는 악화되었습니다. 그때 '정맥부전증' 진단을 받았습니다. 1994년에 1년 이내에 다리 절단수술을 받아야 할 것이라는 말을 들었습니다.

시험적인 당뇨 인슐린 공급을 시도하던 중 눈의 망막혈관이 팽창하여 출혈된 것을 초기 검진에서 발견했습니다. 그 후 15년간 새는 혈관을 봉하고 새로운 혈관 팽창을 막기 위한 레이저 수술을 받았습니다. 1992년에는 전립선 비대증이 생겼지만 양성이었고, 신장기능 저하 징후도 보였습니다. 1993년에는 성기능장애도 경험했습니다. 1994년 자연요법 또는 동종요법 의사에게 진료를 받았는데, 그분은 대체의료 치료 외에 물 섭취량을 늘리라고 했습니다. 인슐린 복용량은 하루 약 95단위였습니다.

1976년에는 면역 시스템에 많은 문제가 나타났습니다. 1974년에 대학에 진학했으며, 1976년에는 대학에 다니면서 정신보건 근로자로 일했고, 아내가 될 사람을 만났습니다. 그러던 중 '전염성 단핵구증가증'이 발병했습니다. 아내와 1977년 결혼했지만 많은 감염과 질병과 싸워야 했고 1978년에는 직장도 잃었습니다. 1979년 입원 중에 또다시 '단핵구증가증'을 진단받았습니다. 의사들은 다시는 단핵구증가증이 나타나서는 안 된다고 하면서 전문의들과 상의했습니다. 독감백신을 맞고 퇴원했지만, 하루 만에 섭씨 41℃의 고열로 입원했습니다.

그때 검사를 많이 받았지만 별다른 것은 나타나지 않았습니다. 격심한 복부통증으로 검사를 받았는데, 비장 옆에 비장이 또 하나 붙어 자라며 그것도 비장기능을 한다는 말을 들었습니다. 그 해 어느 집을 방문했다가 살균되지 않은 우유를 마시고 장관의 세균감염으로 다시 입원했습니다. '브루셀라증 및 프로테우스-옥스19'라는 진단을 받았고, 더 많은 항생제 치료를 받았습니다.

1980, 1981년 중에 또 '단핵구증가증'이 발병하여 입원했습니다. 당뇨 조절 문제는 끊임없는 전쟁이었습니다. 한 감염질환 전문가가 외부병원체에 대항하는 수많은 특수항체도 역시 감염된다는 것을 발견했는데, 의사들은 그것이 잦은 감염뿐만 아니라 천식과 알레르기 문제와 관련 있는 것이 아닌가 하는 암시를 주었습니다.

1980년대는 입원과 질병, 실직, 스트레스 등 문제들로 가득 찬 기간이었습니다. 제가 페니실린과 테트라시클에 알레르기가 있다고 진단받은 것도, 고혈압이 발병한 것도, 만성피로증후군과 림프구의 이상 증식(면역 시스템이 과도한 스트레스를 받음), 관절염, 점액낭염, 섬유근육통, 위장경련이나 위산역류, 배변 장애를 진단받은 것도 그때였습니다. 등 왼쪽 옆구리에는 양성 종양도 생겼습니다.

갑상선 부분에는 작은 혹이 생겼는데, 납과 카드뮴, 알루미늄 중독으로 진단받았으며, 이런 중금속들은 우리 집 근처의 쓰레기 매립지에서도 발견되었습니다. 저는 과체중이었고, 수면무호흡증까지 생겼습니다. 검사 결과 6시간 동안 300번 이상 호흡 중단과 '기면발작'이 있었습니다. 잠시 동안도 깊은 수면을 이룰 수 없었습니다.

결국 수면무호흡증을 고치려고 수술했고, 밤에 숨 쉬는 것을 돕도록 목에 기관절개관을 끼웠으며, 기도가 열려 있게 하려고 호흡기를 쓴 채 잤습니다. 1980년대까지도 커피와 사카린, 나중에는 아스파탐을 섭취했던 반면 물은 겨우 몇 잔 마셨을 뿐입니다. 결국 1987년에 '불구자' 선고를 받았습니다.

1992년에 36세였지만 겉보기는 물론 스스로 느끼기에도 40대 후반 같았으며, 실제 건강 상태는 겉모습보다 더욱 안 좋았습니다. 비타민,허브와 함께 천연 보충제를 복용하고 자연요법을 시행했습니다. 자연요법을 행하는 의사는 물 섭취량을 늘리고 카페인 섭취는 줄이라고 권고했습니다. 저는 발의 감각을 잃었고, 늘 피곤하고 욱신거렸으며, 우울하고, 희망도 거의 없었습니다.

저는 물을 많이 마시기 시작했고 카페인 섭취는 다소 줄였습니다. 1995년 무렵에는 건강도 외관도 훨씬 나아졌습니다. 하지만 하루에 물을 고작 0.9~1.4L를 마셨을 뿐 모든 카페인을 몸 밖으로 배출하지 못했으며 천일염을 사용하지도 않았습니다.

1995년 9월 왼쪽 옆구리의 종기가 붉게 변하면서 가렵고 커졌습니다. 가족 주치의는 종기를 제거한 뒤 검사하기 위해 어딘가로 보냈습니다. 10월에 피부B세포림프종이라는 진단을 받았습니다. 종양이 한 개 있던 등에는 새로운 종양 26개가 자라고 있었는데, 큰 병원에서 검진한 결과 림프암이었습니다. 피부 표면에 있는 림프암은 흔치 않은 병인데, 아직 연구가 많이 행해지지 않았다는 설명을 들었습니다. 갈륨검사를 받았는데, 검사 결과 온몸의 표면이 암세포에 양성으로 빛나고 있음이 밝혀졌습니다. 이미 흑색종 두 개를 제거한 바 있는 가슴 가운데 부분과 마찬가지로 등의 옆구리는 더 밝은 하얀색으로 '고도양성'이었습니다. 병원에서는 국부적 방사선 치료를 받으라고 하면서, 종양이 나타날 때마다 방사선 치료를 하겠다고 했습니다. 아니면 필라델피아로 가서 전신에 방사선을 쐬는 것도 좋다고 했습니다. 결국 등에 방사선 치료를 받았는데, 3도 화상을 입었습니다. 저는 전신 방사선 치료를 거부했고, 방사선 치료 중반 무렵부터는 동종요법 의사가 천연세척요법을 사용했습니다. 암전문의는 제게 무엇이든 시도해보고, "주변정리를 해둘 뿐만 아니라 할 수 있는 것은 다 해보라"고 했습니다. 저는 물 섭취량을 늘렸고, 영양보충제를 복용하면서 자연치료를 받았습니다.

1995년 11월, 답을 찾아 여행하는 동안 자동차 타이어를 구입할 때였습니다. 자동차부품 가게에서 밥 부츠를 소개받았는데, 그는 박사님의 '물 치료' 프로그램을 알려주며, 병을 치료하려면 그 방법을 곧이

곧대로 따라야 한다고 했습니다. 그때부터 물 섭취량을 곧이곧대로 늘렸지만, 고혈압에 관련된 전통적인 의학적 금기 때문에 소금 섭취를 늘리는 것은 주저했습니다. 나중에 잘못된 생각이었음을 알고 나서야 소금 섭취도 늘렸습니다.

1996년 3월에 또 갈륨검사를 받으러 갔는데, 온몸에 양성으로 빛나던 단 하나의 암 징후도 없음이 드러났습니다. 의사들은 갈륨검사에 이상이 있다고 생각했지만, 동종요법 의사와 저는 치유되고 있음을 알게 되었습니다. 카페인을 줄이고 물을 더 많이 마신 것, 식사습관 변화, 천연 약재, 믿음 덕분에 안식처로 돌아올 수 있었습니다.

그 후 제 건강은 지속적으로 호전되고 있습니다. 이제는 비장이 두 개 있지도 않을뿐더러 하나뿐인 비장은 크기도 기능도 정상입니다. 저는 아침에 물 첫잔을 마시기 전에 손바닥의 천일염을 핥아먹으며 소금도 편견 없이 사용합니다. 하루에 물을 5.6L 마시고 영양보충제를 복용하며 도정하지 않은 곡물, 신선한 과일, 채소를 먹습니다. 40인치였던 허리둘레는 이제 36인치이며, 체중은 113kg에서 95kg로 줄어들었고, 근육도 단단해졌습니다.

안색과 외모는 30대 초반이었을 때와 다를 바 없으며, 남성으로서 정력은 20대 수준입니다. 발목은 더 붓지 않으며, 새로운 맥박이 한때는 죽었던 자리에서 다시 살아나 뛰고 있습니다. 전에는 한꺼번에 적어도 15가지 처방약을 먹었지만, 이제는 어떤 약도 복용하지 않습니다. 인슐린 필요량도 하루 95단위에서 35~45단위로 줄었습니다. 이제 더는 만성적인 감염이나 피로로 고생하지도 않고, 예전에는 하루 12~14시간씩 자다가 요새는 6~8시간 잡니다. 전에는 항생제를 끊임없이 복용했는데, 이제는 항생제 복용이 드문 일이 되었습니다. 알레르기나 천식, 위경련(위산역류)도 더는 없습니다. 관절염이나 점액낭염, 장 질환으로 고통받는 일도 없습니다. 스트레스 검사를 받았을 때 저보다 어린 의사가 제 건강 상태가 자기보다 좋다고 말했습니다. 고혈압도 꾸준히 나아지고 있습니다. 갑상선 혹도 없어졌고, 중금속 중독 증상도 보이지 않습니다. 죽음의 고비를 넘기고 새로운 삶을 찾은 것입니다.

저는 이제 물과 소금, 미네랄, 보충제를 섭취하여 영양의 균형을 이루고 계속되는 삶의 질 향상과 더불어 새로운 삶을 살고 있습니다. 저는 참으로 축복받은 사람입니다. 이 편지가 의료시술에서 물이 가지는 의약적 가치의 복음을 널리 전하는 데 도움이 되리라 생각하시면 박사님께서는 어떠한 방식으로도 이 편지를 사용하실 수 있습니다. 안녕히 계십시오. - 앤드루 J. 바우만 4세

이미 여러분에게 림프구와 인체에 탈수가 있을 때 어떻게 림프구가 림프계에서 길을 잃고 오도 가도 못하게 되는지에 관한 과학적 정보를 제시했다. 앤드루 바우만의 편지에서 탈수와 탈수 합병증을

바로잡는 것이 어떻게 병리 상태를 되돌릴 수 있는지 알게 되었다. 나는 암을 연구하는 사람들이 이 정보를 활용하기를 희망하며, 그들이 상업친화적인 요술적 의료시술 방식을 보호하기 위해 이 정보를 무시하지 않기를 바란다.

나는 진심으로 림프종은 언제든지 예방 가능하다고 생각한다. 이 책에서 제시한 정보를 적용하면 동일한 치료지침으로도 만개한 림프종 95% 이상이 방면될 것으로 예상한다. 방면을 100% 달성하려면 진척된 연구를 통해 다른 사소한 원소와 미네랄 결핍을 찾아내어 치료지침을 미세 조정해야 한다.

몇 달 전에 박사님의 매혹적인 저서 《물을 달라는 우리 몸의 수많은 외침》을 독파했습니다. 저는 그 책을 다 읽을 때까지 내려놓을 수 없었습니다. 제 친구와 가족도 읽었습니다. 의학적 배경이 약간 있는 동생도 책을 읽고 매우 흥미롭다고 했습니다.

저는 진성적혈구증가증에 걸렸습니다. 제 몸에서는 적혈구가 너무 많이 생성되어 하이드록시유레아를 복용하고 있습니다. 또 시시때때로 사혈(瀉血) 시술도 받아야 합니다. 저는 9년 전인 33세 때 진단받았습니다만, 의사는 이미 몇 년 전에 발병한 것 같다고 했습니다. 이 병은 대개 나이가 많은 사람에게 생기는 희귀병이며, 제 또래는 대체로 이 질병에 걸리지 않습니다. 사람들은 스트레스가 이 질병과 관련 있지 않을까 여겼습니다.

저는 몇 년 동안 경비원으로 공장과 공단에서 일했으며, 일부 화학물질이나 독성물질에 노출되었을 것입니다. 수년 동안 해마다 건강 상태가 조금씩 악화되었고, 하이드록시유레아가 처방되었습니다. 그런데 장기간의 하이드록시유레아 복용이 어떤 경우에는 백혈병과 다른 질병을 야기할 수도 있습니다.

8개월 전에 저는 박사님의 저서를 읽었고 물을 많이 마시기 시작하였습니다. 하루에 약 2.4L를 마십니다. 저는 수년에 걸쳐 고혈압으로 고생했는데, 의사는 고혈압 약을 계속 복용하도록 강권했습니다. 처음에는 혈압이 경계선상에 있었지만 점점 악화되었습니다. 가능한 한 오랫동안 고혈압 약을 복용하라는 말을 거부하였지만 그다지 오랫동안 거부할 수 있을 것으로 생각하지는 않습니다. 저는 8개월 전부터 물을 하루에 2.4L씩 마시기 시작했습니다. 지금 혈압은 전체적으로 정상입니다. 한 가지 말씀드리면, 지난 건강검진에서 간호사가 10대 혈압이라고 농담까지 했습니다.

진성적혈구증가증도 호전이 있습니다. 앞에서 언급했듯이 제 건강 상태는 조금씩 악화되고 있었습니다. 저는 8개월 전부터 물을 더 마시기 시작했고, 건강이 좋아지는 것 같습니다. 3개월마다 건강검진을 받으며, 그때마다 혈액 샘플을 채취하여 실험실 검사를 합니다. 동생 이야기로는 검사하는 항목 가운데 RDW(적혈구 크기 차이 분포도-

옮긴이) 같은 것이 있습니다. 동생 말을 쉽게 설명하면, RDW는 몸 세포가 얼마나 건강한지, 돌연변이가 없는지 보여줍니다. 세포에 돌연변이가 있으면 백혈병과 다른 질병을 낳을 수 있습니다. RDW 수치도 조금씩 악화되었지만 이제는 완전히 정상입니다.

저는 곧 의사에게 약물을 점차 줄이고 사혈에 더 의존할 수 있는지 물어볼 참입니다. 의사나 동생 모두 이렇게 말한 적이 없습니다.

제 두 가지 건강 상태, 물을 더 많이 마심으로써 두 가지 건강이 현저하게 좋아졌는지 잘 기술했다고 생각합니다. 우리 의료체제가 물을 더 많이 마시기를 더 진지하게 고려하지 않으면 수치입니다. 저는 이 모든 것을 일찍 알았더라면 얼마나 좋았을까 하고 생각해봅니다. 이에 관해 친구들과 친척들에게 말해주겠습니다. 박사님께서 이론을 전파하는 데 제가 도움을 드릴 수 있기를 소망합니다. 성공을 빕니다. 안녕히 계십시오. - 이반

두 가지 치명적인 암은 남성의 전립선암과 여성의 유방암이다. 이 두 가지 암은 면역 시스템을 활성화하는 물의 효과에 잘 응답하는 것 같다. 유방암 논의는 나중으로 미루고, 먼저 전립선암에 대해 설명하려고 한다.

전립선은 산성물질 증가에 반응하는 효소 시스템을 갖고 있다. 일단 산성 포스파타아제 효소가 활성화되면 단백질 형성과 주위

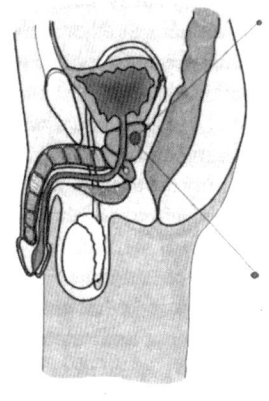

전립선암

전립선 조직이 점점 산성화되면 전립선이 비대해져 결국 암을 발달시킨다.

전립선이 산성 환경에서 성장을 촉진하는 높은 수준의 '산성 포스파타아제'를 갖고 있다.

인체가 산성화될 때 전립선이 비대해지고 암 발생 경향이 있는 이유

조직의 증대를 촉진한다. 따라서 인체의 지속적 탈수와 산(酸) 청소 부진이 전립선 비대의 도화선이 된다. 탈수를 바로잡고 인체를 알칼리 상태로 만들면 전립선 비대화를 원상태로 되돌릴 수 있다. 한 가지 실례가 있다. 과정은 또한 다른 문제까지도 완화함을 주목하기 바란다.

저는 박사님의 저서 《물을 달라는 우리 몸의 수많은 외침》을 읽고 정월 초하루부터 박사님의 권고를 진지하게 따르며, 하루에 물을 8~10

잔 마십니다.

박사님의 권고를 따른 이후 신체적으로 세 가지 일이 일어났습니다. 먼저 8년 이상 지녔던 전립선 문제가 많이 좋아지는 것 같습니다. 저는 높고 건조한 곳에서 살고 있습니다. 책을 읽기 전에는 코와 입이 건조해서 밤새 잘 수 없었습니다. 이제는 아무런 문제도 없습니다. 마지막으로 발톱 밑에 자리 잡았던 진균(眞菌)이 사라졌습니다!

이보다 중요한 사건이 박사님께 보고되고 있다는 것을 알고 있습니다. 하지만 이것이 제게는 중요한 일이었습니다. 박사님께서 하시는 일에 감사를 드립니다.

안녕히 계십시오. - R. D. B.

㈜ R. D. B.의 면역 시스템이 억압 상태에서 풀려났기 때문에 진균이 없어졌다. 이것이 진균뿐만 아니라 전립선 조직에서 초기 암 종양 발생을 처치할 수 있게 해주었다.

저를 인도하여 전립선암 치료까지 이르게 해주신 데 대해 편지로나마 감사를 드립니다. 1999년 7월 비행 신체검사에서 제 PSA(전립선특이항원-옮긴이)는 4.6이었습니다. 비뇨기전문의에게 생체검사를 하고, 10월에 양성 판정을 받았습니다. 2000년 1월 월터리드메디컬센터

검사에서는 PSA가 5.7로 나와 암으로 확진되었습니다.

크리스마스를 보내려고 집에 갔을 때 어머니께서는 《물을 달라는 우리 몸의 수많은 외침》에 대해 계속 말씀하셨습니다. 어머니께서 주신 자료를 독일로 돌아가는 비행기에서 읽어보겠다고 약속했습니다. 워싱턴 D.C. 소재 월터리드에 머무는 동안 사람들은 모두 수술하기를 원했지만, 저는 수술 외에 대안이 될 가능한 치료법과 시설 또는 클리닉을 찾아보았습니다. 세 가지 선택지가 추천되었습니다. 기다리면서 경과 살피기, 방사선 치료, 수술. 그중에서 가장 강력하게 권한 것은 수술이었습니다.

월터리드에 있는 동안 www.watercure.com에 게시된 박사님의 정보를 다운로드해서 읽어보고 물을 마시기 시작했습니다. 몇 가지 의문점이 있어서 박사님께 이메일을 보냈고, 유럽으로 돌아왔을 때 박사님께서 사무실로 전화하라고 초청하는 답장을 받았습니다. 전화를 드렸는데 당신께서는 질문을 많이 했으며, 물과 당근주스, 오렌지주스를 마시고, 소금(20년 동안 멀리했던)을 사용하며, 채소와 과일을 많이 먹으라 하셨고, 유일하게 제한한 것은 튀긴 음식을 먹지 말라고 한 것이었습니다. 박사님께서는 커피와 알코올, 청량음료를 멀리하고, 오전에 한 시간, 밤에 한 시간 동안 충실하게 걸으라고 하셨습니다. 박사님께서는 의문점이 있을 때마다 언제든지 전화하라고 하였고, 상담비용을 얼마나 드려야 하는지 물었을 때 수수료는 없다고 하셨습니다. 와우!

그때부터 규칙적으로 처음에는 매주, 최근에는 한 달에 한 차례 전화를 드렸습니다. 저는 매달 한 번씩 PSA검사를 하는데, 그 검사 수치가 2월('물 치료' 시작)부터 대체로 안전 범위에 있었습니다. 3월에 파나마와 베트남에 가야 했고, 섭생법을 충실하게 따를 수 없었지만 물은 계속 마셨습니다. 4월 검사에서 PSA 수치는 약간 상승했지만, 5월에 섭생법을 지켰을 때 PSA 수치가 내려갔습니다.

7월 하순과 8월 초순에 가족과 재회하려고 파나마에 갔다가 맥주와 커피를 약간 마셨는데, 유럽으로 귀환했을 때 PSA 수치가 다시 올라갔습니다. 불안하여 박사님께 전화를 걸었습니다. 박사님은 알코올 소비를 의심하셨고, 저는 세계의 좋은 맥주가 있는 독일에서 살고 있으므로 저녁식사 때 한두 잔 마신다고 고백했습니다. 박사님께서는 어떠한 알코올도 마시지 말라고 하셨고, 저는 순종했습니다. 또 pH를 높이려면 채소, 특히 녹색채소를 많이 먹어야 한다고 했습니다. 그 다음달 수치는 3.3이었습니다.

제가 하는 것을 의사들에게 설명하려 했더니 그들은 저를 무시했습니다. 최근에는 관심 있는 몇몇 의사에게만 이야기합니다. 이 섭생법을 시작하고는 훨씬 좋은 기분을 느끼고 있습니다. 저는 몸상태가 꽤 좋았습니다. 하지만 3주가 지나기 전에, 전과 동일한 심혈관 운동을 할 때 훨씬 더 열심히 움직여야 심장박동을 정상적인 150까지 올릴 수 있음을 알았습니다. 박사님은 제 심장근육이 전에는 탈수되었기 때문이며, 이제는 그렇게 열심히 움직일 필요가 없기 때문이라고 하셨습니다. 이제 115~120의 심박동률에 도달합니다.

걷거나 달릴 때면 양 무릎과 한쪽 엉덩이에 통증이 있었고, 의자에서 일어나 걸을 때면 무릎이 아팠습니다. 물을 마신 지 3개월이 지나자 이것이 완전히 없어졌습니다. 성가신 요통도 사라져 몸이 날아갈 듯합니다. 저는 60세이지만 40세 때만큼 좋은 활력을 느낍니다. 전립선암도 나았습니다.

저는 경험하면서 배워 실용적으로 생각하는 사람입니다. 물은 정말 일리 있습니다. 저는 박사님의 정보가 유용하다고 주장하는데, 놀랍게도 친구들은 너무 단순한 해결책이라고 생각합니다. 박사님 이론의 수용 여부에 대해 훈련과 전문적 오만으로 눈이 멀게 된 것 같은 전통적인 의료 종사자들이 무지를 보일 때 특히 애처롭습니다. 박사님께 감사드리며 필요한 사람들에게 박사님의 실용적인 정보를 전달하는 데 성공적이기를 기원합니다. 제 경험을 득이 될 사람은 누구든지 공유할 수 있도록 자유롭게 활용하십시오. 안녕히 계십시오.

- W. 잭슨

주 잭슨 씨는 이듬해 월터리드메디컬센터에서 건강 상태를 다시 검진받았다. 모든 검사 결과가 암과 거리가 멀어졌고, 1년 후 다시 검진을 받았을 때 암이 깨끗이 사라졌다.

켄과 제가 임상기록 구축에 관심을 갖기보다 모든 치료 수단을 많이 진행된 불치의 전립선암에 활용하는 데 관심을 가질 수 있게 해주신 박사님께 감사드립니다. PSA 수치와 생체검사 결과로 볼 때 켄은 어떤 치료든 받아야 하며 전립선암으로 18개월 안에 사망할 거라는 진단을 받았습니다. 그래서 저는 박사님의 책, 비디오테이프, 오디오테이프를 주문했습니다. 그리고 콘센트레이스(ConcenTrace: 천연의 액상 미량원소 보충제-옮긴이)도 주문했습니다.

켄이 두 번째 검사의 PSA 수치(50.8)를 보고 나서 물 섭취량을 늘린 게 분명합니다. 제 기억으로는 켄이 박사님의 책과 비디오테이프가 도착한 다음 날 섭생을 시작했습니다. 5일 동안 켄의 소변은 짙은 갈색이었고 냄새가 아주 고약해서 저희를 놀라게 했습니다. 저는 "암이 쫓겨나는 증거야"라며 그를 격려했습니다. 켄은 땀을, 그것도 불쾌한 쉰 냄새가 나는 땀을 많이 흘렸습니다. 그는 하루에도 몇 차례 샤워하고, 옷을 갈아입고, 침대보도 갈아야 했습니다. 켄은 집에서 증류한 물을 매일 11~13잔씩 마셨습니다. 그는 박사님 제안대로 매일 물 두 잔으로 시작했습니다. 다섯 번째 날 오후 중반에 켄의 소변이 맑아졌으며, 땀도 줄었고, 냄새도 많이 사라졌습니다.

정확하게 언제부터 켄이 집에서 증류한 물에 콘센트레이스를 첨가했는지는 잘 모르겠습니다. 켄은 물 3L에 콘센트레이스 30방울 섞은 맛을 좋아하지 않았으며, 며칠 동안 양을 실험해보고 18방울로 확정했습니다.

몇 년 전에 시어스에서 가정용 증류수기를 구입한 이래 켄에게 물에 미네랄을 섞어 마시라고 잔소리를 해댔습니다. 1967년에 저는 임상적 우울증에 빠졌는데, 연수기로 처리한 물에서 초래된 총체적인 칼슘·마그네슘 불균형이 원인이라는 사실이 1970년에야 밝혀졌습니다. 그때부터 미네랄 보충제를 꼭 챙겼습니다.

PSA 보고서가 휴스턴 소재 부르진스키 클리닉에 돌아왔을 때 켄은 PSA 수치가 어떻게 그렇게 극적으로 떨어졌는지 질문을 받았고, 그 질문을 저한테로 넘겼습니다. 며칠 지나서야 두 번째 수치와 세 번째 수치 사이에 달라진 것은 크게 증가한 물 섭취량뿐임을 깨달았습니다. 그전에 켄은 물은 겨우 한 잔, 그것도 저녁식사 때만 마셨을 뿐이고, 커피를 엄청나게 마셨습니다.

켄의 종양이 패퇴하는 것 같으며, 뼈조직의 암세포가 물러나는 듯합니다. 켄은 날마다 물을 8잔 마십니다. 박사님께서는 원하는 대로 이 서한을 어떻게 이용하든 대환영입니다. 안녕히 계십시오. - C. B.

무엇보다 먼저 책을 저술하신 데 대해 끊임없는 감사를 드립니다! 저는 박사님께서 기성 의료체제와 벌인 투쟁을 이해합니다. 제가 화학요법과 방사선 치료, 수술 외의 다른 대안을 선택했으며, 서구의료태형(Western medical gauntlet)을 참아내야 했기 때문입니다.

저는 박사님을 잘 모릅니다만, 박사님이 자랑스럽습니다! 1997년 4월 왼쪽 편도선이 편평상피세포암에 걸렸으며, 목의 임파절에도 전이되었다고 진단받았습니다. 극적인 상황이라 생존확률이 15~30%라고 들었습니다. 의료진은 근치적 경부박리 수술을 하고, 방사선 치료와 16주간의 화학요법을 권했습니다. 권고받은 치료 절차를 따르지 않으면 생명이 5주 이내로 끝날 것으로 예상되었습니다!

저는 면밀하게 살펴보고 수술과 화학요법, 방사선 치료를 단념하고, 유기농의 매크로바이오틱 식이법(macrobiotic diet)을 시작했습니다. 집 안과 주위의 유독물질을 제거했으며, 청결한 생활방식을 유지했고, 약초 몇 가지와 기공, 고압산소를 사용했습니다.

4년 반이 지나자 암에서 벗어난 것처럼 보였고, 그 후 2년이 지나 천천히 매크로바이오틱 식이법을 그만두었습니다. 그러나 종양이 새로 네 개 생겨나면서 암이 다시 시작되었습니다. 두 번째 경우도 동일한 섭생법으로 몇 달 동안 종양의 성장을 멈춰 세우기는 했지만 원점으로 되돌릴 수는 없었습니다. 한 의사의 말에 설득되어 소금을 줄였지만 2~3개월이 지나자 종양이 6개 더 생겨났습니다. 지금까지 이보다 심한 통증을 느껴본 적이 없었으며, 하루도 일을 놓아본 적이 없었습니다.

20일 전에 암은 점프를 시작했으며, 종양이 성장한 것이 확실했습니다. 그것들이 경동맥과 주신경초를 침습하고 있을지도 몰랐습니다. 일부 괴사조직이 편도선에 나타나 3일 정도 편도선을 덮었으며, 턱뼈가 일부 손실되었고, 가장 고통스러운 것으로 측정할 수 없는 고통스러운 강도로 찌르는 듯한 신경 통증을 가져다주었습니다. 며칠 안에 견뎌낼 수 없는 통증으로 혼수상태에 빠지든지, 출혈과다로 사망할 것이라고 했습니다.

저는 《물을 달라는 우리 몸의 수많은 외침》을 읽고 장기간 탈수가 암의 원인이라는 강한 예감을 갖게 되었습니다. 과거에 저는 물을 아주 적게 마셨습니다. 통증이 생기면 저에게는 퍼코세트뿐만 아니라 옥시콘틴이 주어졌습니다. 저는 약물에 의한 감각마비를 피하고, 박사님이 제시한 대로 물 두 잔과 약간의 소금을 먹어보기로 했습니다. 놀랍게도 이런 종류의 근(根) 통증에는 약보다 물이 훨씬 더 효과적입니다! 12일 만에 종양에 변화가 생겼습니다. 그것들이 약간씩 줄어드는 것 같으며, 연화되고 부드러운 형태로 변하는 것 같습니다. 통증이 극적으로 사라지고 있습니다.

이 말씀을 드리기에는 이를지 모르겠지만, 편도선 위의 괴사조직이 걷히는 것 같습니다. 박사님께 감사드리며, 물이 일상적으로 있어야 할 곳에 없는 잃어버린 연결고리일지도 모른다고 생각합니다. 바로 이것을 제때에 발견했기만을 희망하고 있습니다. 제가 암을 박사님의 '물 치료' 지침으로 치료할 수 있다면 하나의 증거가 아닐까요? 경주는 진행 중입니다.

지금까지 저는 통증이 나타날 때마다 물을 1.5L 소비했으며, 하루에 3~4L까지 늘렸습니다. 저는 52세 된 스쿠버용선 선장이며, 성가신 암을 제외하면 아주 건강한 사람입니다. 감사합니다. 안녕히 계십시오. – E. C.

저는 1988년 11월에 골수암 진단을 받았으며 말기라는 말을 들었습니다. 12년 동안 어떤 유형의 화학요법도 받지 않았습니다. 의사들은 말기 암에 걸린 제가 어떻게 그렇게 오랫동안 살 수 있는지 이해하지 못합니다. 이런 유형의 암에 걸린 환자들은 3~6년 정도 사는 것이 정상이며, 그들이 제게 예상한 기대수명도 그 정도였습니다. 그들은 제 뼈 속에 구멍이 왜 없는지 그 이유를 이해하지 못합니다.

2000년 8월 4일 저는 다음과 같은 상태로 파크웨이메디컬센터의 응급실에 실려갔습니다.

1. 의식불명

2. 호흡부전

3. 고열: 체온 섭씨 40.4℃

4. 심장박동 분당 222회

5. 혈압 200/130(고혈압)

6. 폐렴

7. 세균성 수막염

8. 슬러지 같은 혈액

9. 코피 쏟음

10. 다발성 골수종(골수암)

11. 골수암으로 인한 면역력 제로

뉴스에서는 그 주에 17세와 21세 된 건강한 젊은이 둘이 수막염으로 사망했다고 보도했습니다. 의사들은 제가 2시간 늦게 병원에 도착했다면 바로 죽었을 것이라고 했습니다. 세균성 수막염은 사람이 걸릴 수 있는 수막염 가운데 가장 나쁜 종류입니다.

저는 10일간 의식불명인 채 인공호흡기를 쓰고 ICU(집중치료실)에 있었습니다. 의사들은 제가 살아날 것으로 생각하지 않았습니다. 1차 진료에서 의사는 가족에게 기관절개수술을 해서 장관에 급식관을 박아 기계로 생명을 유지해야 할지도 모른다고 통보했습니다. 가족은 제가 깨어난다면 식물인간이 될 것이라고 통보받았습니다. 의사들은 저처럼 오랜 시간 의식불명인 채 인공호흡기를 쓰는 환자들은 뇌사 상태로 깨어나는 것이 보통이라고 했습니다.

11일이 지난 후 저 자신의 힘으로 호흡하면서 깨어났는데, 모든 기능에 이상이 없었고 정신도 건전했습니다.

매일 5.6L의 물을 소금 반 스푼과 함께 먹고 있습니다. 이제는 치유되어 건강 속에서 걷고 있습니다. 박사님의 가르침에 감사드립니다.

안녕히 계십시오. - M. J.

유방암에서 해방된 데이 박사

암 이야기가 주류 의료체제에서 화학요법과 방사선 요법, 수술에 대한 신뢰를 떨어뜨리게 한다면, 저명한 정형외과 의사로서 오랫동안 임상경험을 토대로 가르치는 로렌 데이 박사(Lorraine Day, M. D.)를 그렇게 만든 것은 그분의 직접적인 경험이다.

데이 박사는 미국에서 상위 3개 의과대학으로 평가되는 샌프란시스코 소재 캘리포니아대학교 의과대학에서 15년간 봉직했다. 데이 박사는 정형외과학부의 부교수이자 부회장이었으며, 샌프란시스코 종합병원 정형외과 과장으로서 의사 수천 명을 훈련하는 일도 맡았다. 데이 박사는 샌프란시스코종합병원에서 자기가 수행한 일상적인 일을 텔레비전 시리즈 매시(MASH: 육군이동외과병원)에서 그려진 야전병원과 비교하곤 한다.

데이 박사는 매사추세츠의사회와 영국 왕립의료협회를 포함하여 미국과 유럽의 많은 상위 의료기관에서 많은 강의를 했다. 요컨대 데이 박사는 신참의사들의 정신을 주무를 수 있는 충분한 자격을 지닌, 주류 의료의 적격 의사 가운데 한 사람으로 평가되었다.

그런데 인생의 바로 이 시점에, 자신의 의료 업적이 찬란한 정상에 도달했을 때, 창조주는 데이 박사를 의료학교에 등록시켰고, 오래전에 내게 했던 것처럼 미지의 깊은 수렁으로 처넣었다. 데이 박사는 1992년에 매우 진행이 빠른 유방암에 걸렸다.

데이 박사는 자기가 지닌 암에 관한 어떠한 지식도 충분하지 않으며, 환자들에게 사용했던 현재 널리 사용되는 치료술을 자기에게는 행하고 싶지 않다는 것을 즉각 알아챘다. 데이 박사가 정확하게 말한 대로, 의사들은 다른 질병보다 암을 더 두려워한다. 그들은 자기들이 제공하는 치료술이 잘 듣지 않는다는 사실을 알고 있다.

데이 박사는 며칠 안에 자기가 죽으리라는 것을 깨달았다. 처음에는 조그마했던 종양이 왼쪽 유방에서 가슴 가운데를 통해 튀어나와 3주가 지나자 큰 오렌지 크기로 자라났다. 데이 박사는 동료 의사에게 자기의 의료 비상사태를 처리해달라고 맡길 수 없었다. 자기의 온전한 정신과 수집한 정보를 기초로 해서 상업적인 보호를 받는 암 치료지침의 희생자가 되고 싶지 않았다.

"저는 수년간 경험한 의사로서 수천 명의 암환자가 암으로 죽는 것이 아니라 의사들이 베푸는 고통스럽고 불구로 만드는 파괴적인 치료술 때문에 죽는 것을 알기에 화학요법과 방사선요법, 절개수술을 거부했습니다."

데이 박사는 의료시술을 멈추고 '대체의료(alternative medicine)' 생도가 되었다. 대체의료 시행자들이 제시하는 자연 치료 절차에 관해 막대한 독서를 시작했다. 생활방식을 변화시켰고 자기 문제에 해답을 찾기 위해 영양학을 연구했다. 암은 자라 곧 피부를 부수고 궤양이 되어 감염되는 문제도 일으킬 것이다.

한 외과의사를 찾아내서 외부의 종양만을 제거한 뒤 겨드랑이와 쇄골 위, 코 안에 있는 분비선에서 빠르게 성장하는 파생적인 종양은 손을 대지 못하게 했다. 그리고 화학요법도 방사선요법도 쓰지 못하게 했다.

새로운 식단에도 암은 맹렬하게 재발했고 급속하게 진행되었다. 거의 걸을 수 없을 만큼 아주 쇠약해져 침대에 누워 몸조리했다. 인생의 최종 단계에서 누군가 《물을 달라는 우리 몸의 수많은 외침》을 데이 박사에게 주었다. 데이 박사는 즉시 책에 있는 정보가 자기 문제의 해법이라는 사실을 깨달았고, 오늘이 마지막인 것처럼 물을 마시기 시작했다.

데이 박사는 오랫동안 자기 몸이 원했던 물 대신에 마셔왔던 커피가 몸에 손상을 주어 현재 직면한 암 발달을 도왔다는 것을 깨달았다. 다음 페이지의 그림은 데이 박사의 암과 파생적인 종양의 크기와 위치에 대해 약간 예술적으로 연출한 것이다.

나는 화가인 친구 샌즈에게 데이 박사가 웹사이트 www.drday.com에 게시한 종양 사진을 그림으로 그려줄 것을 의뢰했다. 사진 대신 그림을 활용하기로 한 것은 오랫동안 빛나는 스타로서 대표했던 주류 의료체제에 대항해 지고 있는 십자가의 무게를 알기 때문이다.

데이 박사는 일상의 식단에 물을 추가하자 매일매일 기분이 좋아지는 것을 느꼈다. 완전히 회복되어 암에서 해방되는 데 대략 8개월이 걸렸으며, 그 뒤 10년 동안 암에서 자유롭게 살아오고 있다.

현재 데이 박사는 자신의 경험 지식을 발휘하여 환자에게 해를 주고 싶지 않은 기성 의료 출신의 사람에게만이 아니라, 여러 모임에서 대중에게 이러한 단순한 치료지침을 대안으로 이용할 수 있다고 말한다. 암에 걸린 가족이 있거나 암에 걸린 의료 전문가는 데이 박사가 새롭게 얻은 지혜를 찾고 있다. 데이 박사는 《물을 달라는 우리 몸의 수많은 외침》을 강의의 교재로 채택했다.

2003년 3월 우리는 애리조나 주 피닉스에서 개최된 의료회의에서 처음 만났다. 나는 어떤 이유로 물이 암 치료에서 핵심적인 구

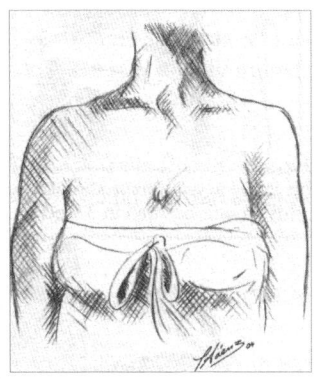

그림 1
발병 시 대리석 무늬의 종양

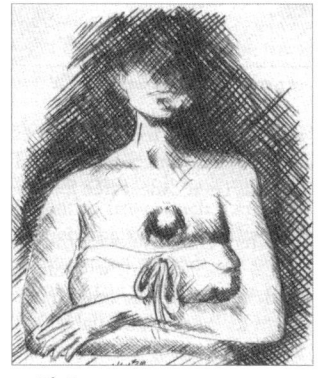

그림 2
왼쪽 유방에서 가슴 가운데를 통해 튀어나온 종양

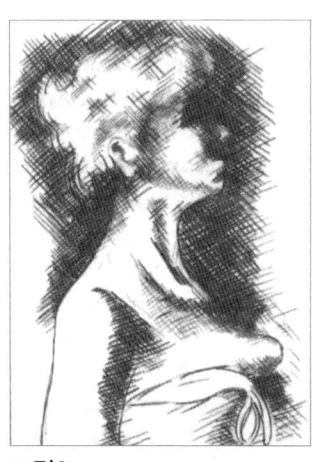

그림3
이것은 유방이 아니라 실제 종양이다. 3주 만에 이렇게 성장했다.

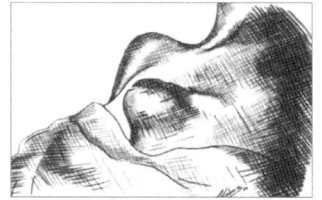

그림 4
조직 아래로 깊이 뻗어 있는 종양의 측면도

실을 한다고 생각하게 되었는지 물어보았다. 데이 박사의 답변은 참된 과학자로서 성숙성을 드러내보였다.

데이 박사는 자기의 치료지침에 물을 통합하기 전에 다른 모든 것을 해보았는데, 물이 없으면 효력을 보이지 않았다고 했다. 차이를 만든 것은 물이었다. 자신의 권고목록에서 물을 제외하고 다른 모든 조치를 취했을 때 급격하게 쇠약해져 움직일 수 없었고, 대부분 누워 지내야 했다. 그분은 "뱃맨겔리지 박사님의《물을 달라는 우리 몸의 수많은 외침》은 제가 회복되는 데 핵심적이었습니다. 제 계획에 그것을 추가하지 않았다면 저는 건강을 되찾지 못했을 것입니다"라고 여러 번 말했다.

유방암에서 종양의 성장을 촉진하는 탈수

데이 박사 사례에서처럼 종양 한 개가 포도알 크기까지 확대될 만큼 무엇이 유방에서 암 성장을 촉진하는 것일까? 내가 탈수와 연관된 일련의 화학적 연쇄 사건에서 어떤 요소가 범인일지에 대해 내기를 건다면 나는 프로락틴 생산 증가를 지목할 것이다. 프로락틴은 스트레스 호르몬으로, 유방의 분비선 조직에게 젖 생산을 촉진하는 호르몬이기도 하다.

프로락틴 생산 증가는 스트레스 상황에서 젖 생산에 미치는 탈수의 부정적인 효과를 보상하기 위해 설계된 것이다. 흥미롭게도 새의 부리 후면에는 분비선이 있어 일종의 젖이 분출되어 둥지에 있는 새끼들에게 먹이를 줄 때 함께 전달된다. 젖은 에너지원의 일차적인 원료가 되는 것 외에도 아이의 면역 시스템이 충분이 발달되지 않았을 때 어머니의 면역글로불린을 이전해주기도 한다.

스트레스 호르몬과 탈수는 어떤 관계일까

 탈수는 매일, 매시간, 매분, 매초에 일어나는 화학적 사건에서 새로운 대사 기능 수행에 필요한 자유로운 물 부족을 가리킨다. 수많은 다른 사건에 관여하지 않고, 새로이 자유롭게 단백질과 녹말, 지방을 활발하게 분해하는 물은 인체의 화학적 사건을 바로 이어지는 미래로 지속시킨다.

 우리는 이를 인식하지 못하지만 인체에 물을 흡족하게 공급하지 못하면 고도의 스트레스를 주게 되며, 바소프레신과 엔도르핀, 프로락틴, 코르티손 방출인자의 방출뿐만 아니라 레닌-앤지오텐신 시스템도 관여하게 하는 강한 호르몬 반응을 불러일으킨다.

 인체에 저장된 원료와 에너지원을 분해하려고 자유롭게 사용할 수 있는 물이 당장 부담스러운 일을 지속적으로 처리하기 위해 모두 사용되기 때문에 이러한 호르몬은 인체를 더욱 탈수시킨다. 인체가 주로 물로 이루어져 있지만 그 물의 태반은 새로운 일에는 거의 사용할 수 없다.

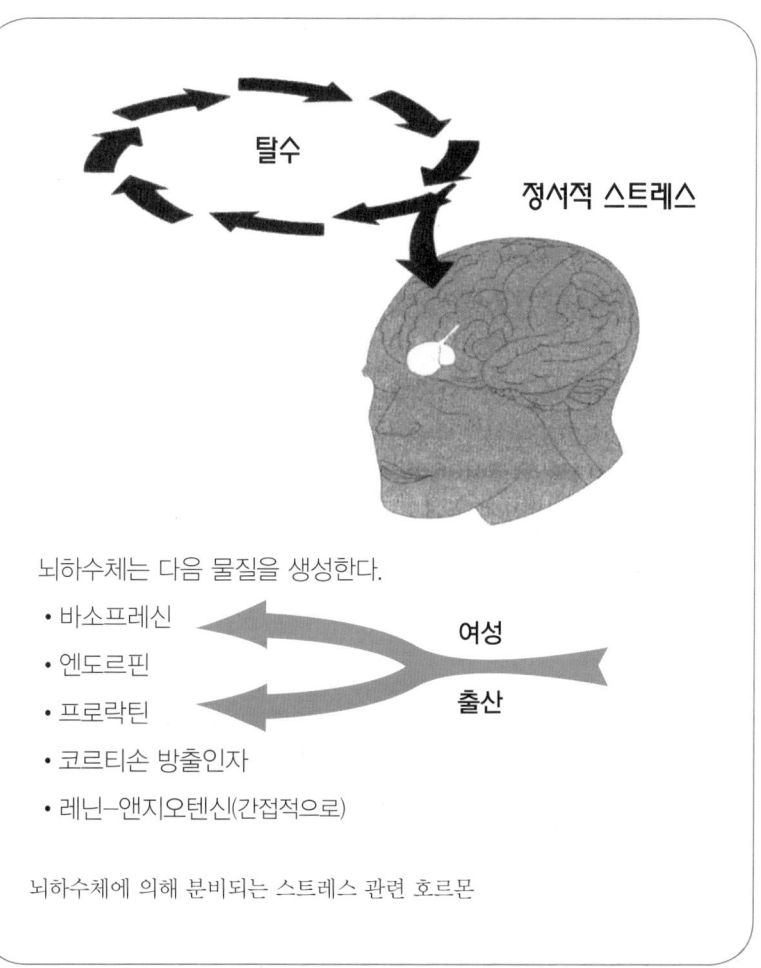

뇌하수체에 의해 분비되는 스트레스 관련 호르몬

우리가 어제, 심지어 몇 시간 전에 마셨던 '옛 물'은 이미 역사가 되었다. 스트레스를 받으면 인체는 매우 농축되고 산성화되며, 이것이 질병을 촉발한다.

'한쪽에서 물을 빼앗아 다른 쪽에 그 물을 주어야 하는' 스트레스를 인체에 주지 않으려면 앞으로 사용할 새로운 물이 필요하다. 마치 여행하기 위해 자동차에 적절한 휘발유가 필요하듯, 낮을 넘어 밤과 그다음 낮을 향한 여정을 위해서는 몸에도 혈액순환에 충분한 자유로운 물이 필요하다.

여성은 월경과 출산이라는 전통적으로 스트레스를 주는 생리적 사태 때문에 엔도르핀과 프로락틴이라는 두 가지 주요한 인자를 생산하는 더 큰 능력이 있다. 엔도르핀은 여성이 곤경을 더 분별 있게 견디게 도와주며, 프로락틴은 자식들이 확실하게 젖의 형태로 물 요구량을 충족시키게 해준다.

물론 뇌하수체는 성장호르몬 같은 다른 많은 호르몬을 갖고 있지만 이 두 가지 호르몬은 인체가 스트레스를 받을 때 인체의 물 조절과 대사 기전에 큰 영향을 준다.

젖은 다른 물질을 아기의 내부 시스템으로 운반하는 물로 보아야 한다. 젖의 구성은 새끼의 성장 사이클에 따라 종마다 다르다. 소의 젖은 출생 후 몇 분 안에 걸어 다니도록 송아지의 요구에 맞추어져 있다. 소의 젖은 사람의 젖보다 더 농축되었고 지방을 더 많이 지니고 있다. 사람의 젖은 묽어 물 88.5%, 지방 3.3%, 단백질 1.5%로 구성되어 있다. 소의 젖은 물 87%, 지방 3.5%, 단백질 4.1%로 구성되어 있다. 사람의 젖은 소의 젖보다 더 달다. 소의 젖은 4.8%가 젖당인데, 사람의 젖은 6.8%가 젖당이다.

젖에는 수분(유아 생존에는 젖의 고형물보다 훨씬 더 중요)이 많이 함유되어 있어서 어머니의 유방은 일차적으로 물 샘이며, 물을 제조하는 공정에 다른 생성물 첨가는 이차적인 기능이다.

유방은 신생아를 위한 천연의 물 샘

- 탈수와 스트레스와 과도한 아스파탐(다이어트 음료) 섭취 시 프로락틴 분비가 증가한다.
- 과도한 프로락틴이 생쥐에 유선종양을 유발한다고 입증되었다.

몸에서 프로락틴을 촉진하는 요인

우울증과 유방암의 관련성

우울증이 발생했을 때 우울의 화학작용이 어떻게 프로락틴 분비 증가로 이어져 유방암이 발생하게 되는지 설명한다. 정상 상태에서는 모든 호르몬 분비물이 서로 견제하고 균형을 이룬다. 인체의 프로락틴 분비는 외부요인이 부정적인 영향을 주지 않는 한 세밀하게 조절되는 공정이다. 나는 스트레스와 직접적인 관련성을 설명했을 뿐이다.

프로락틴과 우울증의 간접적 관련성은 스트레스로 유발되는 아미노산 티로신의 과도한 파괴와 도파민 생산 감소의 연관이다. 도파민은 우리가 침체되는 것을 막아주는 신경전달물질이다. 도파민은 프로락틴 분비를 강하게 억제한다.

뇌의 도파민 수준이 떨어져 침체(depression, 우울)에 빠지면 프로락틴 분비가 지속되어, 암세포 발달의 초기 단계가 나타나는 파국적 상황에 이르게 된다.

현재 5,000여 가지 이상의 식품 생산에 사용하는 인공감미료 아스파탐은 인체에서 프로락틴 분비를 촉진하는 주요 인자다. 아스파탐은 인체에서 아미노산인 아스파르트산염과 페닐알라닌 및 메틸알코올로 분해된다. 메틸알코올은 매우 강한 신경 독물로, 눈에 황반변성 같은 많은 문제를 야기하는 것으로 비난받고 있다.

페닐알라닌은 몸이 사용할 수 있는 유익한 아미노산이지만, 아스파르트산염은 염려스럽다. 아스파르트산염은 뇌의 혈액장벽을 통과하여 생식기관에 관여하는 뇌 부위에 직접적인 영향을 준다. 유방은 생식기관의 하나다. 바로 이것이 겉으로는 독이 없는 것처럼 보이는 아스파탐 섭취가 몸에서 프로락틴 생산을 촉진하는 방식이다.

이제 탈수의 면역억압적 효과가 어떻게 몸에서 암을 야기할 수 있는지 어느 정도 이해했을 것이다. 나는 여러분이 인체의 적절한 수화가 지닌 암 예방 효과와 일부 암을 격퇴할 수 있는 방식을 더 잘 이해하기를 바란다.

물 치료가 동물에게도 효과가 있을까

'물 치료'의 불가결한 구성요소는 소금(바닷물에 있는 80여 가지 미네랄을 포함하고 정제되지 않은)을 매일 섭취하여 수분 섭취와 동시에 조절하는 것이다. 이제는 이런 소금이 동물에게도 사실상 매우 좋다는 것이 분명해졌다. 동물의 일부 건강문제를 치료할 정도로 좋다. 다음은 애완동물의 먹이에 소금을 첨가해야 한다는 것을 어떻게 발견했는지에 관한 글이다.

개리 와이스버거 박사(Dr. Gary Weissberger)는 펜실베이니아 주 윌크스배러 지역에서 개업한 지압사이다. 그는 발을 치료해도 반응하지 않는 매우 심한 통증이 있었다.

그는 우연히 밥 부츠를 만났다. 밥은 그에게 취침하기 전에 소금을 조금 섭취하도록 권했고, 그 결과는 통증 제거라는 예기치 않은 기적으로 나타났다.

이제 와이스버거 박사는 '물 치료' 지침을 그의 치료술에 통합하고 있다. 다음은 그가 보내온 편지이다. 고양이와 개에 관한 논의에 들어가기 전에 다른 사람의 치료에 종사하는 사람의 견해를 읽어보는 것도 즐거우리라 생각한다.

저는 제 이야기를 박사님의 다음 저서에 넣어주신다면 영광으로 생각할 것입니다. 제 환자들이 체험하는 결과가 놀라워 '물 치료' 지침을 따르고 있습니다. 하지만 제게 인간적으로 훨씬 더 중요한 것은 제가 올바른 일을 함으로써 형성되는 평생의 우정입니다.

최근에는 밥이 신문에 실은 광고를 보았던 한 여자 환자가 치료를 시작했습니다. 그녀는 악화된 의료 조건 때문에 그리고 최근에 넘어지면서 요골이 부러져 아파트를 벗어날 수 없는 아주 뚱뚱한 환자입니다. 그녀는 무척 놀라 제게 전화해 '물 치료'를 논의했고, 저는 필요한 사람에게는 왕진한다고 했습니다.

그녀에게 '물 치료'를 한 지 3주가 지났을 때 충격을 받았습니다. 그렇게 짧은 기간에 체중이 14kg이나 줄었을 뿐만 아니라 아파트에서 나와 손수 운전하여 약속 장소까지 간 것을 알고 놀랐습니다.

저는 이보다 더 좋을 수 없다고 생각했습니다. 제가 그녀의 아파트에 마지막으로 방문했을 때 그녀가 제 가족을 매일기도 목록에 올려놓았다는 사실에 놀랐습니다!

저를 위해 행한 이것은 돈으로 살 수 없습니다. 충심으로 박사님께 감사드립니다. 제가 조금이라도 도울 일이 있으면 부담 갖지 마시고 언제든지 연락해주십시오. 안녕히 계십시오.

– 개리 와이스버거 박사

물이 체중감량에 도움이 될 수 있다며 의사에게 직접 받은 보고서가 또 하나 있다. 이 의사는 개와 고양이의 관절염 통증을 치료하려고 소금을 사용했으며, 나중에는 개와 고양이의 암 치료에도 사용했다. 여기 밥 부츠의 보고서가 있다.

8월이면 박사님을 뵌 지 10년이 됩니다. 그때가 제 인생에서 가장 신나는 10년의 시작이었습니다. 수많은 불치병이 치료되는 것을 보아왔지만 애완동물이 말단관절염과 말기암 그리고 당뇨에서 재빨리 치료되는 것보다 더 큰 놀라움은 없었습니다. 이 이야기의 세부사항은 제 웹사이트 www.watercure2.com에 있습니다.

동물 치료를 시작한 것은 소금에 회의적인 지압사 친구 개리 와이스버거 박사 때문이었습니다. 저는 그분을 납득시키리라 결심하고 관절염이나 암을 앓는 말기 애완동물을 찾아 그 주인에게 3일 동안 0.95L 접시의 물에 고급 미네랄을 함유한 바다소금을 반 스푼 넣어 먹이고, 먹이에도 바다소금을 조금 섞으면 아주 놀라운 일이 일어날 것이라고 제안했습니다.

애완동물에게서 이러한 경험을 한 적이 전혀 없었지만, 특히 애완동물이 마시는 것이 오직 소금을 함유하지 않은 물뿐일 때는 이치에 합당했습니다. 이 사실 때문에 애완동물과 사람 모두 관절염과 암에 걸리면 애완동물에게서 건강문제를 야기할 유일한 다른 요인은 좋은 소금 섭취 부족 때문이라는 것이 분명해졌습니다.

2주 후 와이스버거 박사는 전화를 걸어 피트라는 개로 소금의 효능을 입증했다고 했습니다. 피트는 자연 치료법 의사 마슬레티 박사가 키우는 개로, 말기 암에 걸려 수명이 1개월쯤 남아 있었습니다. 3일간 소금을 섭취하게 한 후 개의 종양이 50% 줄었습니다. 이에 경탄한 의사는 크론병이라는 불치병을 앓는 자신에게 '물 치료' 지침을 시행한 지 며칠 만에 병의 징후 대부분이 사라졌습니다. 이 사건으로 두 분 모두 확신하게 되었고, 자기 환자들에게 '물 치료'를 처방하게 되었습니다. 또 두 분께서는 펜실베이니아 주 북동부 지역의 TV 특별코너에 출연하여 흥미로운 결과를 이야기하고 있습니다.

도나(afmprint@aol.com)가 기르는 고양이 미시는 유방암에 걸렸습니다. 그 고양이는 코넬대학에서 암 제거 수술을 받았는데 재발했습니다. 도나는 우리가 펜실베이니아주 북동부 지역의 주요 신문에 게재한, 말기 질병을 벗어난 애완동물에 관한 기사를 읽고 자기 고양이 먹이와 물에 천일염을 넣어 시험해보았습니다. 도나는 곧 행복하고 건강한 고양이를 기르게 되었습니다. 미시는 이전의 건강한 상태로 돌아갔을 뿐 아니라 더 좋아졌습니다. 그녀는 "나는 모든 사람에게 '물 치료'를 말하고 있다"라고 했습니다.

며칠 전 루제른 카운티 동물학대방지협회(SPCA) 회장 로렌 스미스 부인이 흥분해서 제게 전화해 자기 개를 포함하여 심각한 관절염을 앓던 애완동물에서 실행했던 '물 치료' 결과를 이야기했습니다. 며칠 뒤 그분의 개도 계단을 뛰어서 오르내릴 수 있게 되었습니다. 신디케이트 라디오 토크쇼를 진행하는 배리 파버가 소문을 듣고 자기의 일요일 쇼에 출연해 다른 애완동물 주인들과 그 좋은 소식을 같이할 것을 요청했습니다. 로렌 회장은 저와 함께 2004년 7월 25일 일요일 파버의 토크쇼에 출연해 전국의 청취자에게 소금을 사용하여 애완동물 질병을 치료한 경험을 들려주었습니다.

펜실베이니아주 포티포트의 저명한 수의사는 소금 섭취의 대단한 결과를 보아왔기 때문에 애완동물에게 천일염을 먹이도록 고객들에게 말해주며, 그 지역의 다른 수의사들도 마찬가지입니다.

'물 치료'에 일부 사람들이 의심을 품을지라도 애완동물에게 일으키는 엄청난 결과의 빛에서는 의심이 녹아 없어집니다. 애완동물에게서 일어나는 기적은 도처에서 주인의 마음을 감동시키고 있습니다.

우리가 조건 없이 사랑하는 애완동물의 불치병 치료에 관한 책을 곧 출간하려 합니다. 박사님에게 애완동물 이야기를 사진과 함께 이메일로 보내겠습니다. - 밥 부츠

여러분도 보다시피 약품으로서 소금에는 지금까지 이해하던 것보다 더 많은 것이 있다. 의료에서 동물 치료 경험이 다시 한 번 인간에게 도움이 되고 있다. 이제 암과 비만, 우울증 치료를 위한 '물 치료지침(WaterCure treatment protocol)'으로 들어가 보자.

4부
자연 치료와 물

탈수가 야기한 질병을 치료하는 이상적인 식단
미네랄은 필수불가결한 요소
단백질, 에너지, 운동

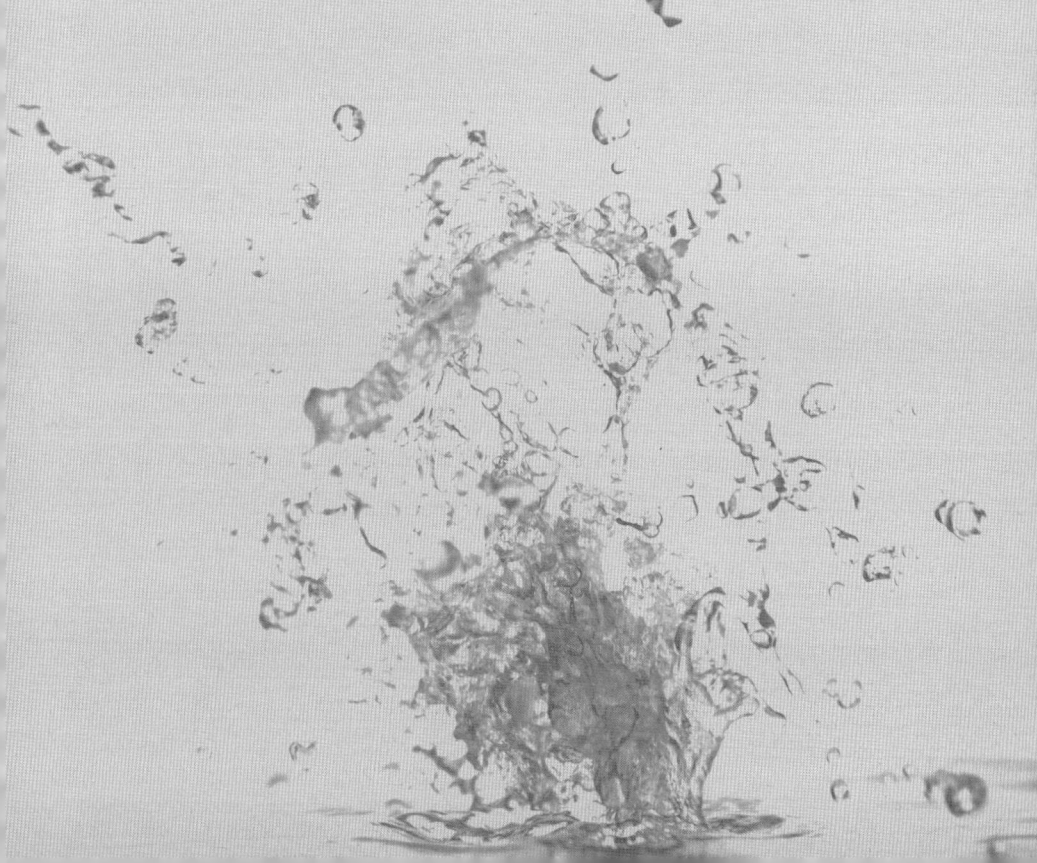

탈수가 야기한 질병을 치료하는 이상적인 식단

만성적 탈수는 많은 징후와 신호를 나타내고 결국 퇴행성 질병을 야기한다. 앞부분에서 언급한 문제를 일으키는 모든 종류의 탈수의 생리적 결과는 어떤 것이든 동일하다. 인체에 따라 갈수의 초기 징후가 다르게 나타나지만, 처방약으로 눈가림된 지속적인 탈수에서는 다른 징후와 신호가 하나씩 하나씩 튀어나오고, 결국 그 사람은 다발적 '질병'으로 고통받게 된다.

그것을 우리는 앤드루 바우만의 사례에서 보았다. 이러한 상태를 의료계에서는 공공연한 질병으로 이름 붙이거나 서로 다른 '징후'로 분류했다. 최근에는 일부 정형화된 혈액검사로 징후 일부를 구분하고 묶어서 루프스와 다발성 경화증, 근육영양실조, 인슐린 의존성 당뇨병 같은 자가면역질환으로 부른다.

지금까지도 내가 탈수와 합병증 상태라고 간주한 많은 문제에 대해 '원인불명' 질병이라는 가정 아래 의학 연구가 행해진다. 인간의 건강문제를 현재 견지하는 시각에서 볼 때 치료(cure)라는 용어를 사용할 수 없다. 우리는 기껏해야 '처치(treat)'할 수 있으며, 그 문제가 '진정'되기를 희망할 뿐이다.

내가 보기에 대다수의 고통스러운 퇴행성 질병은 유형이 서로 다른 국소적 또는 지역적 갈수 상태다. 따라서 갈수와 갈수에 의한 대사합병증을 바로잡으면 탈수의 손상이 광대한 것이 아닌 한 그 문제가 치료될 것이라는 결론이 뒤따른다.

또 '결핍장애'를 평가하기 위해서 화학적 생성물 연구에 적용되는 동일한 연구지침을 준수해야 할 필요는 없다고 믿는다. 부족을 규명하고 결핍을 바로잡는 것이 문제를 치료하기 위해 우리가 해야 하는 모든 것이다. 결핍장애는 치료할 수 있다. 치료라는 단어의 사용은 그 결과를 지칭하기 위해서이다.

이제 탈수가 초래한 모든 상태를 치료할 방법이 동일하다는 것이 분명해졌다. 무수한 상태를 위한 단 하나의 치료지침, 얼마나 대단한가! 한 가지 프로그램이 그렇게 많은 문제를 해결하며, 인체에 비싸고 불필요한 간섭을 피하게 해준다. 이러한 치료 프로그램의 첫 조치는 매일 물 섭취량을 분명하고 확고하게 상향조정하는 것이다.

지속적인 탈수는 또한 인체에 저장된 비축분으로 적절하게 이용할 수 있어야 하는 일부 요소의 불균형적 소실도 초래한다. 따라서 당연히 이상적인 치료지침에는 관련된 대사장애를 적절하게 바로잡아야 하는 것도 포함된다. 간략히 말해 탈수가 낳은 질병 치료에는 물의 결핍이 인체의 일부 조직에 강요하는 이차적 결핍도 바로잡는 것이 포함된다. 이같이 탈수로 야기된 다발성 결핍 현상이 루프스와 AIDS, 뿐만 아니라 암 같은 자가면역 상태를 포함하는 많은 퇴행성 질병의 근간에 놓여 있다.

얼마나 많은 물을 언제 마셔야 할까

인체는 소변과 호흡, 땀으로 배출되는 자연적인 수분 소실을 보충하기 위해 하루에 1.9L 이상의 물과 약간의 소금을 필요로 한다. 그 이하는 신장에 부담을 준다. 신장은 소변을 농축하여 적은 물로 가능한 한 많은 화학적 독성 노폐물을 배설하려고 그만큼 더 애를 써야 한다. 바로 이 공정이 왜 그렇게 많은 사람이 아주 단축된 인생 말년에 투석(透析)을 필요로 하는지를 설명한다.

대체로 평균적인 인체는 하루에 3.8L의 물이 필요하다. 그중 1.9L는 물의 형태로 공급되고, 나머지는 물질대사와 음식에 함유된 수분에서 공급된다. 인체에는 대략 소변 1.9L(잘 수화된 사람의 밝은 색깔의 소변)를 생산하기 위해 3.8L의 물이 필요하다.

폐는 하루에 0.95L 이상의 물을 사용한다. 그 나머지는 땀과 주위의 공기에 쉴 사이 없이 수분을 빼앗기는 피부의 적절한 수화에 필요하다. 또 얼마간의 물이 변을 축축하게 유지하는 장운동 촉진에 필요하다. 더운 날씨에는 물이 더 많이 필요하다.

체격이 큰 사람은 하루에 체중 450g당 14.8cc의 물을 마셔야 한다. 따라서 체중이 90.7kg인 사람은 매일 2,960cc의 물이 필요하다.

갈증이 날 때에는 언제든, 심지어 식사 중에도 물을 섭취해야 한다. 식사 중의 물 섭취는 소화 공정에 그다지 큰 영향을 미치지 않지만 식사 중 탈수는 큰 영향을 준다. 8시간 수면 동안 소실된 수분을 보충하려면 아침에 일어나자마자 적어도 두 잔의 물을 마셔야 한다. 바로 이때가 하루 중 가장 중요한 물 섭취 시간이다.

식사 30분 전에 한두 잔을 마셔 음식을 섭취하기 전에 물이 조절 공정을 준비할 시간을 갖게 해야 한다. 비만이나 우울, 암으로 고생하는 사람은 반드시 물 두 잔을 마셔야 한다. 30분 동안 물이 인체시스템으로 흡수된 다음 위장으로 분비되어 고형 음식물을 받아들이게 위장을 준비시킨다. 식사 전에 물을 마시면 소화관의 많은 문제, 즉 더부룩함과 흉통, 대장염, 변비, 게실염, 크론병, 열공탈장, 소화관의 암, 체중 증가를 피할 수 있다.

식사를 하고 2~2시간 30분이 지난 후 섭취한 음식량에 따라 물 240~360cc를 마셔라. 이것이 포만호르몬을 자극해서 소화관의 소화 공정을 마무리 짓는다. 또 이 물은 이미 섭취한 음식 소화 완료 단계에서 물을 더 갈망할 때 공복으로 느끼게 되는 감각을 경험하지 않게 막아준다.

인체의 갈수를 피하려면 하루 동안 규칙적인 간격으로 물을 섭취해야 한다. 그리고 어떤 신체적 활동, 예를 들어 산책 또는 땀을 흘리게 하는 격렬한 운동을 하기 전에 반드시 물을 마셔야 한다. 소금을 얼마나 섭취해야 하는지는 나중에 설명하겠다.

탈수의 합병증을 바로잡으려면

탈수로 야기된 모든 장애를 바로잡으려면 반드시 생활방식을 바꾸어야 한다. 물 치료 프로그램의 핵심은 다음과 같다.

- 충분한 물과 소금 섭취
- 규칙적인 운동
- 많은 종류의 과일과 채소, 세포막과 호르몬과 신경절연체를 만드는 데 필요한 지방과 풍부한 미네랄을 포함하여 균형 있게 짠 식단. 콜

레스테롤 고민은 버려야 한다.
- 카페인과 알코올 배제
- 스트레스가 많은 사념을 해독할 명상
- 인공감미료 배제

천식으로 증상을 드러내는 탈수는 인체에 다른 상처를 남긴다는 사실을 기억해야 한다. 앤드루 바우만 사례에서처럼 어릴 때 천식은 매우 파괴적이어서 훗날 전반적인 건강문제에 노출될 수 있다. 어린 시절의 탈수가 가하는 손상에 관한 이 같은 이해 때문에 나는 어린이 천식을 근절하는 데 노력을 기울이고 있다.

비만, 우울, 암의 예방과 치료에 물이 왜 긴요한가

인체에서 물의 주요 기능은 다음과 같다.

- 물은 면역 시스템의 핵심인 혈구세포를 순환시키기 위한 운송수단이다.
- 물은 인체 세포를 싱싱한 자두 같은 상태로 유지하는 산소와 미네랄을 포함한 필수물질을 위한 용매다.

- 물은 인체의 공간을 채우는 충전물질이다.

- 물은 세포막이나 세포 주위에 보호장벽을 형성해 세포의 고형 부분을 결합시키는 접착제다. 탈수 시 이 임무는 콜레스테롤에게 넘어간다.

- 뇌와 신경의 신경전달 시스템은 신경 전체에 걸쳐 있는 신경세포막 안팎의 나트륨과 칼륨의 신속한 움직임에 달려 있다. 다른 어떤 것에도 부착되지 않아 매이지 않은 물은 세포막을 자유롭게 통과하여 '원소이동' 펌프를 돌릴 수 있다.

- 원소이동 펌프의 일부가 전압 발생 펌프다. 따라서 신경전달 시스템의 효율성은 신경조직에 있는 자유롭고 매이지 않은 물의 이용 가능 정도에 달려 있다. 세포로 들어가려는 물의 삼투압에서 물이 세포로 칼륨을 밀어넣고 나트륨을 세포 밖으로 끌어내는 펌프 단위를 회전시킴으로써 에너지를 발생시킨다. 이는 수력발전용 댐에서 터빈을 돌려 수력전기를 만드는 것과 같다.

- 하나의 세포막에는 두 개의 층이 있다. 두 층 사이에는 물이 끊임없이 움직이는 수로가 있어 외부 메시지는 대부분 그 안에서 처리된다. 탈수 시에는 수로의 효소활동 효율성이 저하되고 세포의 본래 기능이 활력을 잃는다. 이렇게 되면 세포막에서는 그 이상 탈수를 막기 위해 콜레스테롤을 사용한다.

- 지금까지는 세포가 기능하도록 허용하는 화학반응을 '요리'하기 위

해 '연소'하고 '열'을 내는 물질로서 ATP(아데노신3인산)의 모든 에너지 비축이 음식 섭취에서 나온다고 가정했다. 이런 가정 때문에 인체 에너지를 발생시키는 시스템에서 물이 에너지원으로서 기능하는 것이 별 관심을 받지 못했다.

- 물은 인체의 에너지와 삼투압 균형을 조절하는 중심 인자다. 나트륨과 칼륨이 펌프의 단백질에 달라붙어 발전기의 자석 역할을 한

세포막 구조

세포막은 이중막이다

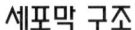

탈수 상태   잘 수화된 상태

수분 소실을 방지하기 위해 콜레스테롤 플라크가 세포막의 구멍을 막는다.
탈수 시 콜레스테롤은 세포막 구조물을 결착시키는 접착제다.

세포막의 구멍이 가로막히지 않아 물이 세포막을 통해 세포로 흘러들어갈 수 있다.

세포막의 단백질 지지대

이중세포막의 수화된 부분과 탈수된 부분 및 이중세포막에서 세포를 순환하는 물 채널 모델. 물 채널은 세포가 외부세계와 화학적 교환을 수행하는 '수로' 구실을 한다.

다. 물이 펌프 단백질을 회전시킬 때 전기가 발생된다. 양이온 펌프의 급속한 회전은 에너지를 발생시켜 다음 세 가지 유형의 상이한 에너지 풀(energy pool)에 있는 많은 장소에 저장한다.

1. ATP는 에너지 풀의 한 유형이다.
2. 또 하나의 에너지 저장 풀은 GTP(구아노신3인산)이다.
3. 제3의 시스템은 칼슘을 사로잡아 포획하는 소포체에 있다. 포획된 칼슘 두 단위에 대하여 ATP 한 단위와 같은 양의 에너지가 두 칼슘 원자의 결합에 저장되고, 두 단위 칼슘이 분리되어 방출될 때 한 단위의 에너지가 또 방출된다. 이 같은 에너지 저장수단으로서 칼슘 포획 기전은 뼈구조를 인체의 지지대로 만들 뿐만 아니라 현금을 금에 투자하는 것 같은 '요새'로도 만든다. 그래서 심각한 탈수 결과 수력전기 에너지 공급이 감소할 때 인체는 뼈에 침습해서 비축된 에너지를 방출한다. 따라서 골다공증의 일차적 원인은 지속적인 탈수다.

골다공증이나 골연화증을 예방하려면 칼슘 흡수를 더 효율적으로 만들어 골밀도를 증가시켜야 한다. 그러려면 비타민 D가 더 많이 필요한데, 피부에 비축되어 있는 콜레스테롤이 햇빛에 의해 콜레칼시페롤로 변환되어야 한다.

콜레스테롤은 실제로 모든 인체 호르몬을 축조하는 벽돌이며, 비타민 D 또한 콜레스테롤에서 생산된다. 뼈구조물에 저장된 에너지의 높은 진환율과 뼈를 재구축할 비타민 D 활동 필요성 증가 사이의 이 같은 관련성은 간이 비타민 D의 전구체로서 콜레스테롤을 더 많이 만들어야 한다는 신호다. 화학물질을 통해 콜레스테롤 수준을 낮추려는 것은 과학적 무지에 불과하다. 물 섭취량을 늘리고 햇빛에 노출되는 것이 순환하는 혈액의 콜레스테롤 수준을 조절하는 덜 유해한 방식이다.

콜레스테롤을 낮추는 약은 위험하다. 앞에서 이 문제의 일부를 언급했다. 우리 눈을 개안해줄 사람이 또 하나 있다. 의학박사 그래블린(Duane Graveline M. D.: 전 NASA 우주비행사, 미공군(USAF) 항공군의관, 우주의학연구과학자)은 〈의사와 환자들을 위한 타운센드 서한〉 2004년 8~9월호에, "일과성 전 건망증: 스타틴계 약물 치료의 한 부작용"이라는 논문을 발표했다. 그래블린 박사의 황당한 경험이 이 문제를 연구하게 이끌었다.

그는 완전한 기억상실을 콜레스테롤을 낮추는 약물의 부작용으로 규정했다. 그는 "수천 건의 기억 장애 사례 보고가 각지의 환자들에게서 쏟아져 들어왔다. 모두 스타틴계 약물 복용이라는 공통점이 있다. 건망증은 리피토, 메바코, 조코(모두 고지혈증, 고콜레스테롤혈증 치료제-옮긴이)와 연관되어 발생하는 기억손상이라는 것은 빙산의 일각일 뿐이다. 모든 건망증 사례에는 수천 건의 극단적인 망각과 헷갈림에 따른

무력, 심각한 방향상실이 보고되었기 때문이다. 환자도 의사도 이런 부작용을 모른다"라고 했다.

- 우리가 먹는 음식은 시초의 전기에너지를 발생시키는 물과 햇빛에서 에너지를 변환한 생성물이다. 인간을 포함해 살아서 자라는 모든 종은 물의 에너지 발생 결과로 생존한다. 인체의 과학적 평가에서 한 가지 주요한 문제점은 몸이 에너지를 수력전기에 얼마나 의존하는지에 관한 이해가 부족하다는 것이다.
- 세포막에서 생산되는 전기 또한 근처의 단백질이 수용점을 정렬하고 화학작용에 대비하게 한다.

물은 몸에 가장 중요한 영양소

몸이 매일매일 물을 필요로 하는 또 다른 이유는 다음과 같다.

- 물 없이는 아무것도 살지 못한다.
- 상대적인 물 부족은 인체의 일부 부위를 억압해 결국 죽게 만든다.
- 물은 주요 에너지원이다. 즉 인체의 '현금흐름'이다.
- 물은 인체의 모든 세포에서 전자기적 에너지를 발생시킨다. 즉 물

이 세포에 생명력을 제공한다.
- 물은 DNA 손상을 예방하고 손상된 DNA 수리 기전을 더 효율적으로 만든다. 따라서 비정상적인 DNA가 적게 만들어진다.
- 물은 골수의 면역계 효율성을 크게 증가시키며, 여기에는 암에 대한 면역계의 효율성도 포함된다. 골수는 면역계와 면역계의 모든 기전이 형성되는 곳이다.
- 물은 모든 음식물과 비타민, 미네랄을 용해하는 주요 용매다. 물은 음식을 더 작은 입자로 분해하여 최종적으로 대사와 동화에 사용되게 한다.
- 물은 음식물에 에너지를 부여하며, 음식 입자들이 소화되는 과정에서 이 에너지를 인체에 공급한다. 이것이 음식이 수분 없는 인체에 전혀 에너지로서 가치가 없는 이유다.
- 물은 음식물에 함유된 필요한 영양분의 체내 흡수율을 증가시킨다.
- 물은 인체 내부에서 모든 물질을 운송하는 데 이용된다.
- 물은 적혈구가 폐에서 산소를 모으는 데 효율성을 증대시킨다.
- 물은 세포에 산소를 가져다주고, 기체 노폐물을 수거하여 폐로 가져가 처리한다.
- 물은 인체 여러 부분에서 나온 독성 폐기물을 청소하여 간과 신장으로 끌고 가 처리한다.
- 물은 관절간극의 주요 윤활제이며 관절염과 요통을 예방한다.

- 물은 척추 추간원판(디스크)에서 '충격흡수 완충제'로 사용된다.
- 물은 배변을 원활하게 해주는 최고의 완화제로 변비를 예방한다.
- 물은 심장마비와 뇌졸중을 예방한다.
- 물은 관상동맥과 뇌동맥에 폐색이 생기는 것을 막아준다.
- 물은 인체의 냉방 시스템(발한)과 (전기적인) 난방 시스템에 필수불가결하다.
- 물은 뇌의 모든 기능, 특히 사고기능에 힘과 전기적 에너지를 제공한다.
- 물은 세로토닌을 포함하여 모든 신경전달물질의 효율적인 제조에 직접 필요하다.
- 물은 멜라토닌을 포함하여 뇌가 만드는 모든 호르몬 생산에 직접 필요하다.
- 물은 어린이나 어른 모두에서 주의력결핍장애를 예방한다.
- 물은 일의 능률을 증대시킨다. 즉 집중력 지속시간을 증가시킨다.
- 물은 세상에 있는 어떤 음료수보다 좋은 강장제이며, 아무런 부작용도 없다.
- 물은 스트레스, 불안, 우울증을 예방한다.
- 물은 정상적인 수면리듬을 되찾아준다.
- 물은 피로를 막아주고, 젊음의 에너지를 부여한다.
- 물은 피부를 매끄럽게 하며, 피부 노화를 예방한다.

- 물은 눈을 맑고 빛나게 한다.
- 물은 녹내장을 예방한다.
- 물은 골수의 조혈 시스템을 정상화하며, 결과적으로 백혈병과 림프종 예방에 도움을 준다.
- 물은 감염되거나 암세포가 형성되는 여러 부위에서 싸울 수 있는 면역계를 더 효율적으로 만드는 데 절대적으로 필요하다.
- 물은 혈액을 묽게 하고, 혈액순환 중 응고하지 않게 예방한다.
- 물은 월경 전의 통증과 열감을 완화한다.
- 물과 심장박동은 혈액을 묽게 하고 '요동'치게 함으로써 혈류의 '침전'을 막아준다.
- 인체는 탈수 중에 끌어올 물 저장고를 갖고 있지 않다. 이것이 규칙적으로 그리고 하루 종일 물을 마셔야 하는 이유다.
- 탈수는 발기부전과 성욕 감퇴의 주요 원인인 성호르몬 생산을 방해한다.
- 물을 마시면 갈증감각과 공복감이 구분된다.
- 체중을 줄이는 데는 물 이상의 방법이 없다. 정기적으로 물을 충분히 마시면 거창한 식이요법이 없어도 체중을 줄일 수 있으며, 실제로 목이 마를 뿐인 때에는 과식하지 않게 한다.
- 탈수는 조직 사이의 공간과 저장지방, 관절, 신장, 간, 뇌, 피부에 독성 침전물이 축적되게 하는 원인이다. 물은 이러한 축적물을 청소

한다.
- 물은 임신 중 입덧을 줄인다.
- 물은 마음과 신체기능을 통합한다. 그 덕분에 목표와 목적을 실현할 능력이 증강된다.
- 물은 노화에 따른 기억상실을 예방한다. 물은 알츠하이머병, 다발성 경화증, 파킨슨병, 루게릭병을 예방한다.
- 물은 카페인, 알코올, 일부 마약에 대한 중독성 충동을 물리치게 한다.

혈액은 붉은 물바다

인체가 충분히 수화되었을 때 정상적인 혈액은 물이 94%를 차지한다. 적혈구는 실제로 색깔 있는 헤모글로빈을 지닌 '물주머니'다. 인체의 세포 내부에는 이상적으로 75%의 물이 있어야 한다. 세포의 외부와 내부 사이의 수분 함량 차이 때문에 삼투성에 따른 세포로의 물 흐름이 정상적으로 일어난다.

수력 댐에서 사용하는 터빈과 마찬가지로 세포막에는 전위를 발생시키는 수십만 개의 펌프 단위가 있다. 그것들을 통해 흐르는 물이 펌프를 돌린다. 이러한 물의 돌진이 수력전기 에너지를 만든다.

동시에 동일한 공정의 일부분으로 나트륨과 칼륨 같은 원소들이 교환된다.

오로지 자유롭게 돌아다닐 수 있는 물만이 세포막에서 수력전기 에너지를 발생시킨다. 이전에 공급되었던 물은 다른 기능 수행에 분주하여 현재 매인 위치를 떠나 다른 곳으로 돌진할 수 없다. 이것이 물 자체가 가장 적합한 강장 음료이며, 하루 동안 규칙적인 간격으로 섭취해야 하는 이유다.

에너지원으로 물이 좋은 것은 과도한 양은 인체 밖으로 배설된다는 점이다. 물은 세포의 에너지 비축고 충전에 필요한 에너지를 제조하고 난 뒤 세포의 독성 노폐물을 가지고 인체를 떠난다. 물은 저장되는 것이 아니다.

물을 충분히 마시지 않아 탈수가 일어날 때 세포에 저장된 에너지를 소모한다. 이때 세포들은 습관적으로 물 대신 섭취한 음식에서 에너지를 생성하는 데 더 의존한다. 이런 상황에서 인체는 지방은 저장하고 단백질과 탄수화물 비축분을 사용한다. 저장된 지방보다 이러한 요소를 곧바로 분해하는 것이 더 쉽기 때문이다. 이것이 미국인의 37%가 왜 엄청난 과체중이 되었는지 설명하는 이유다. 그들의 몸은 탈수의 항구적 위기관리 상태.

가장 중요한 에너지원 물

가수분해(hydrolysis)라는 단어는 물이 다른 물질대사에 관여할 때 사용된다. 가수분해에 의존하는 활동에는 단백질을 아미노산으로 분해하는 것과 큰 지방 입자를 작은 지방산 단위로 분해하는 것이 포함된다. 물 없이는 가수분해가 일어날 수 없다. 당연히 물의 가수분해기능은 물 자체의 대사도 수행한다.

이 의미는 인체가 음식의 여러 가지 성분을 사용할 수 있기 전에 물 자체가 먼저 분해돼야 한다는 것이다. 이런 이유 때문에 고형 음식물을 먹기 전에 먼저 인체에 물을 공급해야 한다.

이 시점에서, 특히 뇌기능을 위한 에너지 공급자로서 물의 중요성을 강조하는 수치를 다시 한 번 제시하겠다.

$$MgATP^{2-} + H_2O = ATP^{3-}/ADPH^{2-} + Mg^{2+}/H^+ + H_2PO_4^- + HPO_4^{2-}$$
$$600 \qquad\qquad 1500 \quad 600 \qquad 998 \; 1168 \qquad 318 \qquad\quad 1251$$

에너지는 킬로줄(Kilo Joule)로 측정된다. 1킬로줄은 1파운드 물의 온도를 화씨 1℃ 올리는 데 필요한 에너지 양이다.

세포막의 에너지 비축고에 있는 마그네슘-ATP 한 단위는 가수분해되기 전에는 600단위의 에너지를 가지고 있다. 그것이 구성 부분으로 가수분해될 때 총에너지 함유량은 약 5,835단위에 이른다.

우리가 먹어 소화시키는 모든 음식은 인체가 그 성분을 사용할 수 있기 전에 가수분해되어야 한다. 음식이 인체에 제공하는 유익은 음식물을 더 쉽게 소화할 수 있고, 활성화된 성분으로 분해하는 물의 '마술적' 효과 때문에 발생한다.

이제 왜 물이 영양소이며, 어떻게 물이 에너지를 발생시키는지 알게 되었다. 물은 모든 미네랄과 단백질, 탄수화물, 다른 수용성 성분을 용해하여 혈액으로 온몸에 운반하여 나누어준다. 혈액을 몇몇 어종(적혈구와 백혈구, 혈소판, 단백질과 효소, 모두 목적지를 향해 헤엄치는)을 지닌 바닷물로 생각하자. 혈청은 해수와 거의 동일한 미네랄 농도와 미네랄 비율을 지니고 있다.

인체는 항상 물을 필요로 한다. 숨을 내쉴 때 인체는 폐를 통하여 수분을 잃으며, 피부 발한으로, 소변 생산으로, 매일 보는 배변으로 수분을 잃는다. 인체의 물 필요량을 판단하는 좋은 척도는 소변의 색깔이다. 잘 수화된 사람은 거의 색깔 없는 소변(비타민의 색상이나 음식물 색소 첨가제를 셈에 넣지 말고)을 생산한다. 비교적 탈수된 사람은 노란색 소변을 생산하고, 확실히 탈수된 사람은 오렌지색 소변을 생산한다. 잘 수화된 사람은 변비에 걸리지 않는다. 변비증이 있는 사람은 실제로 탈수 상태임이 틀림없다!

다음 장에서는 미네랄과 음식 성분의 중요성을 간략히 논의하도록 하겠다.

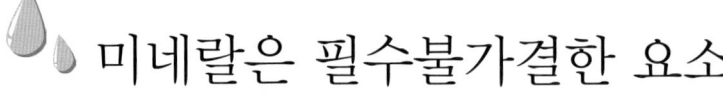# 미네랄은 필수불가결한 요소

어떤 미네랄(아연, 마그네슘, 망간, 셀레늄, 철, 구리, 크롬, 몰리브덴)은 장의 점막으로 흡수되려면 먼저 위의 산성환경을 통과해야 한다. 이 원소들은 인체에서 중요한 순서로 나열되었다. 인체가 많은 양을 필요로 하는 미네랄 원소는 나트륨, 칼륨, 칼슘, 마그네슘이다.

현재 하루 한 알 먹는 모든 비타민 보충제는 나트륨, 칼슘, 칼륨 외 필수미네랄의 하루 필요량을 공급하도록 구성되어 있다. 나머지 필수미네랄은 다양한 음식에서 충분히 얻을 수 있다. 그런데도 비타민과 미네랄 보충제를 권장하는 이유는 일상의 식단이 고급 품질이 아니고 과일과 채소를 충분히 먹지 않을 경우에 대한 일종의 '보험'이다.

독성 있는 광물질(미네랄) 원소는 수은, 납, 알루미늄, 비소, 카드

뮴, 많은 양의 철이다. 이러한 원소들은 피해야 한다. 이런 원소들은 위가 정상보다 산성이 낮을 때 인체에 더 잘 흡수된다.

사람이 나이가 들면 일부는 위에서 산을 점점 더 적게 제조하며, 심지어 전혀 생산하지 못하게 된다. 그 상태를 무위산증이라 한다. 무위산증인 사람은 필수미네랄이 결핍될 수 있으며, 고기와 고형 단백질 소화가 어렵다.

서양의 문화권에서는 음식물과 함께 피클을 먹는 것이 이 문제의 예방책이다. 식사와 함께 먹는 샐러드에 식초를 넣는 것도 동일한 효과가 있다. 식사에 고기가 많이 포함되었다면 정상적인 위는 산을 많이 분비하여 고기를 소화될 수 있는 더 작은 입자로 분해하고, 이 입자들은 장으로 내려가 흡수되기 위해 더 작아져 아미노산 성분 크기로 된다. 음식물 소화가 어려운 사람은 음식물과 함께 레몬이나 피클을 먹는 습관을 들이는 것이 좋다.

인체에 미네랄이 있는 이유

물 다음으로 미네랄이 세포 생리활성의 중추다. 혈액에는 미네랄이 나타나는 정도가 덜하지만 칼륨과 칼슘, 마그네슘, 아연, 셀레늄, 크롬, 구리, 망간, 붕소, 바나듐, 실리콘 등이 인체 세포 내부에서 생명을 유지하는 역할을 한다. 이러한 미네랄은 혈액보다 세포에 더 많이 존재한다. 이들이 하는 첫 번째 역할은 삼투성에 의해 물에 달라붙어 세포 내부에서 세포의 싱싱한 자두 같은 부피와 구조를 조절하는 것이다. 또 세포 내부의 산-염기 균형을 조절한다.

이러한 원소들이 적절하게 세포에 있을 때 삼투성에 의해 자연스럽게 세포 안으로 물을 끌어당기고 보존한다. 이런 원소를 흡족하게 이용할 수 없을 경우 물을 세포 안으로 전달하는 방법은 오직 물의 유입만을 허용하는 세포막에 형성되는 '샤워꼭지'를 통한 강제 주입이다. 그러려면 추가 압력이 필요하다.

그 일을 하기 위해 세포 내부의 미네랄 결핍 수준에 비례해서 주입 압력이 조정된다. 어떤 수준에서는 주입 압력 증가가 의미심장한데 이를 고혈압이라고 한다. 고혈압은 인체의 세포 내부의 미네랄 결핍을 가리킨다. 적절한 소금 섭취와 함께 이 같은 결핍을 바로잡으면 혈압이 정상으로 된다. 기능적으로 더 중요한 세포 안의 미네랄은 칼륨과 칼슘, 마그네슘, 아연, 셀레늄이다.

필수미네랄의 기능적 중요성

칼륨은 세포 내부의 수분을 조절하는 주요 인자다. 칼륨이 세포로 들어갈 때 삼투압에 의해 물을 붙잡아 끌고 들어간다. 잘 수화된 세포의 싱싱한 상태는 세포 안에 칼륨이 적절하게 있는가에 달려 있다. 칼륨은 세포 내부 물의 양과 세포 외부 환경의 삼투력 사이에 삼투압적 평형을 이루게 한다. 세포 외부의 액체 환경이 발휘하는 삼투력은 나트륨이 맡는다.

초고속 펌프들이 항상 세포 내부와 외부의 미네랄 분포를 조절한다. 이 같은 펌프 하나가 나트륨과 칼륨 교환으로 작동한다. 즉 칼륨 원자 2개를 세포 안으로 밀어넣고 대신 나트륨 원자 3개를 세포 밖으로 빼낸다.

이러한 펌프의 작용이 '생명체의 삼투성 푸시 앤드 풀'을 맡고 있다. 칼륨은 세포 밖으로 새어나오려는 성향이 있어서 세포 안으로 끊임없이 되밀어 넣어야 한다. 탈수되었을 때는 칼륨을 세포 안으로 되밀어 넣을 에너지가 흡족하지 않기 때문에 칼륨이 소변으로 배설되어 인체에서 소실될 수도 있다. 또 격심한 발한으로 칼륨이 많이 소실되기도 한다. 세포의 칼륨 소실은 세포 내부의 수분 소실을 초래한다.

따라서 일상의 식단에 더 많은 물과 칼륨 함유량이 많은 식품을 늘리지 않으면 만성적 탈수가 야기될 수 있다. 인체에서 칼륨 소실 패턴이 지속되면 신장은 나트륨을 과다하게 보유하게 되고, 고혈압과 콜레스테롤 증가, 심장병, 부정맥의 첫 단계가 뒤이어 진행된다.

칼륨이 많이 함유된 식품은 건포도, 말린 자두, 말린 살구, 대추 야자열매 같은 말린 과일이다. 감자, 아보카도, 잠두, 리마콩, 녹두 또한 칼륨이 많이 들어 있다. 바나나와 토마토, 콜리플라워, 통밀 빵, 완두콩, 오렌지, 우유, 요구르트, 달걀, 치즈도 칼륨이 상당히 풍부하다.

고혈압과 심장병이 염려된다면 나트륨 섭취량보다 훨씬 많은 양의 세포 내부 미네랄을 함유한 식단을 만들어야 한다. 성인은 음식으로 칼륨을 4g까지 섭취해야 한다. 오렌지주스에 칼륨이 많다고 해도 너무 많이 마시지 마라. 식단에 당근주스와 토마토주스, 야채 주스를 추가하는 편이 낫다. 이것들도 칼륨 함유량이 많다.

칼슘과 마그네슘은 전기를 발생시키는 미네랄이다. 나트륨과 칼륨이 전기를 제조하는 방식과 동일한 방식으로 칼슘과 마그네슘이 세포 안으로 들어가는 운동은 전위(voltage)를 발생시키며, 이 전류가 화학반응을 '요리'하는 데 사용된다. 물론 미네랄 전용 펌프로 작용하는 특수한 단백질에게 주위에 있는 물이 미네랄 원소들의 배치전환을 지시할 때 재배치되는 원소들이 전위를 생산한다.

인체에서 가장 풍부한 미네랄은 칼슘이다. 칼슘은 에너지를 포획하여 이 에너지가 방출되고 칼슘 원자들이 재생되거나 소변으로 배출되어야 할 때까지 뼈구조물 안에 붙들고 있다. 칼슘 에너지원에서 에너지 방출은 일종의 마지막 탈출구 같은 공정이다. 이때 뼈들이 연화되고 밀도를 상실하여 압력을 받으면 통증을 느낀다. 인체가 지속적으로 탈수되어 수력전기를 충분히 제조할 수 없을 때 뼛속 칼슘에 저장된 에너지가 소진되고 골다공증이 시작된다.

이 같은 생리적 난국에서 인체가 탈수 때문에 소변을 충분하게 생산하지 못할 때 뼛속의 칼슘 보유고에서 과도한 칼슘 방출이 일어나 신장의 미세한 도관을 가로막는다. 궁극적으로는 배설기관을 파괴하는 신장결석이 형성된다. 이렇게 되면 몇 개월 또는 몇 년 더 살려고 투석해야 한다. 일부는 신장을 이식받는다. 하지만 매일 규칙적으로 물을 마시는 예방 조치를 취했다면 신장을 잃지도 않았을 테고, 이런 무서운 선택에 직면하지도 않을 것이다.

여러 가지 상이한 소화작용을 위한 호르몬을 분비하거나 효소를 제조하는 모든 분비선은 자기 생성물을 방출하기 전의 칼슘 작용에 따라 좌우된다.

칼슘이 풍부한 음식은 우유와 치즈, 요구르트 같은 우유 부산물, 참깨와 호박씨 같은 씨앗, 콩, 무화과, 콩과 식물, 물냉이, 견과, 올리브, 브로콜리, 달걀, 감자, 모든 녹색 채소다.

마그네슘은 뇌, 심장, 신장, 간, 췌장, 생식기관, 그 밖의 여러 기관의 모든 에너지 의존적인 공정에 안정성을 부여하는 요소다. 물에 대한 마그네슘-ATP의 친화력이 에너지 함량을 거의 10배의 범위에서 증대시킨다(물이 그것을 분해할 때 600단위의 에너지가 5,835단위가 된다). 9조 개의 뇌세포와 신경세포들이 서로 의사소통할 때 이러한 활동을 가능하게 하는 것이 마그네슘 에너지 풀에 있는 에너지 비축분이다.

창조되는 순간부터 생명이 다하는 마지막 순간까지 부단히 박동해야 하는 심장근육의 수축하는 힘과 규칙적인 수축비율은 마그네슘의 핵심적인 기능에 달려 있다. 마그네슘-ATP의 가수분해공식은 마그네슘이 세포들(근육세포이든 뇌세포이든 간세포이든)의 생리적 기능의 에너지 배분에서 어떻게 사용되는지를 보여준다.

세포 내부의 미네랄 모두가 필수불가결하지만 그 중에서도 마그네슘은 기능의 영속성을 가능하게 한다. 마그네슘 부족은 세포의 효율성과 유익한 생활을 지속하는 데 나쁜 영향을 미친다. 마그네슘은 단백질과 탄수화물, 지방의 대사와 관련하여 300가지 이상의 효소반응에 관여한다. 마그네슘은 혈당 조절에도 유익하다. 인체 내 마그네슘 결핍은 그다지 널리 인식하지 못하고 있는 매우 심각한 상황이다.

경수(센물)는 양질의 마그네슘원이다. 경수를 마시는 사람은 심장병과 부정맥에 덜 걸리는 것으로 보인다. 마그네슘 함유량이 적은 음식을 섭취하는 것은 결국 고혈압과 부정맥(체내 마그네슘 결핍의 주요 지표)의 추가적인 원인이 된다.

음식에는 대략 2.5대1의 비율로 칼슘보다 마그네슘이 더 많이 포함되어 있어야 한다. 우리가 마시는 천연의 물에 있는 마그네슘이 인체의 일상적 필요에 기여할 수 있다. 증류수나 역삼투 시스템으로 여과한 물이 몸에 유익하다는 사람은 그 물을 마시기 전에 미네랄을 첨가해야 한다.

탄산수와 청량음료는 인(燐)을 많이 함유하고 있다. 인은 인체에서 마그네슘을 제거한다. 체내로 들어오는 인과 동일한 비율로 마그네슘을 제거한다. 즉 섭취하는 인만큼 마그네슘이 고갈된다. 청량음료는 카페인 함유량 자체의 부정적인 작용 외에도 인체에서 마그네슘을 고갈시키는 직접적인 원인이 된다. 이는 매우 위태로우며 생리적으로 바람직하지 못한 액체 섭취와 관련되지만, 그 원인을 알 수 없는 많은 건강문제의 원인일 가능성이 높다.

과학적으로 이제는 분명해졌다. "노화는 인체의 다발성 결핍의 직접적인 결과다. 노화는 탈수에서 시작되며, 필수적인 미네랄 결핍이 뒤따른다." 누구나 자기의 안녕과 효율적인 생리적 기능에 마그네슘의 중요성을 인식해야 한다. 이에는 면역 시스템의 기능 정상화와 심장병, 암 같은 심각한 질병 회복이 포함된다. 우리에게 탈수로 유발되는 미네랄 결핍이 없다면 병에 걸리지 않을 것이라고 말해도 된다. 병에서 회복하려면 몸에서 탈수를 바로잡고 소실된 미네랄을 복원해야 한다.

미네랄 복원에는 모든 미네랄이 포함되어야 한다. 균형 잡힌 식단에는 모든 미네랄이 잘 포함되도록 자연이 구비해놓았다. 음식은 언제나 미네랄의 좋은 원천이다. 정제하지 않은 소금은 '음식'이며, 80가지 이상의 미네랄을 함유하고 있다.

정제하지 않은 소금만으로 필수미네랄을 얻으려다 보면 우리 몸이 처리할 수 있는 양보다 많은 나트륨을 섭취하게 된다. 하지만 균형 잡힌 식단에서는 수많은 미네랄의 좋은 원천이 된다. 소금은 바다에서 생산한 것이든, 땅속이나 광산에서 캐낸 것이든, 소중한 조합을 이루는 동료 미네랄이 제거되지 않은 자연 그대로의 상태와 구성이어야 한다.

식품 중에서 녹색 엽록소와 씨앗들(편두, 잠두, 완두, 밀기울, 맥아, 아몬드와 땅콩 같은 견과, 현미, 보리, 옥수수, 아보카도)에는 마그네슘이 아주 풍부하다. 어떤 식물보다 최고급 수준의 마그네슘이 켈프(kelp)에 있다. 켈프는 요오드 또한 풍부하다. 우유와 달걀도 건강식품으로 손색이 없을 정도로 마그네슘을 충분히 함유하고 있다.

아연은 DNA 조립라인에서 정확한 유전자를 표현하기 위해 가장 중요한 미네랄이다. 아연은 아미노산 시스테인의 도움으로 새로운 효소들과 단백질을 생산하기 위해 연결되고 접착되는 일부 원소에 들러붙는다. DNA 조립라인이 위치한 세포 내부에 수분이 많다는 것을 잊어서는 안 된다. 즉 원소들이 서로 연결되어 제자리를 찾을 때까지 그 안에서 떠다닐 수 있다.

'아연 클러스터', '아연 트위스트', '아연 손가락'은 이같이 고도로 특화된 임무를 수행하는 아연구조물의 여러 가지 조합이다. 아연은 인체의 모든 세포에서 200가지 이상의 상이한 효소들과 필수 단백질 제조에 관여한다. 특히 암 같은 질병의 진행을 멈추게 하려면 식단에서 아연은 반드시 포함되어야 한다. 세포막 위의 인슐린 수용기 단백질을 제조하기 위해 아연이 많이 필요하다. 따라서 아연은 당뇨 추세를 바로잡는 데도 필수적인 미네랄이다.

옥수수는 아연이 아주 풍부한 식품이다. 참깨와 호박씨 같은 대다수 씨앗 역시 좋은 아연의 원천이며, 쇠고기, 치즈, 통밀, 게살, 피칸, 피넛, 리마콩, 완두콩 또한 좋은 원천이다. 아몬드, 호두, 달걀, 대두는 인체가 필요로 하는 일상적인 수준의 아연 섭취에 어느 정도 기여할 수 있다.

알코올, 과도한 칼슘 섭취, 과도한 철분 섭취, 위산과소(알코올 중독 이후 가장 흔한 원인), 섬유질 많은 음식 섭취, 음식으로 불충분한 단백질 섭취, 간 질환과 췌장 질환은 아연 결핍을 일으킬 수 있다.

셀레늄도 마찬가지로 세포의 안녕에 중요하다. 셀레늄과 아연 부족은 인체의 기능, 특히 면역 시스템의 정상적 기능을 황폐하게 할 수 있다. 다행히 이 원소들은 체내에 저장되어 있어 이런 원소가 풍부한 음식을 갈망할 때까지 인체가 저장고에서 이용할 수 있다.

불행하게도 토양에 이런 원소가 소진되었을 때는 그 토양에서 생산한 식품에도 아연이 적절히 함유되어 있지 못하다. 동부아프리카의 토양은 셀레늄이 고갈되었고, 서부아프리카의 토양은 셀레늄이 풍부하다고 한다. 한 과학자는 서부아프리카에서는 그렇지 않은데 동부아프리카에 AIDS가 만연하여 확산된 이유는 그 지방에서 생산된 식품에 셀레늄이 부족하기 때문이라고 발표했다.

셀레늄 부족은 수많은 암의 유형으로 나타나며, 효소 글루타티온 퍼옥시다아제의 낮은 수준으로 전환할 수 있다. 셀레늄이 풍부한 식품으로는 맥아(麥芽), 견과류, 통밀빵, 현미, 보리, 맥주, 새우, 귀리, 물고기, 버섯, 마늘, 오렌지주스 그리고 양은 적지만 콩류와 요리된 닭고기가 있다.

소금, 불후의 명약

소금은 모든 살아 있는 생물, 특히 인간, 그중에서도 천식과 알레르기와 자가면역질환에 시달리는 사람의 생존에 반드시 필요한 물질이다.

 소금은 치료자들이 오랜 세월 사용한 '약'이다. 어떤 문명에서는 소금이 금의 가치를 지니며, 사실상 같은 무게의 금과 교환된다. 사막지대 국가에서는 소금 섭취를 생존을 위한 보험으로 알고 있다. 이런 사람에게 소금 광산은 금 광산과 동의어다. 소금은 일종의 경전(經典) 같은 보증을 받고 있다.

 소금은 오랫동안 무지한 의료 전문가들과 미디어 앵무새들에게 혹평을 받아왔다. 그러나 이제 보충식품으로서 소금의 중요성이 인정되고 또 널리 인식되고 있다. 나도 이런 변화를 가져온 초기 대변자 가운데 한 사람이다.

 물과 소금, 칼륨이 함께 인체의 수분 함유량을 조절한다. 물은 모든 세포 속으로 들어가 세포 내부의 수분 함유량을 조절한다. 물은 그 속에서 세포대사의 독성 노폐물을 청소하고 추출해내야 한다. 일단 물이 세포로 들어가면 세포에 있는 칼륨이 그 물에 달라붙어 물을 그곳에 머물게 한다. 심지어 식물왕국에서도 과일 내부에 물을 보유함으로써 과일을 단단하게 만드는 것도 칼륨이다. 일상 음식에는 과일과 채소에 풍부한 칼륨이 포함되어 있지만 천연 상태의 소금은 포함되어 있지 않다. 이러한 이유로 일상 음식에 소금을 추가할 필요가 있다.

 염분은 일부 수분이 세포 밖에서 함께 있도록 붙잡아둔다(염분에 의한 물의 삼투성 억류). 염분은 세포 밖에 보유되는 수분 양의 균형을 조절한다.

기본적으로 인체에는 두 가지 물바다가 있다. 하나는 세포에 보유하는 물이며, 다른 하나는 세포 밖에 보유하는 물이다. 건강은 이 두 바다의 수분 용량이 어떻게 세심한 균형을 유지하느냐에 따라 좌우된다.

수분 용량이 균형을 이루려면 물과 소금, 칼륨이 풍부하고 몸에 필요한 비타민이 함유된 과일과 채소를 규칙적으로 섭취해야 한다. 소금은 정제하지 않은 천일염이 더 좋은데, 몸에 필요한 다른 미네랄도 함유되어 있기 때문이다.

세포로 자유롭게 들어갈 여분의 물이 없을 때에는 물이 세포 밖의 소금기 있는 바다에서 여과되어 수분이 부족한 상황에서도 열심히 일하는 세포 속으로 주입된다. 몸은 비상시 핵심세포에 여과하여 주입할 여분의 물을 보유하기 위해 세포 밖의 물바다 범위가 확장되게끔 설계되어 있다. 이를 위해 뇌는 신장에게 염분과 물의 보유분 증가를 명령한다. 이 같은 뇌의 명령에 따라 물을 충분히 마시지 않으면 부종(浮腫)이 생긴다.

인체의 수분 부족이 중대한 수준에 이르고, 점점 더 많은 세포가 주입 방식으로 물을 공급받으면 주입 압력이 높아질 수밖에 없다. 결국 세포에 물을 주입하는 데 필요한 압력이 현저하게 증가하면서 고혈압이라는 병명이 붙는다.

초기에는 수분 여과와 세포로의 수분 전달 공정이 몸이 수평 상태로 누워 있는 밤에 더 효율적으로 진행된다. 이러한 자세에서는 여과되어 모아진 물(낮 동안에는 주로 두 다리에 머물러 있는)이 혈액순환으로 들어가기 위해 중력의 힘과 애써 싸우지 않아도 되기 때문이다. 그렇지만 일부 세포가 긴급 수화 공정에 오랫동안 계속 의존하면 폐에 물이 배기 시작하여 호흡이 어려워진다. 결국 베개를 높게 베고 앉은 채 잠을 자야 한다.

이런 상태를 심장천식이라고 하는데, 이는 탈수로 인한 결과다. 그렇다고 이러한 상태에서 처음부터 물을 너무 많이 마셔서 폐 시스템에 과중한 부담을 주어서는 안 된다. 소변 배출이 물 섭취량과 같은 비율로 증가할 때까지 서서히 시간을 두고 물을 섭취하는 양을 늘려야 한다.

소변을 많이 배출할 정도로 충분히 물을 마실 때 몸에 보유한 많은 소금도 함께 배출된다. 이것이 물을 더 마심으로써 부종액을 제거하는 방법이다. 이뇨제가 아니라 더 많은 물로! 물은 현존하는 최고의 천연 이뇨제다.

광범위한 부종이 있고, 별로 움직이지 않아도 심장이 불규칙하게 또는 매우 빠르게 뛰는 사람은 시간을 두고 물 섭취량을 늘려야 한다. 그러나 물이 배출되지 않은 채 몸속에 보류되어서는 안 된다.

몸이 아직도 소금을 보유하려는 혹사 상태에 있기 때문에 2~3일 동안은 소금 섭취도 제한해야 한다. 부종이 없어지면 소금이 몸 안에 보류되지 않을 것이다.

소금이 일으키는 놀라운 기적

소금은 인체의 수분 함량 조절 외에도 많은 기능을 담당한다. 인체에서 수행하는 특별히 중요한 기능은 다음과 같다.

- 소금은 강력한 천연 항히스타민제로 천식 완화에 사용할 수 있다. 물을 한두 잔 마신 뒤 혀에 소금을 올려놓는다. 소금은 아무런 독성도 없이 흡입기 같은 효과를 낸다. 소금을 혀에 얹기에 앞서 반드시 물을 한두 잔 마셔야 한다.
- 소금은 몸을 위한 강력한 스트레스 저항요소다.
- 소금은 세포, 특히 뇌세포에 쌓이는 과도한 산성물질을 추출해낸다. 알츠하이머병에 걸리고 싶지 않으면 소금 섭취를 제한해서는 안 되며 이뇨제의 장기 복용을 삼가야 한다!
- 소금은 신장이 소변을 통해 과도한 산성물질을 씻어내는 데 핵심적인 역할을 한다. 체내에 염분이 부족하면 몸은 점점 산성화된다.

- 소금은 정서장애와 애정장애 치료에 반드시 필요한 요소다. 우울증 치료에 사용되는 리튬은 소금 대체물질이다. 우울증 발병을 예방하려면 소금을 약간 섭취해야 한다.

- 소금은 뇌 속의 세로토닌과 멜라토닌 수준 보존에 꼭 필요하다. 물과 소금이 천연의 항산화 임무를 수행하며 몸속의 독성 폐기물을 몸 밖으로 내보낼 경우, 트립토판이나 티로신 등의 필수아미노산이 화학적인 항산화제로 희생당하지 않아도 된다. 몸이 충분히 수화되면 트립토판은 뇌조직으로 들어가 저장되며, 그곳에서 세로토닌과 멜라토닌, 인돌라민, 트립타민 등 필수적인 항우울성 신경전달물질 제조에 사용된다.

- 내 생각에 소금은 암 예방과 치료에도 반드시 필요하다. 암세포는 산소에 의해 살해된다. 암세포는 혐기성 유기체로서 산소가 희박하고 산성이 강한 환경에서 산다. 몸이 잘 수화되고 소금이 모든 부위에 이르도록 혈액순환 용량을 증대시키면 혈액 속의 산소와 활성화되고 '유도된' 면역세포들이 암조직까지 이르러 그것을 파괴한다. 앞서 설명했듯이 탈수는 몸의 면역 시스템 및 질병과 싸우는 면역세포들을 억압한다.

- 소금은 불규칙적인 심장박동을 안정시키는 데 아주 효과적이다. 소금이 고혈압을 일으킨다는 오해와 반대로, 실제로 소금은 물과 협력하여 혈압을 조절하는 데 꼭 필요한 요소다. 물론 적절한 비율이

아주 중요하다. 물을 많이 섭취하면서 무염식사를 하는 사람 가운데에는 실제로 혈압이 상승하는 사람도 있다. 이유는 간단하다. 세포 내부에 필수적인 미네랄은 정제하지 않은 천연 소금에도 포함되어 있는 미네랄이며, 이것들은 또한 혈압을 정상으로 유지하는 데에도 필수적인 요소다.

무염식사의 이차적인 합병증으로 천식 같은 숨찬 증세를 야기할 수 있다. 물을 마시고 소금을 섭취하지 않으면 그 물은 모든 혈관을 완전하게 채울 만큼 혈액순환 속에 오래 머물 수 없다. 이것이 어떤 사람은 실신하게 하기도 하고, 또 어떤 사람은 고혈압으로 등록될 정도로 동맥 조임을 야기하기도 하며, 고혈압이 있는 사람은 숨이 차는 증상으로 더욱 악화되기도 한다. 두근거리고 쿵쿵 소리를 내는 심장을 물 한두 잔과 약간의 소금으로 신속하고 효율적으로 진정시킬 수 있으며, 장기간 섭취하면 혈압이 낮아지고 숨찬 증세도 치료된다.

- 소금은 수면 조절에 꼭 필요하다. 소금은 천연 수면제다. 물을 한 잔 가득 마시고 나서 소금 몇 알을 혀에 얹고 가만히 놔두면, 자연스럽게 깊은 잠에 빠진다. 물을 마시기 전에는 절대 혀에 소금을 얹어서는 안 된다. 소금만을 반복해서 사용하면 코피를 흘릴 수도 있다.

- 소금은 당뇨병 치료에 필수 요소다. 혈액의 당 농도 균형을 잡는 데 도움이 되고, 혈당 수준을 조절하려고 인슐린을 주사해야 하는 사람에게 인슐린의 필요성을 줄여준다. 물과 소금은 당뇨병과 연관된 이차적 손상 정도를 감소시킨다.
- 소금은 인체의 모든 세포 속에서 수력전기 에너지 생성에 반드시 필요하다. 소금은 세포들이 에너지를 필요로 하는 부위에서의 지역적 전력 생산에 이용된다.
- 소금은 잉태 순간부터 죽음에 이르기까지 뇌세포들이 살아 일하는 평생 동안 신경세포의 의사소통과 정보처리에 반드시 필요하다.
- 소금은 소화관을 통해 음식 입자를 흡수하는 데 꼭 필요하다.
- 소금은 특히 천식과 폐기종, 낭포성 섬유증 환자들이 폐 속의 점액성 충전물과 끈적끈적한 가래(痰)를 없애는 데 꼭 필요하다. 소금은 점액구조의 물리적 상태를 변화(화물차폐)시킴으로써 점액을 유동적이고 느슨(분리)하게 만든다.
- 혀 위에 소금을 얹으면 그치지 않던 마른기침이 멈추며, 물이 효과를 증진시킨다.
- 소금은 카타르성 콧물과 만곡부 울혈을 없애는 데 필수적이다.
- 소금은 통풍과 통풍성 관절염 예방에 필수적이다.
- 소금은 근육경련 예방에 반드시 필요하다.
- 소금은 수면 중에 침이 입 밖으로 흐를 정도로 과다 생산되지 않게

예방하는 데 필수적이다. 과도한 침을 끊임없이 닦아내야 한다면 소금이 부족하다는 신호다.

- 대부분의 골다공증은 소금과 물 부족의 결과다. 인체 염분 보유량의 20% 이상이 긴 뼈(장골)들의 축대에 저장되어 있어 그 뼈들에게 힘을 준다. 음식에 염분이 부족할 때 뼈에 저장되어 있는 염분이 방출되어 삼투압으로 인해 혈액 속의 염분 함량 균형을 조절한다. 그 나머지는 누구나 추측할 수 있다.
- 소금은 자신감과 긍정적 자아 이미지 유지에 매우 필요하다. 이것들은 세로토닌과 멜라토닌으로 조절되는 '성격적 산출물'이다.
- 소금은 성적 관심과 성욕 유지에 매우 필요하다.
- 소금은 이중 턱을 줄이는 데 필수적이다. 몸에 염분이 부족하다는 것은 실제로는 몸에 수분이 부족하다는 것을 뜻한다. 침샘은 염분 부족을 감지하고도 어쩔 수 없이 침을 더 많이 생산하게 된다. 씹고 삼키는 작용을 원활하게 해야 할 뿐 아니라, 음식 분해에 필요한 물을 위장에 공급해야 하기 때문이다. 침샘으로 가는 혈액순환이 증가하고, 혈관은 침 생산을 위해 필요한 더 많은 물을 침샘에 공급하려고 '누출'된다. 이러한 누출은 침샘 외의 부분까지 번지면서 턱과 뺨의 피하와 목으로 그 부피를 증가시킨다.
- 소금은 다리와 허벅지의 정맥류와 거미혈관 예방에 필수적이다.
- 천일염과 소금 광산에서 파낸 정제되지 않은 소금은 인체가 필요로

하는 80여 가지의 미네랄 원소를 함유하고 있다. 이들 미네랄 가운데 일부는 미량 원소다. 시중에서 판매하는 정제된 소금보다 정제하지 않은 천일염이 낫다. 슈퍼마켓에서 구입하는 일반 식탁염은 천연 소금에 포함된 다른 원소를 제거하고, 가루와 기공을 유지하기 위해 다른 요소를 첨가한다. 알루미늄은 인체의 신경 시스템에 아주 해로운 원소인데, 식탁염을 만들 때 가루가 뭉치는 것을 방지하기 위해 최근까지도 사용되었다. 알루미늄은 알츠하이머병의 일차적인 원인과 관련되어 있다. 슈퍼마켓에서 소금용기의 상표에 알루미늄이 표기되어 있는 것을 보면 관리자에게 선반에서 치우라고 해야 한다.

- 정제하지 않은 천일염은 동물에게 진통제와 항암제라는 사실이 입증되고 있다.
- 소금은 근육 상태와 힘을 유지하는 데 필수적이다. 요실금은 방광의 요도 목(bladder neck) 약화를 초래하는 소금 부족의 결과일 수도 있다.

60대인 도틀리 레이드의 편지는 의미심장하다. 이 편지는 요실금이라는 고질적인 문제 극복에 소금 섭취가 어떠한 도움이 되었는지 밝힌다. 나는 끊임없이 속옷을 적시는 골칫거리를 적당한 소금 섭취로 해결할 수도 있을 것이라는 반가운 소식을 나이 드신 수

4부 자연치료와 물··· 295

백만 시민과 함께 나누고자 그녀의 편지를 싣는다.

1999년 6월 25일, 무릎 통증을 견딜 수 없어 조퇴했습니다(몇 년 전 지압을 받다가 당한 부상인데, 다시 타박상을 입은 적이 있습니다). 너무 아파 걸을 수 없어서 침대에 자주 누워 지내고 있습니다.

고맙게도 글로벌헬스솔루션사가 제 이름과 주소를 입수했으며, 저는 박사님의 책과 테이프를 얻었습니다. 1999년 7월 3일경 동네 한 블록을 걸어보기로 결심했습니다. 그리고 그 일을 해냈습니다. 다음 날에는 여섯 블록을 걸어 교회까지 갔습니다.

1999년 7월 5일에는 7시간 동안 차를 탔고, 도중에 화장실에 가려고 두 번 멈췄을 뿐이었습니다. 저는 방광이 몹시 약해 아예 여벌옷을 가지고 다닐 정도였습니다. 그런 제가 단 한 방울도 적시지 않은 채 도착했을 뿐 아니라 난생 처음으로 피곤도 느끼지 않으며, 잠자리에 들기 전에 산책도 했습니다.

저는 몹시 마른데다 먹을 수 있는 음식도 한정되어 있었습니다. 그런데 갑자기 몇 년 동안 먹지 못했던 음식들(복숭아, 멜론, 수박, 토마토, 파인애플, 심지어 사탕까지)을 제가 먹는 것이었습니다. 아무런 부작용 없이 맛있게 먹었습니다.

저는 몇 년 동안 물 말고는 아무것도 마시지 않았지만 소금은 멀리 했습니다. 그것이 정말 큰 실수였습니다. 근육이 정말 심하게 아팠고 몸 여기저기도 마찬가지였습니다.

아직도 해결해야 할 문제가 있지만, 지금 제 몸이 하는 말에 귀를 기울이는 법을 배워가고 있으며, 뱃속 가스와 소화, 순환, 알레르기 등을 더 겪지 않게 될 날을 고대합니다. 요즘은 몇 년 동안 보낸 날들보다 기분이 한결 좋습니다. 박사님의 도움에 뭐라 말할 수 없을 정도입니다. 박사님께 신의 축복이 있기를 간구합니다. 안녕히 계십시오.

– 도틀리 레이드

소금이 천식에 좋은 것만큼이나 과도한 칼륨은 천식에 해롭다. 너무 많은 오렌지주스나 너무 많은 바나나, 너무 많은 칼륨을 함유한 어떤 음료수는 특히 운동하기 전에 섭취할 경우 천식발작을 촉진할 수 있다. 즉 칼륨 과다복용은 운동유발적인 천식발작을 야기하기도 한다. 이 같은 천식발작을 예방하기 위해 운동 전에 소금을 조금 섭취하면 가스교환을 위한 폐활량이 늘어나며 과다한 땀 배출도 줄어든다.

세포의 내부와 외부에서 필요한 수분량을 유지하기 위해 행하는 나트륨 작용과 칼륨 작용의 균형을 맞추는 데 오렌지주스에 소금을 조금 첨가하는 것이 좋다. 일부 문화권에서는 멜론과 다른 과일에 소금을 첨가하여 단맛을 더 강하게 만들기도 한다. 이런 과일은 대개 칼륨을 함유하고 있다. 따라서 먹기 전에 소금을 뿌리면 나트륨 섭취와 칼륨 섭취가 균형을 이룬다. 다른 주스에도 마찬가지로 하는 것이 좋다.

자신의 아들에게 뜻하지 않게 해를 입힌 독자의 전화를 받았다. 오렌지주스에 비타민 C가 많다고 생각해 그는 아들에게 매일 주스를 억지로 마시게 했다. 아들이 오렌지주스를 거부할수록 아버지는 더욱 강요했다. 그렇게 하는 동안 아이에게는 호흡곤란 증세가 생겨났고 수많은 천식발작을 일으켰다.

대학에 들어가면서 집을 떠나 아버지의 영향권에서 벗어난 뒤에야 천식이 없어지고 호흡도 정상을 되찾았다. 아버지는 아들에게 전화를 걸어 어린 시절 그토록 고통을 겪게 하여 미안했다고 사과했다.

소금을 얼마나 먹어야 하나

대략 하루에 물을 8~10잔을 마시면 약 3g의 소금을 먹어야 하므로 물 1.14L당 4분의 1 티스푼의 소금을 먹으면 된다. 소금은 종일 조금씩 나누어 먹어야 한다. 운동하고 땀을 흘리는 경우에는 소금을 좀더 섭취해야 한다. 뜨거운 기후에서는 소금을 더 섭취해야 한다. 이런 기후에서는 소금이 생존과 건강, 열탈진과 죽음 사이를 갈라놓는다.

우리가 아파서 입원하면 즉시 염분농도 0.9%인 생리식염수 살라인Ⅳ드립을 주사한다. 이 수치는 물 1L당 소금 9g을 뜻한다. 그렇지만 매일 섭취하는 소금의 양은 3분의 1 정도여야 한다. 인체는 소금을 보존하려는 기전이 있기 때문이다.

여기서 주의할 것은 동시에 소금을 과잉 섭취해서는 안 된다! 인체가 필요로 하는 물과 소금의 비율을 준수해야 한다. 언제든 과도한 소금을 몸 밖으로 씻어낼 수 있게 물을 충분히 마셔야 한다. 어느 날 갑자기 체중이 늘어난다면 소금을 너무 많이 섭취했기 때문이다. 하루 동안 소금 섭취를 억제하고 소변 배출이 늘어나도록 물을 많이 마시면 불어난 체중이 줄어들 것이다.

심부전증이나 투석이 필요한 신부전증 환자는 소금 섭취를 늘리기 전에 의사와 상담해야 한다.

내 지침에 따라 물을 마시면 하루 한 알 비타민제 복용도 도움이 된다. 특히 운동을 하지 않거나 채소와 과일을 충분히 먹지 않는 경우에는 더욱 효과가 있다. 육류와 생선의 단백질은 셀레늄과 아연의 훌륭한 공급원이다. 스트레스를 받는 상황이면 그 상황이 종결될 때까지 비타민제를 통해 섭취할 수 있는 것 외에도 음식에 비타민 B_6와 아연을 첨가하는 것도 고려해야 한다.

발진이나 음부포진으로 시달리면 음식에 비타민 B_6와 아연을 추가해야 한다. 바이러스성 포진은 아연 결핍의 결과 또는 아연 결핍과 관련된 합병증의 결과라고 해도 무리가 아니기 때문이다.

소금의 참된 가치는 그것에 함유된 미네랄에 있다. 나트륨은 좋은 소금에 함유된 80가지가 넘는 미네랄 가운데 하나일 뿐이다. 시장에서 판매하는 식탁염은 유익한 미네랄들이 제거된 채 훨씬 더 비싼 가격에 판매된다. 지금은 정제하지 않은 천일염이 이제는 일부 슈퍼마켓과 건강식품 가게에서 판매되고 있다.

단백질, 에너지, 운동

전문가들은 인체가 체중 1kg당 하루에 최소한 1.1~1.4g 정도 양질의 단백질을 필요로 한다고 한다. 따라서 체중이 70kg이면 근육량을 유지하기 위해서 단백질이 하루에 90g 정도 필요하다. 이 정도의 단백질을 섭취하면 인체는 단백질 보유고의 정상적 구성을 유지할 것이며, 단백질 보유고를 헐어내 저장된 아미노산을 고갈시키는 일은 없을 것이다.

어린이는 기본적으로 체중 1kg당 최소한 2.2g 정도의 단백질이 필요하다. 증가된 생산성을 위해 노동력 수요가 높고, 먹을 것에 부족함이 없는 선진사회에서는 매일 규칙적으로 섭취해야 할 단백질 권장량이 280g 정도다.

몸은 육체적으로 더 활동할수록 단백질 함유 식품을 더 요구한다. 여분의 단백질은 손상된 조직을 보수하고, 효소와 신경전달물질을 제조하는 데 필요하다.

요즈음 체중감량 프로그램에 고단백 식단이 유행한다. 달걀과 우유, 렌즈콩(24%의 고급 품질 단백질 함유), 녹두, 잠두, 대두, 두부 같은 콩류에는 양질의 단백질이 함유되어 있다. 채소 또한 양질의 단백질을 함유하고 있으며(시금치는 약 13%), 신선한 칠면조 고기, 닭고기, 송아지 고기, 쇠고기, 돼지고기, 생선도 마찬가지다.

내가 '신선하다'는 단어를 강조해서 사용하는 것은 육류에 들어 있는 다양한 효소가 단백질 내의 일부 필수아미노산을 빨리 파괴하기 때문이다. 또 산소에 오래 노출되어도 육류 단백질 속의 필수아미노산이 파괴되며, 그로써 육류에 포함되어 있는 양질의 지방이 냄새가 역겹고 인체에 무익하게 변한다.

영양보충제로 개별적인 아미노산을 섭취해서는 안 된다. 일부 아미노산은 일정한 농도에서는 미네랄과 비타민 균형에 역효과를 내기 때문이다. 인체 내의 아미노산은 각각 비율에 맞는 기능을 할 때 더 효율적이다.

달걀, 나쁜 콜레스테롤은 없다

달걀은 건강에 좋은 식품이다. 달걀의 평균 무게는 50g이며, 에너지 값은 80cal이다. 흰자는 약 33g이며, 노른자는 17g 정도다. 달걀 1개에 6g의 최고급 단백질이 들어 있으며 탄수화물과 섬유소는 없다. 달걀의 단백질 성분은 일련의 균형 잡힌 아미노산들로 구성되어 있다. 달걀에는 비오틴(비타민 B_7) 같은 비타민과 망간, 셀레늄, 인, 구리 같은 미네랄이 풍부하다. 노른자는 천연 항산화제인 황을 풍부하게 함유하고 있는데, 황은 건강과 안녕에 필수적으로 인정받는 천연 항산화제다.

달걀의 약 10%는 지질 또는 지방 성분이다. 노른자의 지질 구성은 특이하다. 노른자에는 신경전달물질인 아세틸콜린의 전구체인 레시틴과 DHA 두 가지 모두 풍부하게 함유되어 있다. DHA는 뇌 기능을 유지하기 위한 필수지방산으로, 뇌세포막과 뇌세포 사이의 접속점인 시냅토솜을 끊임없이 보수하는 데 사용된다. 눈의 신경 구조는 색상을 해석하고, 우수하고 예리한 시력을 유지하기 위해 DHA를 사용한다. 달걀에서 발견되는 것과 별도로 DHA는 한류에 사는 물고기와 해조류에서도 발견된다.

달걀이 많이 포함된 식단이 혈중 콜레스테롤 수준에 영향을 미치지 않는다는 생각이 점차 널리 이해되고 있다. 초로의 남성이 하루에 달걀 24알을 몇 년 동안 계속 먹었지만 콜레스테롤 수준에서 임상의학적으로 유의미한 수치 상승은 없었다고 의학적으로 발표된 바 있다.

나쁜 콜레스테롤 같은 것은 없다! 콜레스테롤을 낮추는 약을 판매하기 위해 상업적으로 이용해먹는 충분하지 못한 지식과 무지에서 비롯되는 아이디어만 있을 뿐이다. 실제로 인체에는 다소 높은 수준의 콜레스테롤 순환보다 콜레스테롤을 낮추는 약이 더 유해하다.

'나쁜 콜레스테롤'이 심장병의 원인이라고 말하는 사람을 만나거든 그 사람에게 정맥에서 추출한 혈액으로 체내 콜레스테롤 수치를 측정한다는 사실을 알려주어야 한다. 더 높은 수준의 콜레스테롤이 혈관의 플라크와 폐색을 야기하는 것이 사실이라면 그리고 정맥의 혈액흐름이 동맥보다 느리기 때문에 정맥에서 콜레스테롤 축적이 많아진다면 인체의 정맥에서 훨씬 많은 혈관장애를 보아야 하지 않겠는가!

콜레스테롤 축적이 정맥의 폐색을 야기한다는 과학적 보고서는 단 한 건도 없으므로 콜레스테롤이 나쁘고 심장병의 원인이라는 가정은 그릇된 것이며 비과학적이다. 그것은 값비싼 약과 의료 서비스를 판매하기 위한 상업적인 과대광고일 뿐이다. 콜레스테롤을 낮추는 약들의 연간 판매액이 100억 달러에 이르렀다.

심장이나 뇌의 동맥 혹은 인체의 주요 동맥 내벽에까지도 콜레스테롤이 비축되는 이유를 다시 한 번 더 살펴보자. 콜레스테롤에 관해 과학적인 사실에 근거한 주장을 되풀이하는 것은 그 지식이 여러분 마음속에 깊이 들어가 과대광고에 속지 않게 하기 위해서다.

내가 탈수를 말할 때 실제로는 농축되고 산성화된 혈액을 지칭한다는 것을 기억해야 한다. 산성화되고 농축된 혈액은 동맥내벽의 세포 속에서 수분을 끌어낸다. 동시에 동맥내벽의 가냘픈 세포들(수분 소실로 쇠약해지고, 농축된 혈액의 독성으로 손상된 세포들)에 혈액이 빠르게 돌진하면 미세한 마멸과 파열이 일어난다.

콜레스테롤의 많은 기능 가운데 한 가지는 동맥내벽의 세포막 안에 손상된 부위가 있으면 그 부분이 보수될 때까지 감싸주는 일종의 '방수 붕대' 역할을 하는 것이다. 콜레스테롤은 동맥내벽이 찢어지거나 벗겨지지 않게 보호하고, 동맥내벽의 '매끄러운' 표면 위로 혈액이 원활하고 용이하게 흐르게 하는 '기름 거즈' 역할을 한다. 이런 시각에서 콜레스테롤을 바라보면 실제로는 얼마나 고마운 존재인지 깨닫게 될 것이다. 콜레스테롤의 생리적 책임을 맹목적으로 훼손하는 것은 무책임하다.

내 생각에 혈중 콜레스테롤 수치와 심장질환으로 죽는 사람의 숫자에 관한 모든 통계는 혈중 콜레스테롤 수치의 상승을 초래하는 살인마인 탈수의 정도를 나타내주는 것이다. 콜레스테롤의 또 하나의 중요한 기능을 이 장 후반부에서 설명하겠다.

콜레스테롤에 관한 이해에 근거하여 인체의 필수 식단에 필요한 매우 훌륭한 영양 공급원으로 망설임 없이 달걀을 추천한다. 나는 거의 매일 달걀을 먹는다. 달걀은 내가 선호하는 단백질 공급원이다.

고급 단백질, 유제품

유제품을 소화할 수 있는 사람에게 천연의 무가당 요구르트는 고급 단백질 공급원이다. 요구르트는 많은 비타민과 유익한 세균도 함유하고 있다. 요구르트 속의 유익한 세균은 장관을 건강하게 지켜주고 유독한 세균과 캔디다 같은 유독한 효모의 성장을 막는 데 도움이 된다. 물론 유제품에 알레르기가 있는 사람은 요구르트를 먹으면 안 된다. 또 아스파탐이 들어 있는 요구르트도 있으므로 확인해야 한다.

치즈 역시 단백질의 좋은 공급원이다. 신선하게 준비된 치즈가 소화하기에 더 수월하며, 오래된 치즈보다 건강에 더 유익한 식품이라고 생각한다.

우유를 잘 소화하지 못하는 사람이 있다. 비록 콩류 제품에 불리한 일부 견해가 나오지만 이러한 견해가 의심할 바 없이 입증될 때까지는 두유가 훌륭하게 우유를 대체할 수 있다. 뭐니 뭐니 해도 콩류 제품은 중국과 아시아 국가에서 오랫동안 30억 명이 넘는 사람들의 기본 식품이었다.

두유 맛을 좋아하지 않으면, 당근주스와 섞어서 섭취하여 더 많은 비타민과 영양분을 얻는 이점까지 향유할 수 있다. 콩과 당근의 조합은 건강과 맛에서 모두 뛰어나다. 콩은 일부 사람에게 갑상선을 비대하게 만들기도 하는데, 이런 사람은 추가로 요오드를 섭취해야 한다.

효율적인 에너지원, 지방

지방은 인체가 요구하는 필수 요소다. 어떤 지방(fat)과 기름(oil)을 구성하는 일부 필수지방산(fatty acid)은 세포막 제조에 주요 재료로 사용된다. 지방산은 인체의 많은 호르몬을 제조하는 데 사용하는 일차적인 성분이다.

성호르몬 제조는 많은 비방을 받는 콜레스테롤을 포함하여 인체의 몇몇 필수지방의 존재에 달려 있다. 신경세포들은 끊임없이 소모되는 신경말단을 제조하기 위해 '양질'의 지방을 필요로 한다.

필수지방 성분은 오메가6(리놀레산으로 알려진 다중불포화지방산)와 오메가3(알파리놀렌산으로 알려진 고도불포화지방산)이다. 이 지방산들은 기름 형태다.

어떤 책은 우리 몸이 이러한 필수지방산을 만들 수 없으므로 음식 형태로 섭취해야 한다고 주장하지만 내가 최근에 발견한 바로는 간이 이러한 다중불포화지방산을 실제로 만들 수 있다.

물론 이러한 불포화지방은 혈액순환을 타고 온몸 구석구석까지 공급되어 세포막 건축에 사용된다. 세포막과 신경접촉점을 수리하기 위해 끊임없이 불포화지방을 필요로 하는 기관의 목록 맨 위에는 뇌가 있다.

그래도 다중불포화지방이 풍부한 음식이 다른 어떤 점에서는 매우 효과적이다. 실제로 인체의 모든 콜레스테롤을 생산하는 것은 간인데, 음식의 불포화지방이 인체 대사에 미치는 중요한 효과는 간의 콜레스테롤 생산량을 적절하게 줄여준다는 것이다. 적절한 수화도 혈액의 콜레스테롤 수준에 유사한 영향을 준다. 나는 '오메가 숭배'를 엄격하게 따를 정도로 교육받지 못한 사람들의 마음을 달래기 위해 이 점을 언급했다.

'지방 전문가들'은 평균적인 인체에는 하루에 6~9g의 리놀레산(오메가6)이 필요하다고 한다. 또 인체는 지방산 가운데 가장 필수적인 알파리놀렌산(오메가3)을 2~9g 필요로 한다. 이러한 지방산은 특히 뇌세포와 뇌세포의 긴 신경이 신경전달의 흐름과 속도에 대한 방해를 막아줄 불침투성의 절연 세포막을 제조하는 데 필요하다. 대상 인식과 시각의 정확성에 관여하는 망막 속의 신경말단들에서는 이러한 필수지방산, 특히 DHA의 회전율이 높다. DHA는 오메가3 지방산에서 만들어지며 뇌세포 구성의 핵심 요소다. 신경 장애가 있는 사람은 DHA가 부족하다는 것이 밝혀졌다.

앞에서 언급했듯이, 달걀과 한류생선, 해조류는 DHA의 좋은 공급원이다. 오메가3와 오메가6 지방산이 3대1의 이상적인 비율로 배합된 또 하나의 공급원은 아마씨 기름이다. 이 기름은 냉장 압축하여 짙은 색 용기에 담아 빛을 피해야 한다. 이들 필수지방산이 짙은 색 캡슐에 담겨 있는 이유는 빛에 파괴되기 때문이다.

참기름은 고도로 불포화된 바람직한 성질이 있으며, 오래된 여러 문화권에서 좋아하는 식용기름이다. 카놀라 기름 또한 일부 필수지방산의 좋은 공급원이다. 기름이 고형 지방보다 더 좋은 이유는 정상 체온에서 기름 상태를 그대로 유지하며 끈적끈적한 라드(lard: 돼지기름 덩어리-옮긴이)로 변하지 않기 때문이다.

버터는 비타민 K와 비타민 A, 비타민 E, 레시틴, 폴산(folic acid) 같은 지용성 비타민의 풍부한 공급원이다. 또 칼슘과 인이 풍부한 공급원이다. 인체는 일상적인 음식에서 일부 지방을 섭취해야 한다. 지방 없는 음식으로는 오래 살 수 없다.

인체는 기본적으로 지방을 연소시키는 기계다. 인체는 탄수화물과 과도한 단백질을 지방으로 변환시켜 탄수화물 비축분을 소비하고 난 후 사용하기 위해 저장한다. 글리코겐은 탄수화물이 간과 근육조직에 저장되어 있는 형태다.

인체는 대략 반나절 분의 글리코겐 비축분을 갖고 있다. 이 비축분이 다 소진되기 전에 지방을 연소하는 효소들이 몸 전체에서 활성화된다. 이상적인 상황에서는 단백질이 수리 작업 및 효소와 전달 화학물질을 제조하기 위해 저장되고, 지방은 에너지 목적과 일부 호르몬 제조에 사용된다.

자연적으로 설계된 이 생리적 공정을 퇴화시키는 유일한 생활방식은 인슐린 분비를 자극하는 전분식품이나 감미식품의 반복적인 소비행위다. 인슐린은 지방을 연소하는 효소를 행로에서 멈춰 세워 죽인다. 이것이 바로 사람들이 불균형적으로 뚱뚱해지는 이유다. 체중을 감소하고 싶으면 음식에 약간의 지방, 이왕이면 필수지방산을 포함시키고, 탄수화물은 가급적 적게 포함시켜야 한다.

지방 1g은 인체에 9cal의 에너지를 공급한다. 지방은 1g당 단지 4cal만을 공급하는 탄수화물보다 더 효율적인 에너지 공급원이다. 기본적으로 오랫동안 먹을거리를 추적하는 사냥꾼이자 채집자였던 생물학적 조상들은 인체가 지방을 연소하는 작용을 통해 그렇게 할 수 있었다.

근래에 들어서는 조상들이 긴 낮 시간을 전답에서 보내는 농부가 되었다. 그런 다음에는 온갖 종류의 미뢰 자극제를 구비한 자동판매기나 가장 값싼 음식 형태인 감자튀김과 전분스낵을 파는 햄버거 가게에 쉽게 접근할 수 있는 근대적인 사무환경에서 펜대나 굴리고 있다.

앳킨스 박사는 고지방·고단백질 식사와 체중 감소의 관계는 이해했지만, 인체의 대사 욕구 균형을 기하는 데 물의 힘은 파악하지 못했다. 그의 추종자들은 '물 없는 다이어트'에 충실할 수 없었으며, 감소된 체중 유지에 성공할 수 없었다. 물의 힘을 발견한 그 추종자의 일부가 이제 인터넷의 앳킨스 채팅룸에서도 평판 높은 인기인이 되고 있다.

매일 필요한 과일과 채소 그리고 햇빛

인체는 과일과 녹색 채소를 날마다 필요로 한다. 과일과 채소는 우리가 필요로 하는 천연의 비타민과 미네랄의 이상적인 공급원이다. 또 녹색 채소에는 대단히 많은 베타카로틴과 심지어 뇌에 필요한 일부 DHA 지방산까지도 함유되어 있다. 과일과 채소는 인체의 pH 균형 유지에 중요하다.

엽록소에는 다량의 마그네슘이 함유되어 있다. 엽록소와 마그네슘의 관계는 혈액 속의 헤모글로빈과 철분의 관계와 같다. 인체에서 마그네슘은 온몸의 세포막 안에 있는 에너지 저장 단위에 접착하는 닻이다. 그 단위를 마그네슘-아데노신3인산(MgATP)이라 한다. 물이 MgATP 풀에 이르러 MgATP를 분해할 수 있게 효소에 의해 배치되면 많은 에너지가 방출된다. 이 공식은 앞에서 이미 제시했다.

햇빛 천식 환자에게는 햇빛이 약이다. 태양의 빛이 피부에 비축된 콜레스테롤에 작용하여 비타민 D로 변환시킨다. 비타민 D는 뼈 형성과 뼈의 칼슘 포획을 촉진한다. 비타민 D는 또한 장관에서 칼슘 흡수를 자극한다. 칼슘은 체내의 직접적인 산(酸) 중화 효과가 있으며, 세포 pH의 균형을 기하는 데 효과적이어서, 결과적으로 천식 합병증을 완화한다.

매일 충분한 양의 물을 마시고 필요한 만큼의 소금을 섭취하면서 충분히 운동하면 몸은 에너지로 사용할 지방의 요구량뿐 아니라 단백질과 탄수화물의 섭취까지도 스스로 조정한다. 그에 따라 단백질 필요가 증가하며, 탄수화물 요구량은 줄어들고, 지방을 연소시키는 효소들은 평소 섭취되는 지방보다 더 많은 지방을 소비한다.

한 번 비축된 콜레스테롤은 대사될 수 없다는 믿음과는 반대로 콜레스테롤 역시 깨끗이 청소될 수 있다. 동맥에 비축된 콜레스테롤을 없애는 데는 시간이 많이 걸리지만 우리 몸은 콜레스테롤 플라크를 청소할 온갖 화학적 비법을 갖추고 있다.

반복하건대, 나쁜 콜레스테롤 같은 것은 없다. 콜레스테롤이 생리 기능에 필수불가결함을 명심해야 한다. 왜 몸이 때때로 평상시보다 더 많은 콜레스테롤을 만들어내는지 그 이유를 찾아내야 한다.

인체에 물이 부족할 때 모든 예속적인 기능에 에너지를 공급할 수력전기 에너지가 적게 제조된다. 이는 수력발전소에 물을 대는 강물의 흐름이 저하된 것과 같다. 얼마 후에는 이 댐이 발전기를 가동시킬 충분한 물을 보유하지 못할 것이다. 실생활에서도 수력발전소에서 발전한 값싼 에너지가 불충분하면 발전하기 위해 기름이나 석탄을 연소하기 시작한다.

인체의 대체 에너지원은 뼈나 세포에 있는 칼슘 비축고이다. 두 개의 융합된 칼슘 원자의 결합에 포획된 에너지가 대신 사용된다. 두 개의 칼슘 원자가 함께 묶이려면 한 단위의 ATP 에너지도 그 안에 포획된다. 인체의 세포들은 여러 저장 장소에 포획된 칼슘을 많이 가지고 있다.

이 장소들이 분해될 때 그것들의 에너지가 사용된다. 이 과정이 너무도 많이 풀려난 칼슘 분자, 즉 연료의 재를 만들어내는 때가 온다. 다행히도 칼슘 재는 쉽사리 재생된다. 칼슘의 재생 공정에는 비타민 D가 필요하다.

언급했듯이 햇빛은 피부의 콜레스테롤을 비타민 D로 변환시킨다. 비타민 D는 칼슘을 재포획하여 다시 접착될 세포들 안으로 진입시키는 것을 돕는다. 비타민 D가 세포막 위에 있는 자기의 수용기에 달라붙는다.

동시에 한 단위의 칼슘이 세포막을 통해 세포 안으로 진입하는 과정에 있는 비타민 D의 노출된 꼬리에 달라붙는다. 세포막 수용기에 있는 비타민 D와 함께 칼슘의 결합은 일종의 막대자석과 같은 구실(노출된 칼슘에 달라붙어 세로 안으로 끌려 들어가는 다른 필수원소와 아미노산을 하나의 전체 사슬로 엮는)을 한다.

이런 방식으로 햇빛 에너지와 콜레스테롤을 비타민 D로 변환시키는 햇빛의 작용이 세포들의 급식에 직접적으로 생리적 영향을 준다. 칼슘은 세포로 재진입할 때 다른 필수 원소를 대동한다. 이렇게 하여 그 세포는 수리와 에너지 대사를 위한 원료를 받아들인다. 동시에 세포로 들어가는 잉여 에너지는 칼슘 분자들을 융합시켜 미래에 사용할 에너지를 칼슘 '감옥'에 다시 한 번 저장하는 데 사용된다.

일단 인체에서 일어나는 일련의 화학적 사건 배후에 있는 논리를 이해하면 세포의 대사 및 세포들과 뼈구조의 건강에 콜레스테롤이 얼마나 중요한 역할을 하는지 깨닫게 될 것이다. 여러분은 나와 함께 뼈를 칼슘 비축고에 저장되는 에너지의 커다란 저장소로 간주할 필요가 있다.

인체가 뼈에서 칼슘을 분해하여 저장된 에너지를 침습해야만 할 때 인체는 뼈들이 연화되어 더 작은 무게만을 감당하게 된다는 것을 잘 알면서도 그렇게 행한다. 이에 대한 예방 조치로 콜레스테롤이 햇빛 에너지에 의해 비타민 D로 변환되어 뼛속에 칼슘을 다시 한 번 비축할 것을 희망하면서 콜레스테롤 수치가 상승하는 것이다.

우리는 인체의 높은 콜레스테롤 수치를 충분히 이용해야 한다. 그것으로 더 많은 비타민 D를 만들어 인체의 세포들이 더 나은 기능을 하고 충분히 활용되게 해야 한다.

햇빛을 우리에게 유익하게 이용하면서 콜레스테롤을 낮추자. 이 진술에 즉각적으로 부정적인 반응을 보이고 흑색종 공포를 표출하는 사람도 있을 것이다. 인체의 암은 탈수, 무활동, 나쁜 음식, 잘못된 음료수에 의해 야기된다는 것이 내 신념이다.

나는 20년 이상 테헤란에서 이른 오후의 태양 열기 속에서도 일주일에 6일간 하루 3시간씩 테니스를 즐겼다. 내게는 어떤 형태의 암도 생기지 않았다. 이 진술을 뒷받침하기 위해 2004년 7월 20일자 〈과학타임스〉에 발표된 정보를 제시하겠다.

지나 콜라타 기자는 연구 논문이 625개나 되는 피부병리학자 애커만 박사의 견해에 관해 글을 썼다. 그 훌륭한 의사는 나처럼 햇빛이 피부 흑색종의 원인이라고 믿지 않는다. 그래서 몸소 일광욕을 하며 휴일을 보내려고 이스라엘에 갔다가 검게 그을려 돌아올 정도였다. 그는 분명한 사실만으로 인증하고 있다.

흑인과 아시아인은 햇빛에 노출된 신체 부위가 아니라 발바닥이나 손바닥, 심지어 점막같이 햇빛에 노출되지 않는 부위에 흑색종이 생긴다. 백인은 대개 몸통에서, 여성은 다리에서 흑색종이 발달한다. 피부 색깔이 흰 사람은 때 이른 노화를 예방한다는 유일한 목적만을 위해 햇빛에 노출되는 것을 피해야 한다고 애커만 박사는 말한다. 우리가 물을 더 마시면 이 문제도 염려하지 않아도 된다.

인공조명으로 가득 찬 사무실 책상에 앉아 정상적인 콜레스테롤 수준을 갖겠다고 기대할 수는 없다. 이러한 상황에 처했다면 햇빛에너지의 변환 기전을 이해하지 못하는 의료 전문가가 일련의 불완전한 물질대사 진행의 자연스런 결과를 '질병'이라 이름 붙이고, 필수불가결한 요소인 콜레스테롤을 '나쁜' 콜레스테롤이라고 부르는 것을 보게 될 것이다.

이 '나쁜 콜레스테롤' 사업은 사람들을 우민화하여 콜레스테롤을 낮추는 약물을 사용하게 만드는 슬로건이라고 확신한다. 그렇게 함으로써 그들은 해로운 길로 들어서고 이것을 이용하여 사람들은 돈을 벌 수 있다.

최근에는 분명하게 상업적인 동기에서 결정된 '전문가 패널'이

한 걸음 더 나아가 콜레스테롤의 안전 기준을 낮추었으며, 더 많은 사람에게 심장발작을 피하기 위해 적절한 콜레스테롤 강하제(降下劑)를 복용해야 한다고 권고할 정도에 이르렀다.

협잡꾼 같은 돌팔이 의사들은 콜레스테롤이 인체의 정맥을 차단하지 않는다면 동맥을 차단하는 책임을 지울 수 없음을 알고 있다. 콜레스테롤이 정맥을 차단한 적이 있다는 단 한 건의 보고 사례도 없다! 오직 신만이 의료사업에 종사하는 비뚤어진 전문가들에게서 사람들을 구할 수 있다.

삶의 질을 높이는 운동

물, 공기, 소금, 음식 다음으로 생존에 가장 중요한 요인은 운동이다. 개인의 건강에는 성이나 오락 또는 즐거운 다른 어떤 것보다 운동이 더 중요하다. 다음과 같은 논점이 운동이 더 나은 건강과 무병장수를 위해 어떻게 중요한지 설명한다.

- 운동은 근육조직의 혈관 시스템을 확장시키고 고혈압을 예방한다.
- 운동은 근육조직의 모세혈관을 열어주고, 동맥 시스템의 혈류에 대한 저항을 낮춤으로써 혈압을 정상으로 떨어뜨린다.

- 운동은 근육질을 만들어주고 근육이 연료로 분해되지 않도록 막아준다.
- 운동은 지방연소 효소의 활동을 자극하여 근육활동을 위해 항상적으로 필요한 에너지를 만들게 한다. 운동은 사실상 근육활동을 위한 에너지원을 바꾸는 것이다. 에너지원이 혈액순환 속의 포도당에서 근육 자체에 저장되어 있는 지방으로 바뀌는 것이다.
- 운동하면 근육은 일부 아미노산을 연소하여 추가 연료로 사용하게 된다. 그렇지 않을 경우에는 이들 아미노산이 몸 안에서 유독한 수준에 이르게 된다. 이러한 아미노산이 혈액 속에 정상 수준보다 많게 되면 일부 가지 달린 사슬 모양의 아미노산들이 다른 필수아미노산을 철저하게 파괴하고 소진시킨다. 이렇게 폐기되는 일부 필수아미노산은 뇌가 신경전달물질을 제조하기 위해 끊임없이 필요로 하는 것들이다.

이들 필수아미노산 가운데 두 가지가 트립토판과 티로신이다. 트립토판이 뇌에서 신경전달물질의 전구체로 사용되는데, 트립토판의 더 중요한 구실은 효소 시스템에서 부정확한 DNA 복제를 찾아내 수리하는 기능이다.

뇌는 또한 트립토판을 사용하여 세로토닌과 멜라토닌, 트립타민, 인돌라민을 만드는데, 이들은 모두 항우울제이며 혈당 수준과 혈압을 조절한다.

티로신은 아드레날린과 노르아드레날린, 도파민 제조에 사용된다. 이들은 싸움과 달리기, 스포츠 등 육체적 행위를 해야 할 경우 인체 생리 조절에 필수물질이다. 인체의 아미노산 보유에서 티로신의 과도한 소실은 파킨슨병의 주요 요인이기도 하다.

- 운동하지 않는 근육은 분해된다. 몸에서 근육질 부분이 배출되면 아연과 비타민 B_6의 보유분 일부도 소실된다. 비타민 B_6와 아연 소진이 일정 단계에 도달하면 정신장애와 신경병 합병증이 발생한다. 루프스와 근육영양실조를 포함하는 자가면역질환에서 이러한 사태가 실제로 일어난다.
- 운동하면 근육이 더 많은 물을 보유할 수 있게 되어 혈액농축의 증가를 막는다. 운동하지 않아 혈액의 농축이 심해지면 혈관내벽을 손상시킨다.
- 운동은 당뇨환자의 혈당을 낮추고 인슐린이나 정제 약의 필요성을 줄인다.
- 운동하면 간은, 간에 저장된 지방이나 혈액 속에서 순환하는 지방으로 포도당을 만든다.
- 운동은 인체 내 관절의 이동성을 증가시키고, 관절강(腔) 내부에 간헐적인 진공 상태를 만든다. 이때 물이 진공의 힘으로 관절강으로

흡인된다. 관절강의 물은 자기 속에 용해되어 있는 영양분을 연골의 세포들에게 공급한다. 연골의 수분 함량 증가는 연골의 윤활 작용을 증대시키며 서로 접한 관절뼈 사이의 마찰운동을 더 부드럽게 한다.

- 다리근육은 제2의 심장 구실을 한다. 사람이 똑바로 서 있거나 걸을 때 다리근육이 수축과 이완을 통해 중력의 힘을 이겨내고, 다리로 보내진 혈액을 정맥 시스템으로 펌프질한다. 혈관의 압력차단기와 일방통행하는 판막 때문에 다리정맥 안의 혈액이 다리근육의 빈번한 수축에 의해 중력에 맞서 위쪽으로 밀려 올라간다. 바로 이것이 다리근육이 인체 내 정맥 시스템을 위한 심장 구실을 행하는 방식이다. 이러한 운동의 가치를 인식하는 사람은 많지 않다. 다리근육은 또한 림프 시스템의 림프흐름에서도 똑같은 효과를 낳으며, 다리의 부종도 없애준다.

- 운동은 인체의 뼈들을 강화해주고 골다공증 예방을 도와준다.

- 운동은 모든 필수적인 호르몬 생산을 증가시키고, 성욕을 강화하며, 성기능을 증대시킨다.

- 1시간 동안 걸으면 지방연소 효소가 활성화되며, 이들 효소는 12시간 동안 활동을 지속한다. 하루 2번, 아침과 오후의 걷기는 24시간 내내 효소의 활동을 지속시켜 동맥 시스템에 축적되어 있는 콜레스테롤을 청소해준다.

- 운동은 아드레날린으로 작동되는 교감신경계의 활동성을 증강시킨다. 인체가 충분히 수화되어 있다면 아드레날린은 히스타민의 과다 분비를 감소시키고 결과적으로 천식발작과 알레르기 반응을 예방한다.
- 운동은 인체의 천연 아편물질이라 할 수 있는 엔도르핀과 엔케팔린, 다이노르핀 생산을 증가시킨다. 그것들은 약물중독자가 약물을 복용해 얻는 것과 똑같은 '황홀감'을 준다.

내게 가장 좋은 운동은

스피드나 과도한 근력을 위해 단련하는 것보다 지구력을 위해 몸을 단련하는 것이 좋다. 운동을 선택할 경우 운동의 평생 가치를 고려해야 한다. 장거리 주자는 노년기에 접어들어서도 장거리 달리기의 운동 가치를 향유할 수 있다. 반면에 단거리 질주는 인생의 후반부에 계속할 운동으로는 적합지 않다.

고령에 이르기까지 관절에 손상을 입히지 않고 즐길 수 있는 운동은 걷기다. 지구력을 늘릴 운동으로는 수영과 골프, 스키, 스케이팅, 등산, 테니스, 스쿼시, 자전거 타기, 태극권, 댄싱, 요가, 에어로빅 등이 있다.

운동을 선택할 때는 지방 연소 효소를 오랫동안 지속적으로 활성화하는지 평가해야 한다. 실내보다 야외에서 하는 운동 형태가 자연과 더 잘 친화될 수 있어 몸에 더 유익하다.

건강 증진을 위해서는 인체의 수분 함량과 염분 함량의 균형을 유지하는 것, 몸의 근육을 단련하는 것(야외에서 햇빛을 받으면서 하는 것이 더 효과적이다), 단백질과 야채가 균형 잡힌 식생활을 하는 것, 탈수를 유발하는 음료수를 피하는 것, 이 네 가지가 취해야 할 가장 핵심적인 조치다. 이들 단순한 조치는 질병을 효과적으로 막아주고 어떠한 치료 과정에도 기초가 된다.

음식 & 약초 & 지압 & 질병 치료

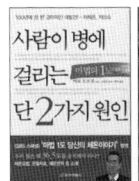 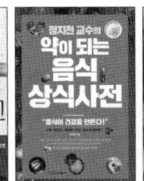 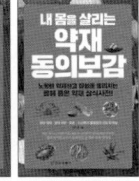

사람이 병에 걸리는 단 2가지 원인
아보 도오루 지음 | 기준성 감수 | 박포 옮김 | 12,900원

정지천 교수의 **약이 되는 음식 상식사전**
정지천 지음 | 16,000원

내 몸을 살리는 **약재 동의보감**
정지천 지음 | 16,000원

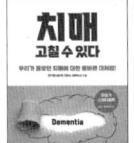 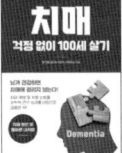 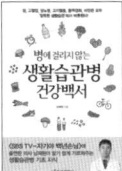

치매 고칠 수 있다 [최신 개정증보판]
양기화 지음 | 16,500원

치매 걱정 없이 100세 살기
양기화 지음 | 17,000원

병에 걸리지 않는 **생활습관병 건강백서**
남재현 지음 | 15,000원

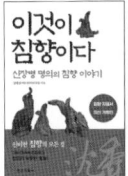 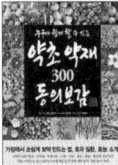 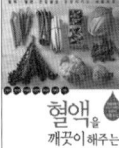

이것이 침향이다 [최신 개정판]
김영섭 지음 | 올컬러 | 19,000원

누구나 쉽게 할 수 있는 **약초 약재 300 동의보감**
엄용태 글·사진 | 정구영 감수 | 올컬러 | 39,000원

혈액을 깨끗이 해주는 **식품 도감**
구라사와 다다히로 외 지음 | 이준·타키자와 야요이 옮김 | 18,000원

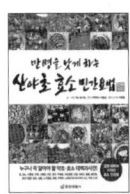 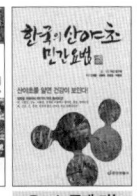 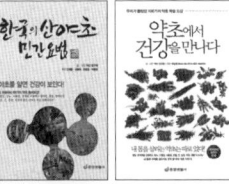

만병을 낫게 하는 **산야초 효소 민간요법**
정구영 글·사진 | 올컬러 | 43,000원

한국의 산야초 민간요법
정구영 글·사진 | 올컬러 | 23,000원

약초에서 건강을 만나다
정구영 글·사진 | 유승원 박사 추천 | 올컬러 | 19,800원

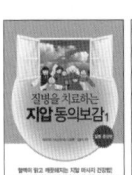 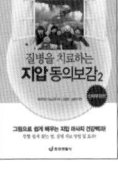 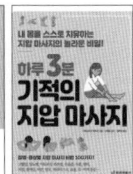

질병을 치료하는 **지압 동의보감 1, 2**
세리자와 가츠스케 지음 | 김창환·김용석 편역
1권 18,000원, 2권 18,000원

하루 3분 기적의 **지압 마사지**
다케노우치 미쓰시 지음 | 신재용 감수 | 김하경 옮김 | 올컬러
18,000원

중앙생활사 Joongang Life Publishing Co.
중앙경제평론사 | 중앙에듀북스 Joongang Economy Publishing Co./Joongang Edubooks Publishing Co.

중앙생활사는 건강한 생활, 행복한 삶을 일군다는 신념 아래 설립된 건강 · 실용서 전문 출판사로서
치열한 생존경쟁에 심신이 지친 현대인에게 건강과 생활의 지혜를 주는 책을 발간하고 있습니다.

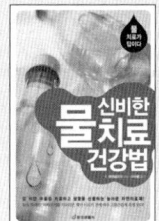

신비한 물 치료 건강법

초판 1쇄 발행 | 2014년 9월 23일
초판 6쇄 발행 | 2022년 12월 15일

지은이 | F. 뱃맨겔리지(F. Batmanghelidj, M.D.)
옮긴이 | 이수령(SuRyeong Lee)
펴낸이 | 최점옥(JeomOg Choi)
펴낸곳 | 중앙생활사(Joongang Life Publishing Co.)

대   표 | 김용주
편   집 | 한옥수 · 백재운 · 용한솔
디자인 | 박근영
인터넷 | 김회승

출력 | 삼신문화 종이 | 에이엔페이퍼 인쇄 | 삼신문화 제본 | 은정제책사

잘못된 책은 구입한 서점에서 교환해드립니다.
가격은 표지 뒷면에 있습니다.

ISBN 978-89-6141-144-8(13510)

원서명 | Obesity, Cancer, Depression: Their Common Cause & Natural Cure

---

등록 | 1999년 1월 16일 제2-2730호
주소 | ⓤ 04590 서울시 중구 다산로20길 5(신당4동 340-128) 중앙빌딩
전화 | (02)2253-4463(代) 팩스 | (02)2253-7988
홈페이지 | www.japub.co.kr 블로그 | http://blog.naver.com/japub
네이버 스마트스토어 | https://smartstore.naver.com/jaub 이메일 | japub@naver.com
♣ 중앙생활사는 중앙경제평론사 · 중앙에듀북스와 자매회사입니다.

이 책은 중앙생활사가 저작권자와의 계약에 따라 발행한 것이므로 본사의 서면 허락 없이는
어떠한 형태나 수단으로도 이 책의 내용을 이용하지 못합니다.
※ 이 책은《기적의 물 암 비만 우울증 치료법》을 독자들의 요구에 맞춰 새롭게 출간하였습니다.

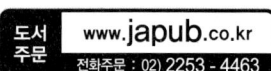

※ 이 도서의 국립중앙도서관 출판시도서목록(CIP)은 서지정보유통지원시스템 홈페이지(http://seoji.nl.go.kr)와
국가자료공동목록시스템(http://www.nl.go.kr/kolisnet)에서 이용하실 수 있습니다.(CIP제어번호 : CIP2014024050)

중앙생활사/중앙경제평론사/중앙에듀북스에서는 여러분의 소중한 원고를 기다리고 있습니다. 원고 투고는 이메일을
이용해주세요. 최선을 다해 독자들에게 사랑받는 양서로 만들어드리겠습니다. 이메일 | japub@naver.com